TRAITÉ

COMPLET

D'ANATOMIE.

TOME PREMIER.

TRAITÉ COMPLET D'ANATOMIE,

OU DESCRIPTION DE TOUTES LES PATIES DU CORPS HUMAIN;

Par M. Sabatier,

Membre du Collége & de l'Académie Royale de Chirurgie de Paris, de celle des Sciences, de celle de Wilna en Pologne, de celle de Marine; Professeur Royal en Chirurgie, Chirurgien-Major & Consultant de l'Hôtel Royal des Invalides, &c. &c.

TROISIÈME ÉDITION.
TOME I.

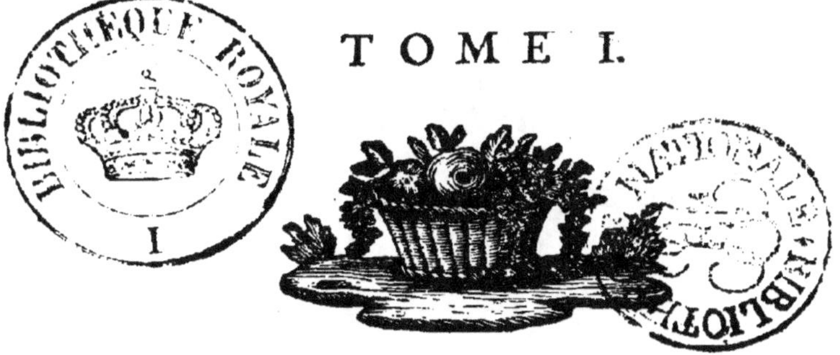

A PARIS,

Chez Théophile Barrois le jeune, Libraire, quai des Augustins, N°. 18.

M. DCC. XCI.

PRÉFACE.

L'OUVRAGE qu'on préfente au Public pour la troifième fois, eft le même que celui qui a paru en 1774, & depuis en 1781. L'Auteur ne s'étoit permis dans la feconde édition, d'autre changement que de retrancher de la Splanchnologie quelques defcriptions de vaiffeaux & de nerfs, qui, fe trouvant auffi dans l'Angéiologie & dans la Névrologie, formoient un double emploi, commode à quelques égards, mais inutile à d'autres, & qui rendoient la defcription des vifcères longue & traînante. Ainfi, le feul avantage de la feconde édition fur la première, étoit d'être beaucoup plus correcte. Comme des circonftances particulières n'avoient pas permis d'imprimer fur la copie de l'Auteur, il s'étoit gliffé un grand nombre de fautes que le temps & la réflexion avoient fait appercevoir, & qu'on avoit corrigées avec foin. Il eft probable qu'il n'en fubfiftera plus aucune. Du refte, l'Ouvrage eft divifé, comme précédemment, en fept parties, qui font, l'Oftéologie, la Myologie, la Splanchnologie, l'Angéiologie, la Névrologie, l'Adénologie, & l'Hiftoire des Tégumens.

La première, outre la defcription des os,

contient aussi celle du périoste, des cartilages, des ligamens, des glandes synoviales,
de la moëlle & des vaisseaux sanguins qui
se distribuent aux os même & à toutes
ces parties, & n'offre point cette division
de l'Ostéologie en sèche & en fraîche,
autrefois admise par Riolan, & depuis par
Winslow.

La seconde partie traite des muscles.
Après avoir examiné ces organes en général, & avoir parlé succinctement de leur
structure & des différences qu'ils présentent,
on les décrit chacun en particulier. Ils sont
classés suivant la méthode d'Albinus; mais
au lieu de diviser, comme lui, le corps de
l'homme en quarante-huit régions, & celui
de la femme en quarante-six, dont quarante-
cinq sont communes à l'un & à l'autre, on
a réduit ces régions à vingt-huit. Il est vrai
qu'on n'y fait point entrer les muscles qui
avoisinent les paupières, les yeux, le nez,
les oreilles, les lèvres, la langue, le larynx, le pharynx, la voûte du palais, &
ceux qui se trouvent à l'extrémité du rectum & aux parties naturelles. Leur description appartient à la Splanchnologie, & se
trouve jointe à celle des viscères ou des
organes aux mouvemens desquels ils sont
destinés.

La troisième partie, ou la Splanchnologie, contient l'hiftoire des vifcères. Elle commence par la Splanchnologie de la tête, & continue par celle de la poitrine & celle du bas-ventre. Il eft d'ufage dans les démonftrations anatomiques, de commencer par le bas-ventre, de continuer par la poitrine, & de finir par la tête. Cet ordre a pu être fuggéré par la néceffité ou l'intérêt de conferver quelque temps les cadavres, dont les entrailles pourriffent plus promptement que le refte. Mais eft-ce bien celui que l'on doit fuivre ? Les organes qui fervent à la digeftion, n'agiffent fur les fubftances alimentaires qu'après qu'elles ont été foumifes à l'action de la bouche & à celle du gofier. L'air ne s'introduit à travers les poumons que lorfqu'il a traverfé les narines ou la bouche, le larynx & la trachée-artère. Comment donc ne s'eft-on pas apperçu que la manière dont fe fuccèdent les diverfes fonctions de l'économie animale, exige une marche différente, au moins dans les Traités d'Anatomie, où l'on n'a nulle raifon pour commencer par une partie plutôt que par une autre ?

L'angéiologie eft la partie de l'Anatomie qui traite des vaiffeaux fanguins & lymphatiques. Les premiers fe divifent en artères & en veines. Après en avoir parlé en général, on expofe ce qui les concerne en particulier. L'histoire des artères est fort exacte & fort étendue. On a tiré les plus grands secours à cet égard des *Fasciculi anatomici* de M. Haller, dans lesquels toutes les artères du corps humain sont suivies jusqu'à leurs dernières ramifications, & représentées avec une netteté & une élégance qui ne laissent rien à desirer. Cet Ouvrage a dirigé les recherches de l'Auteur, & sans ce guide il auroit eu beaucoup de peine à s'élever au-dessus de ce que Winslow a laissé sur cette matière. La description des veines est beaucoup moins complète ; à peine même est-elle ébauchée. Il est si difficile de suivre ce genre de vaisseaux, & ils présentent tant de variétés, qu'il est vraisemblable qu'ils ne seront jamais bien connus. Ce que l'on disoit des vaisseaux lymphatiques dans la première édition, se bornoit à un apperçu général. Après avoir exposé l'histoire de leur découverte, on y donnoit quelques notions sur leur nature, leur origine & leur terminaison, sans entrer dans aucun détail sur la manière dont ils se distribuent : on y a joint depuis un extrait de ce qui a été publié à ce sujet par feu M. Hewson, dans la seconde partie de ses *Experimental Inquiries*.

La Névrologie, ou la description des nerfs, vient ensuite. Elle contient quelques notions générales fur ces organes. Comme on n'a voulu rien avancer qui ne fût très sûr, on s'eft contenté de faire connoître le peu que l'on fait de leur organifation, & l'on n'a rien dit de celle qui leur a été fuppofée, ni des hypothèfes imaginées pour expliquer leurs fonctions. On s'eft principalement occupé de faire connoître l'origine, la marche & la diftribution de chacun d'eux ; moins d'après les defcriptions qui en ont été données par les Anatomiftes, que d'après des diffections nombreufes & faites avec autant de fatigue que de foin.

L'Adénologie préfente la récapitulation des glandes dont il a été parlé dans la Splanchnologie. On y a joint quelques remarques fur la ftructure intérieure de ces organes, & fur leurs différentes efpèces.

Enfin, l'hiftoire des Tégumens comprend celle du tiffu cellulaire, qui eft moins une des enveloppes fous lefquelles toutes les parties font enfermées, qu'un des principes conftitutifs de la machine animale. L'ordre fynthétique, le feul auquel on puiffe s'affujettir quand on écrit fur l'Anatomie, exigeoit que l'on finît par-là, puifque les tégumens font les parties les plus extérieures du corps.

On avoit inféré dans la feconde édition, à la fin du troifième volume, plufieurs Mé-

moires & Obſervations de l'Auteur, tirés
des Mémoires de l'Académie des Sciences.
On en a ajouté deux autres à cette troiſième, l'un ſur quelques particularités de
la ſtructure de la moëlle de l'épine & de
celle de ſes enveloppes, l'autre ſur le canal
thorachique de l'homme ; de ſorte qu'on y
trouve tout ce que l'Auteur a publié juſqu'ici
ſur l'Anatomie.

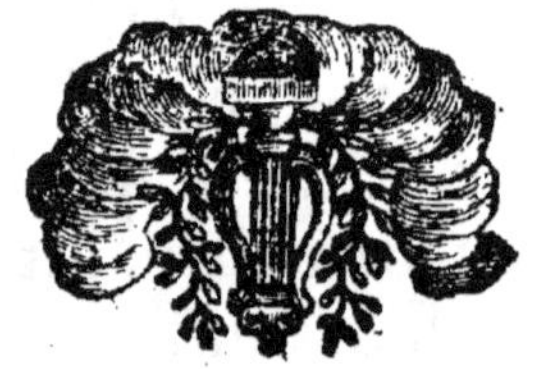

TABLE DES DIVISIONS

DU PREMIER VOLUME.

DE L'OSTÉOLOGIE.

DE LÀ MYOLOGIE.

Du

Tome I.   b

Fin de la Table des Diviſions.

APPROBATIONS.

EXTRAIT des Regiftres de l'Académie Royale de Chirurgie, du Jeudi 13 Octobre 1774.

MONSIEUR Chopart & moi, nommmés Commiffaires pour l'examen d'un *Traité d'Anatomie*, par M. Sabatier, Profeffeur & Démonftrateur royal d'Anatomie aux Ecoles de Chirurgie, Confeiller & Commiffaire pour les correfpondances de l'Académie, &c. ayant jugé cet Ouvrage recommandable par l'exactitude dans la defcription des parties, par l'érudition dans l'expofé des découvertes faites par les Anatomiftes anciens & modernes, & par des remarques intéreffantes fur la Phyfiologie & la Pathologie, l'Académie y a donné fon Approbation. A Paris, le 13 Octobre 1774.

Signé *LOUIS, Secrétaire perpétuel de l'Académie Royale de Chirurgie.*

EXTRAIT des Regiftres de l'Académie Royale des Sciences, du 7 Décembre 1774.

NOUS avons été chargés par l'Académie, M. Tenon & moi, d'examiner un Ouvrage d'Anatomie, qui lui a été préfenté par M. Sabatier. Cet Ouvrage a pour titre, *Traité complet d'Anatomie, ou Defcription de toutes les parties du Corps humain,* en trois volumes in-8°.

Il y a environ cinq ans que M. Sabatier publia une édition de l'Anatomie de M. Verdier, avec des additions & corrections très-confidérables. L'Ouvrage de M. Verdier étoit déjà avantageufement connu dans les Ecoles ; mais il a été d'une utilité bien plus grande, quand il a paru avec les notes de M. Sabatier. Le fuccès de cet Ouvrage a été tel, qu'en très-peu de temps l'édition a été épuifée. Cependant les additions de M. Sabatier ont fait fentir, en plus d'un endroit, les défauts & le laconifme du Texte ou de l'Ouvrage de M. Verdier ; on eût voulu que M. Sabatier eût retranché le tout, & le Public l'a témoigné plufieurs fois : c'eft ce que M. Sabatier a fait. Il s'eft livré à de nouvelles études, il a fait de nouvelles diffections ; & quand tout ce travail a été fini, il a cru devoir le publier fous fon nom : en effet, le texte de l'Ouvrage de M. Verdier a difparu.

Le nouveau Traité d'Anatomie de M. Sabatier eft divifé en fept parties, qui font, l'Oftéologie, la Myologie, la Splanchnologie, l'Angéiologie, la Névrologie, l'Adénologie, & l'Hiftoire des Tégumens.

Dans chacune de ces parties, que nous n'analyferons pas, n'étant pas fufceptibles d'un Extrait, on trouve des defcriptions exactes, & dont la plupart font le fruit des diffections de l'Auteur ; on y trouve plufieurs détails hiftoriques curieux ; & on y lit diverfes obfervations chirurgicales très-intéreffantes : de forte qu'on peut dire que cet Ouvrage eft un très-bon Livre élémentaire, qui doit épargner d'autant plus de peine à ceux qui l'étudieront pour apprendre l'Anatomie, qu'il en a coûté à l'Auteur pour le compofer ; en effet, il n'y a qu'à parcourir cet Ouvrage pour voir qu'il eft le fruit de beaucoup de lectures, & d'un grand nombre de diffections.

L'Académie, fur le rapport avantageux que nous avons fait du premier volume, y a joint fon Approbation. Nous croyons que celui que nous faifons aujourd'hui de l'Ouvrage entier le mérite également, & qu'il eft digne de paroître fous fon Privilège. *Signé*, TENON, PORTAL.

Je certifie l'Extrait ci-deffus conforme à fon original & au jugement de l'Académie. A Paris, le 9 Décembre 1774.

Signé, GRANDJEAN DE FOUCHY, *Secrétaire perpétuel de l'Académie Royale des Sciences.*

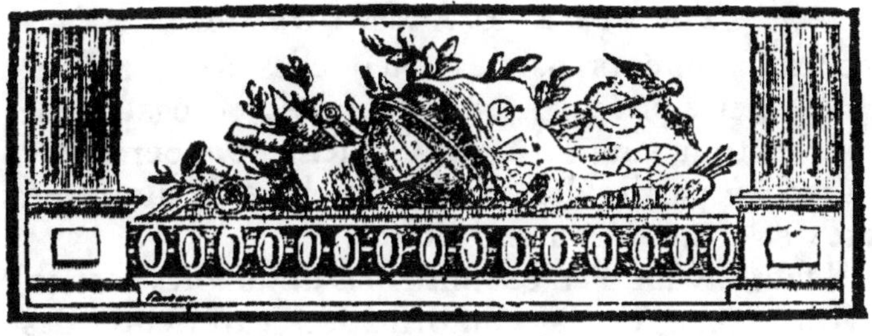

TRAITÉ D'ANATOMIE.

DE L'OSTÉOLOGIE.

DES OS EN GÉNÉRAL.

LES os font les parties les plus dures & les plus solides de la machine animale. Leur assemblage forme ce que l'on appelle le squelette. Le squelette est naturel ou artificiel. Il est naturel quand les os font unis par leurs propres liens, c'est-à-dire, par leurs ligamens & par leurs cartilages. Il est artificiel quand ils le font par des liens étrangers. L'un & l'autre font nécessaires pour parvenir à la connois-fance exacte des os ; mais le premier n'est utile que pendant qu'il est frais, parce qu'en se dessechant, les ligamens & les cartilages changent de forme & deviennent méconnoissables ; & que ces substances

Tome I. A

cachent plusieurs parties essentielles à connoître. Le squelette artificiel, au contraire, est également utile en tout temps, & laisse aisément appercevoir toutes les parties des os. Le squelette se divise en tête, en tronc & en extrémités.

Il faut, avant d'en examiner les différentes parties, savoir quelle est la conformation extérieure des os, quelle en est la structure intérieure, quelles sont leurs connexions, & enfin quels en sont les usages.

De la Conformation extérieure des Os.

La conformation extérieure des os comprend tout ce que l'on peut voir à leur extérieur & sans les casser, comme leur grandeur, leur figure, leurs parties, leurs régions, leur couleur & les diverses substances qui y sont attachées & qui en font, pour ainsi dire partie ; telles que le périoste, les cartilages, les ligamens & les glandes synoviales.

Les os diffèrent beaucoup par leur grandeur. Il y en a de grands, comme le fémur, le tibia, le péroné, l'humérus ; d'autres de grandeur moyenne, comme les côtes, les vertèbres ; & d'autres qui sont petits, comme ceux du carpe, des phalanges des doigts, &c.

Ils ne diffèrent pas moins par leur figure. On en voit de longs, tels que les grands os des extrémités ; de plats, tels que ceux du crâne & ceux des hanches ; & d'épais & qui réunissent les trois dimensions, tels que les vertèbres, les os du carpe, ceux du tarse, &c. Les uns sont symmétriques, & figurés de manière que leurs parties droites répondent parfaitement aux parties gauches, & les autres ne le sont point. Les premiers ſe trouvent dans la ligne moyenne qui ſépare le ſquelette en partie droite & gauche, & ils ſont uniques de leur eſpèce ; les ſeconds, ſitués ſur les côtés de cette ligne, & ceux du côté droit répondent exactement à ceux du côté gauche.

Les parties des os ſont, une principale, & d'autres moins principales. La partie principale en fait ordinairement le milieu: c'eſt celle qui a le plus de ſolidité, & en qui l'oſſification commence & s'achève la première. Les parties moins principales ſe trouvent à leurs extrémités & à leurs bords : elles préſentent des éminences, des cavités, & diverſes impreſſions raboteuſes.

Les éminences portent les noms généraux d'apophyſe & d'épiphyſe : on leur donne le premier, quand elles ſont parties des os, & qu'elles ne peuvent en être détachées ; & le ſecond quand elles n'y ſont qu'unies, & qu'elles y tiennent par une ſubſtance cartilagineuſe intermédiaire. Mais cette diſtinction ne peut avoir lieu que dans le temps où l'oſſification n'eſt pas encore achevée. Dans l'âge adulte, il n'y a plus que des apophyſes, parce que les cartilages qui joignoient les épiphyſes, ont entièrement diſparu. Ces éminences ont encore des noms particuliers, relatifs à leur figure, à leur ſituation & à leurs uſages. On les appelle têtes, quand elles ſont arrondies ; condyles, quand elles ſont applaties ſur leur ſommet ; tubéroſités, quand elles ſont raboteuſes & inégales ; cols, quand elles ſont plus étroites à leur partie moyenne qu'à leurs extrémités ; épines, quand elles ſont pointues ; crêtes, quand elles ſont tranchantes & alongées. Si elles ont la figure d'un mamelon, d'un ſtilet, d'une dent, on les nomme maſtoïdes, ſtyloïdes, odontoïdes, &c. Les noms tirés de leur ſituation ſont ceux de longitudinales, de tranfverfes, d'obliques & de perpendiculaires. Il n'y a que celles qui fe voient à la partie fupérieure du fémur, & que l'on nomme trochanters, qui en aient de relatifs à leur ufage.

Les cavités externes des os fervent à leurs articulations, ou n'y fervent pas. Les premières font profondes ou fuperficielles. Celles qui font profondes fe nomment cotyloïdes, & les autres glénoïdes. Les fecondes prennent différens noms relatifs à leur forme. On en voit qui fe nomment trous, conduits, échancrures, foffes, finus, finuofités, fciffures, &c. Les trous percent d'outre en outre, fans faire d'autre chemin dans la fubftance des os, que celui qui eft néceffaire pour aller d'une face à l'autre; les conduits rampent quelque temps dans leur épaiffeur; les échancrures règnent fur leurs bords, dont on diroit qu'une partie eft rongée & détruite; les foffes ont une ouverture large & un fond étroit; les finus ont au contraire une ouverture étroite & un fond large; les finuofités ne font que des gouttières pratiquées à leur extérieur, & les fciffures, des fentes telles que celles qui réfulteroient de leur rupture.

Les impreffions raboteufes font en très-grand nombre; elles varient beaucoup en grandeur & en figure, & ne méritent quelquefois pas moins d'attention que les éminences & les cavités les plus confidérables.

On entend par région dans les os, certaines parties de leurs dimenfions, qui font relatives à leur figure & à leur pofition. Un os long, par exemple, préfente une partie moyenne & deux extrémités. Un os plat offre des faces & des bords, que l'on divife les unes en internes & en externes, en antérieures & en poftérieures; & les autres de même en internes, en externes, en fupérieurs &

en inférieurs, ou en antérieurs & en poftérieurs, fuivant les diverfes circonftances.

La couleur des os varie fuivant la manière dont ils ont été préparés & confervés. Il eft fans doute plus agréable de les avoir blancs & propres, que jaunes, fales, gras, & de mauvaife odeur. Une longue macération dans de l'eau commune que l'on change de temps en temps, eft le moyen le plus facile que l'on puiffe employer pour les nettoyer & pour leur procurer la blancheur que l'on defire y trouver. Mais la couleur qui leur eft naturelle & qu'ils préfentent dans un corps fraîchement décharné, eft toujours la même dans les os de la même efpèce : elle eft d'un blanc terne mêlé d'une légère teinte de rouge, dans la partie moyenne des os longs & dans ceux du crâne, & d'un blanc tirant fur le gris, le bleu & le rouge, dans les autres. Il eft d'autant plus néceffaire de connoître cette couleur, qu'elle peut faire juger fi un os mis depuis quelque temps à découvert dans une plaie, eft altéré ou fain, & s'il faut en attendre l'exfoliation, ou mettre en ufage les moyens propres à rapprocher les bords de la plaie.

Le périofte eft une membrane d'un tiffu fort ferré qui recouvre les os dans toute leur étendue, excepté aux endroits qui donnent attache aux ligamens & aux tendons, & à ceux qui font garnis de cartilages ; la partie des dents qui eft hors de leurs alvéoles, en eft auffi dépourvue. Il tient à la fubftance des os par un grand nombre de fibrilles ou de vaiffeaux fanguins qui s'introduifent dans leur intérieur, & aux parties voifines par le tiffu cellulaire qui vient fe coller à fa face externe.

Cette membrane eft compofée de plufieurs couches placées les unes au-deffus des autres. Les

plus extérieures font longues & membraneuses, &
les intérieures deviennent de plus en plus courtes,
& préfentent une organifation qui approche de
celle des cartilages. Ces couches font formées de
fibres parallèles à la longueur de l'os auquel elles
appartiennent, ce qui les rend plus faciles à déchirer en long qu'en travers : fi elles ont quelques
filets obliques, ce n'eft qu'au voifinage du lieu où
les tendons viennent s'implanter. Le périofte eft
parfemé d'un grand nombre d'artères & de veines
fanguines ; il reçoit auffi quelques filets nerveux.

Lorfque des os de jeunes animaux ont été foumis
pendant quelque temps à l'ébullition, le périofte
s'en détache aifément, & il entraîne avec lui les
ligamens & les cartilages qui y font attachés, &
les tendons qui viennent s'y rendre. On voit auffi
qu'il s'étend d'un os à l'autre, en paffant par-deffus
l'articulation qui les unit, de forte qu'on pourroit
le regarder comme une enveloppe générale & non
interrompue de tous les os qui forment le fquelette. Suivant cette idée, s'il étoit poffible de
détruire les os que le périofte renferme, fans l'en-
dommager, on auroit une fuite de facs membraneux, figurée comme le fquelette même. Lorfque
les os font tirés d'animaux parvenus à leur dernier
degré d'accroiffement, le périofte ne peut plus
s'en féparer que par lambeaux ; & les ligamens,
les cartilages & fur-tout les tendons, reftent im-
plantés dans leur fubftance.

Les ufages du périofte font d'unir les os aux
autres parties, de foutenir les vaiffeaux qui les
pénètrent, de fervir à leur accroiffement par l'offification fucceffive de fes lames les plus intérieures,
& peut-être auffi en filtrant un fuc capable de les
endurcir, & de les réparer lorfqu'ils font endom-
magés.

On donne le nom de cartilage à des fubftances blanches, luifantes, élaftiques moins dures que les os, & plus fermes que les autres parties du corps. Le plus grand nombre avoifine les os, & les autres font répandus dans différens endroits de la machine animale. Ceux qui ont rapport aux os, peuvent être rangés fous trois claffes différentes. Les premiers fe rencontrent à l'endroit de leurs articulations mobiles ; tels font les cartilages qui encroûtent leurs têtes & leurs cavités, & ceux qui ne tiennent aux unes ni aux autres, & que l'on nomme intermédiaires. Les feconds augmentent l'étendue de certains os ; tels font ceux des côtes, & ceux qui font fitués aux bords de la cavité glénoïde de l'omoplate, & de la cavité cotyloïde du grand os innominé. Les troifièmes enfin fervent à unir certains os enfemble, comme ceux qui fe trouvent entre les vertèbres, & ceux qui forment la fymphyfe du grand os innominé avec l'os facrum, & celle des os pubis entre eux.

Les ligamens font des fubftances fermes, fibreufes, compactes, difficiles à rompre & à déchirer, & qui fervent à attacher plufieurs parties les unes aux autres. Ils appartiennent aux os ou aux parties molles : les premiers fe trouvent à l'endroit des articulations, ou ils en font éloignés.

Ceux qui fe rencontrent dans les articulations font de différente forte ; les uns font au dehors des jointures, & les autres au dedans. Ceux qui font hors des jointures, ou les embraffent en manière de toile mince, qui fert moins à les affermir qu'à empêcher que la liqueur qui y eft contenue puiffe s'écouler, & alors on les nomme ligamens capfulaires ; ou ils font très-épais & fibreux, & rempliffent la double fonction de retenir les os joints enfemble, & d'empêcher la fortie de la synovie, & on les appelle ligamens orbiculaires ; ou enfin ils n'occupent que quelques points de l'extérieur de l'articulation dont ils font la solidité, & dont ils règlent les mouvemens, & pour l'ordinaire on leur donne le nom de ligamens latéraux, parce qu'ils font placés fur les côtés. Quelques - uns cependant en portent d'autres & qui font relatifs à leur fituation.

On ne trouve de ligamens logés au dedans des articulations, que dans celle du fémur avec le grand os innominé, & dans celle du même os avec la rotule & avec le tibia. Celui qui eft renfermé dans la première, eft appelé ligament triangulaire du fémur, parce qu'il a la figure d'un triangle ; & ceux qui fe voient dans la feconde font connus fous les noms de ligamens internes de la rotule, & de ligamens croifés, parce qu'ils font inclinés l'un fur l'autre, & qu'effectivement ils fe croifent.

Les ligamens qui appartiennent aux os & qui font loin des articulations, font de différente efpèce : il y en a qui fervent à en affermir la jonction, comme les ligamens inter - offeux de l'avant - bras & de la jambe, ceux qui, du bas des extrémités humérale & fternale de la clavicule, vont au bec coracoïde & au cartilage de la première côte, &c. d'autres font deftinés à diriger les tendons, comme les ligamens annulaires du poignet, celui de la jambe, & ceux du pied ; d'autres donnent attache à des mufcles, comme les ligamens obturateurs, les ligamens inter-mufculaires de l'humerus, &c. &c.

La fynovie eft une liqueur onctueufe & mucilagineufe qui fe trouve au dedans des articulations, & qui eft deftinée à en affouplir les ligamens, & à lubrifier la furface de leurs cartilages, pour qu'elle gliffent avec plus de facilité les uns fur les autres. Elle eſt, dit-on, fournie par de petits corps glanduleux, dont on attribue la découverte à Clopton-Havers, & que l'on nomme glandes ſynoviales. Ces glandes ſont logées au milieu de maſſes graiſſeuſes & rougeâtres, attachées aux ligamens capſulaires des jointures, & dans des endroits éloignés de ceux où ſe paſſent les plus grands mouvemens. Leurs canaux excréteurs placés les uns à côté des autres & fort alongés, repréſentent des eſpèces de franges qui ne ſe développent bien que lorſqu'on les fait flotter dans de l'eau claire. Les glandes ſynoviales externes ſont placées au dehors des jointures, & appuyées ſur leurs ligamens. Sans doute les canaux qui en partent, ſe gliſſent entre les fibres de ces mêmes ligamens, pour verſer la ſynovie dans leur intérieur.

On trouve encore des glandes de la même eſpèce dans le voiſinage des articulations, & aux endroits où les tendons gliſſent dans des ſinuoſités ou ſur des ſurfaces oſſeuſes, enduites de croûtes légérement cartilagineuſes. La liqueur que celles-ci filtrent, n'a d'autre uſage que de maintenir la ſoupleſſe des tendons, & des gaînes à travers leſquelles ils paſſent. Toutes ces glandes reçoivent des vaiſſeaux qui viennent des artères qui ſe diſtribuent aux muſcles voiſins ; d'où il réſulte qu'il doit s'y porter plus de ſang, & qu'elles doivent fournir une plus grande quantité d'humeur ſynoviale lorſqu'on agit beaucoup, qu'en toute autre circonſtance, parce que le ſang qui ne peut paſſer librement à travers les muſcles dans le temps où ils ſe contractent, eſt forcé d'y entrer.

De la Structure intérieure des Os.

On reconnoît aiſément au dedans des os trois ſortes de ſubſtances, & des cavités de diverſes grandeurs, lefquelles renferment la moëlle & le fuc médullaire, & qui logent des vaiffeaux fanguins.

Des trois fubftances des os, l'une eft compacte, l'autre eft celluleufe, & la troifième réticulaire.

La fubftance compacte eft ainfi nommée, parce qu'elle ne préfente aucune organifation apparente. Elle occupe l'extérieur de tous les os, à qui elle donne la folidité qui leur appartient. Son épaiffeur eft fur-tout remarquable dans la partie moyenne des os longs, où elle eft beaucoup plus grande qu'à leurs extrémités, vers lefquelles elle diminue infenfiblement. Cette fubftance eft compofée de lames appliquées les unes aux autres, & qui deviennent fenfibles fur les os qui ont été long-temps expofés aux injures de l'air, fur ceux qui ont été foumis à une ébullition longue dans des leffives fortement alkalines, & dans ceux à qui l'on a fait fubir une demi-calcination. Elles le deviennent auffi dans l'homme & dans les animaux vivans dont les os ont été altérés par l'impreffion de l'air; car on voit celles qui font les plus extérieures fe détacher des autres au bout d'un temps plus ou moins long, & être chaffées par l'action des parties fubjacentes.

Les lames qui forment la fubftance compacte font elles-mêmes compofées de fibres dont l'arrangement varie dans les différens os. Dans ceux du crâne, elles font difpofées en manière de rayons, & convergent de la circonférence au centre. Dans les os longs, elles font, pour ainfi dire, parallèles. On ne peut les appercevoir que dans les os du fœtus, chez qui l'offification ne fait, pour ainfi dire, que commencer. Comme elles font en petit nombre, les intervalles qui les féparent, permettent de les diftinguer. A mefure que les os fe développent, on les voit difparoître, parce que ces intervalles diminuent, & qu'ils font remplis par d'autres fibres qui viennent s'y loger. Il y a cependant un procédé au moyen duquel on peut aifément les diftinguer, même dans l'adulte. Ce procédé confifte à faire macérer la partie moyenne & compacte d'un os long, dans un acide minéral affoibli avec une fuffifante quantité d'eau. Elle y perd bientôt fa confiftance & prend une foupleffe qui approche de celle des cartilages, parce que la terre crétacée qui en faifoit la folidité, eft attaquée & enlevée par l'acide. On peut alors la couper fuivant fa longueur, & en détacher fucceffivement les lames, dont les fibres deviennent apparentes.

On ne fait trop ce qui produit la cohéfion de ces lames. Les uns ont fuppofé qu'elles étoient collées par une matière glutineufe interpofée entre elles, & dont la quantité eft effectivement très-grande dans les os. Les autres ont cru qu'elles tenoient au moyen de petites chevilles qui paffoient de l'une à l'autre. L'exiftence de ces chevilles que les Anatomiftes n'ont pu appercevoir, fe trouve en quelque forte prouvée par l'analogie qu'ont enfemble la fubftance compacte des os & le corps ligneux des arbres, dont les couches font, dit-on, jointes par quelque chofe de femblable. Enfin, on a avancé que l'adhérence mutuelle des lames offeufes venoit de ce que les fibres dont elles font compofées, n'étant pas toutes dans le même plan, quelques-unes paffoient de l'une à l'autre. Ces explications paroiffent affez fatisfaifantes ; mais il pourroit bien fe faire qu'aucune d'elles ne répondît au mécanifme que la nature emploie. Il fuffit peut-être, pour que les lames dont il s'agit tiennent enfemble, qu'elles foient très - proches l'une de l'autre , & qu'il n'y ait aucun vide entre elles.

La substance celluleuse des os tire son nom des cavités innombrables qui s'y remarquent & dont l'assemblage forme un tissu assez semblable à celui que présente la substance molle & spongieuse répandue dans la machine animale, & dans laquelle toutes les autres parties qui la composent paroissent plongées. Elle se rencontre dans tous les os. On en trouve sur - tout beaucoup aux extrémités de ceux qui ont une forme longue , où sa quantité paroît augmenter aux dépens de la substance compacte , dont l'épaisseur diminue de plus en plus à mesure que l'on s'éloigne de leur partie moyenne , & dont les lames se renversent successivement vers le dedans de l'os. Cette substance est formée de lames osseuses, qui , au lieu de rester appliquées les unes sur les autres , & d'être en quelque sorte parallèles , se trouvent au contraire écartées & jetées sans ordre. Les petites cavités qu'elle présente varient considérablement en figure & en grandeur. Sans doute elles communiquent toutes ensemble ; car une liqueur colorée que l'on verse dans la grande cavité d'un os cylindrique , pénètre en peu de temps toutes les parties de son tissu cellulaire ; & si on plonge dans une liqueur de cette espèce l'extrémité d'un os scié dans sa longueur, elle s'y introduit peu à peu & passe d'une cavité dans l'autre , en s'élevant au - dessus de la hauteur qu'elle a dans le vase qui la contient.

L'usage de la substance celluleuse des os , est de les rendre plus légers sous le même volume. Elle est plus dure que ceux qui ont des efforts considérables à soutenir , & d'un tissu plus rare & plus spongieux dans les autres.

On donne le nom de substance réticulaire à une

forte de réseau plus ou moins épais qui se trouve dans les grandes cavités des os longs. Il y en a plusieurs où elle approche beaucoup de la nature de la substance celluleuse, & d'autres où elle ressemble davantage au tissu qui lui a fait donner son nom. Cette substance ne paroît être faite que de filets osseux, inclinés & renversés les uns sur les autres : son utilité est relative aux lieux où elle se rencontre, & se borne à soutenir la moëlle & à l'empêcher de s'affaisser.

Les os, ainsi que toutes les autres parties du corps, sont purement gélatineux dans les embryons. Ils prennent successivement une consistance plus forte, & parviennent enfin à l'état de cartilage. L'organisation alors en est par-tout la même. Comment donc les trois substances dont il vient d'être parlé se forment-elles, lorsqu'ils viennent à s'endurcir ? Il sera facile d'en rendre raison, si on se rappelle, 1°. que dans les os longs, l'ossification commence par leur partie moyenne & centrale ; 2°. qu'après avoir d'abord été fort lente, elle se fait avec beaucoup de rapidité : & 3°. que les parties déjà ossifiées ne sont plus susceptibles d'extension, pendant que celles qui restent cartilagineuses continuent à prendre de l'accroissement. Le petit nombre de fibres qui s'endurcissent les premières, ne peut résister au tiraillement de celles qui les avoisinent ; elles sont renversées les unes sur les autres, & s'inclinent dans tous les sens : voilà la substance réticulaire. Celles qui les suivent sont en plus grand nombre ; elles forment déjà des lames minces qui résistent davantage, & qui ne se laissent pas déplacer d'une manière aussi sensible. Ces lames s'écartent cependant & laissent des vides entre elles : c'est la substance celluleuse. Enfin, plusieurs s'endurcissent à-la-fois ; elles se ſoutiennent mutuellement , & gardent l'arrangement qu'elles avoient lorſqu'elles n'étoient que cartilagineuſes : celles - ci forment la ſubſtance compacte qui eſt la plus extérieure & qui vraiſemblablement ſe développe la dernière.

Les cavités internes des os ſont de trois eſpèces ; les unes ſont grandes , les autres ſont moyennes , & les autres petites. Les premieres ne ſe voient que dans les grands os cylindriques ; elles ſont traverſées par la ſubſtance réticulaire , & ſervent à loger la moëlle. Les ſecondes ſont celles qui réſultent de l'écartement des lames de la ſubſtance celluleuſe ; elles ſe trouvent dans tous les os , & contiennent le ſuc médullaire. Les troiſièmes enfin ſont deſtinées à tranſmettre les vaiſſeaux ſanguins & les nerfs au dedans des os.

La moëlle & le ſuc médullaire ſont deux ſubſtances de la même nature. La première ſe préſente ſous la forme d'un corps molaſſe & onctueux , d'une couleur griſâtre tirant un peu ſur le jaune , & la ſeconde comme une huile ténue , coulante & de couleur rouge. La moëlle eſt compoſée d'un grand nombre de véſicules membraneuſes , pleines d'une huile à demi - figée , qui communiquent toutes enſemble & qui ſont enfermées dans une membrane commune , dont les prolongemens ou replis intérieurs forment les véſicules qui s'y rencontrent. Le ſuc médullaire eſt contenu dans des véſicules toutes ſemblables , mais qui , ſervant en même temps à tapiſſer les cavités de la ſubſtance celluleuſe des os , dans leſquelles ce ſuc eſt renfermé , ne peuvent en être détachées. Sa limpidité plus grande que celle de l'huile qui forme la moëlle , & la couleur rouge que l'on y remarque , ne ſont que des différences accidentelles , qui viennent de ce que les vaiſſeaux ſanguins ſont en plus grand nombre aux extrémités des os longs qu'à leur partie moyenne, & de ce que la chaleur y est plus considérable.

On peut aisément s'assurer de la disposition de la moëlle, si on en plonge un morceau dans de l'eau chaude, & que l'on l'y agite dans tous les sens, en le tenant suspendu avec des pinces. L'huile dont les vésicules sont remplies, liquéfiée par la chaleur, s'échappe, & il ne reste plus qu'un amas de membranes que l'on peut distendre en soufflant dessus avec un chalumeau. La portion de ces membranes qui sert d'enveloppe générale à la moëlle, est appliquée à la surface interne des grandes cavités des os & tient à leurs parois par des prolongemens filamenteux & par quelques vaisseaux sanguins. C'est ce que les Anatomistes appellent fort improprement le périoste interne des os, puisqu'elle n'a ni l'épaisseur, ni la consistance, ni la forte adhésion du véritable périoste, & que son usage paroît se borner à contenir la moëlle, & à transmettre aux vésicules médullaires les vaisseaux sanguins dont elles sont parsemées, & qui sans doute servent à filtrer la liqueur huileuse qui la constitue.

Outre la moëlle & le suc médullaire qui se rencontrent dans les grandes & dans les moyennes cavités des os, on ne peut douter qu'il n'y en ait encore entre les lames qui forment leur substance compacte, quoiqu'on ne puisse pas les y démontrer. En effet, personne n'ignore que les os les plus solides, soumis à l'ébullition, déposent dans l'eau, lorsqu'ils sont récens, un suc huileux qui nage à sa superficie. Si on les expose à une chaleur médiocre, ils laissent transsuder ce suc; &, quoiqu'on les essuie avec soin, ils en fournissent encore. La raison pour laquelle les os les mieux préparés se ternissent à la longue, c'est qu'il est impossible de les en dépouiller totalement. S'il y avoit quelque moyen par lequel on pût y réussir, ce seroit de les faire bouillir dans de l'eau de savon, & non pas dans de l'eau de chaux ou dans des lessives fortes, comme on le fait ordinairement ; ce qui détruit une partie de leur tissu.

La moëlle paroît avoir beaucoup de ressemblance avec la graisse ; mais elle diffère en ce que le tissu vésiculeux qui la contient, est plus délicat & plus fin que celui de la graisse, & ne peut être soufflé aussi aisément que lui. La moëlle d'ailleurs ne diminue de quantité que par des exercices violens ou dans un âge avancé ; au lieu que la graisse se consume, pour ainsi dire, d'elle-même dans les maladies & dans les longues abstinences. Ajoutez que si l'on soumet la moëlle & la graisse à la distillation, elles donnent toutes deux une liqueur limpide presque sans odeur, puis une liqueur empyreumatique - saline de couleur brune, & ensuite une grande quantité d'huile empyreumatique aussi ; mais les deux premiers produits sont plus abondans dans la moëlle, ce qui prouve qu'elle est naturellement plus limpide & plus coulante que la graisse.

Le principal usage de la moëlle est de tenir les fibres osseuses dans un état de souplesse qui en prévient la fragilité. Il est vraisemblable qu'elle transsude aussi à travers les cartilages qui recouvrent les extrémités des os, à l'endroit de leurs articulations, & qu'elle va se mêler à la synovie dont elle augmente la quantité. On observe aisément cette transsudation dans les cadavres dont les cartilages prennent une teinte jaunâtre. Si on met des os qui en soient encore couverts dans une teinture rouge, on voit cette teinture pénétrer jusques dans la cavité qui contient le suc médullaire.

laire, quoiqu'on ait eu l'attention d'obferver que la teinture ne montât pas dans le vafe au-deffus du lieu fur lequel ces cartilages s'étendent. Enfin Clopton Havers a remarqué, au fémur & à l'humérus du cheval, de grands pores, qui de la cavité de la moëlle, defcendent jufques dans leurs articulations.

Les os reçoivent intérieurement des vaiffeaux fanguins & des nerfs, qui, après avoir traverfé le périofte, s'y introduifent par un grand nombre d'ouvertures. Ces ouvertures ne font nulle part auffi remarquables que dans les grands os des extrémités, où elles ont une fituation affez conftante: la direction n'en eft pas la même; à l'humérus, au tibia & au péroné, elles vont de haut en bas; mais au fémur, au radius & au cubitus, les conduits auxquels elles répondent, fe portent de bas en haut. On ferait tenté de penfer que la nature s'eft méprife en cette occafion, & qu'elle n'a pas eu égard à la facilité avec laquelle le fang doit couler dans les os, où fon cours n'eft pas accéléré par l'action des parties environnantes; cependant c'eft dans la vue de le favorifer, que les conduits dont il s'agit, font difpofés de cette manière. Dans quelque attitude que l'on foit, la partie de l'humérus qui eft articulée avec l'omoplate, & celle des deux grands os de la jambe qui tient au genou, font fupérieures; il n'en eft pas de même de la tête du fémur, & de la partie des deux os de l'avant-bras qui fe joint à l'humérus. Lorfqu'on eft affis & tranquille, & fur-tout lorfqu'on eft couché, ou que l'on fe livre au fommeil, & que les mufcles font dans l'inaction, les cuiffes & les avant-bras font fi fléchis, que ce que l'on a coutume d'en regarder comme la partie fupérieure, devient réellement inférieure, & *vice verfâ*. Pen-

Tome I.　　　　　　　　　　　　　　　B

dant la veille, la direction des conduits du fémur, du radius & du cubitus, & celle des vaisseaux qui les traversent, se trouvent suffisamment compensées par la contraction des muscles, qui, comme l'on sait, oblige le sang à circuler avec plus de force & de vîtesse.

Les conduits dont il vient d'être parlé, rendent aisément raison des dépouilles de chrysalides & de mouches que l'on trouve quelquefois au dedans d'os fort sains d'ailleurs. Ruysch, qui les a le premier observées, attribue à leur présence les douleurs intolérables que l'on éprouve dans les membres en certaines maladies. Ce fait lui paroît fort extraordinaire & tenir du merveilleux, parce qu'il ne conçoit pas comment des insectes ont pu naître, se développer, se nourrir & se transformer au dedans des os, pendant la vie du sujet auquel ces os ont appartenu : mais l'explication qu'en donne le célèbre Albinus est très-simple. Les insectes dont il s'agit ne se sont introduits dans les os où ils se rencontrent, qu'après la mort ; ils y sont entrés par les canaux destinés aux vaisseaux sanguins, sous la forme de vers, & pendant qu'ils étoient encore très-petits. Ils s'y sont nourris quelque temps, & y ont grossi ; après quoi ils se sont changés en chrysalides, d'où sont sorties des mouches qui y ont bientôt péri, faute d'air. Pour s'assurer que les choses se passent ainsi, il ne faut que laisser à l'air libre des os récemment tirés d'un cadavre, afin que les mouches viennent y déposer leurs œufs, & que les chairs qui y tiennent soient rongées par les vers qui doivent en sortir.

Il est impossible de suivre les vaisseaux sanguins dans les os jusqu'à leurs dernières ramifications ; cependant on sait, à n'en pas douter, qu'ils se

gliffent entre les lames dont la fubftance compacte eft compofée, & qu'ils y forment un tiffu
vafculaire que l'on ne peut, à la vérité, rendre
fenfible par les injections les plus fines, mais qui
le devient de lui-même dans plufieurs circonftances. Lorfque, par exemple, un os a été expofé
pendant quelque temps à l'action de l'air, fes couches
les plus extérieures fe deffèchent, & éprouvent
une forte de mortification qui diminue la réfiftance
qu'elles oppofoient au tiffu vafculaire qu'elles recouvrent. Ce tiffu fe gonfle & s'élève peu à peu
fous la forme de chairs plus un moins grenues;
il éloigne les couches altérées de celles qui font
faines, & détruit la cohéfion qu'elles avoient enfemble; enfin, il le pouffe au dehors, &, rem-
pliffant le lieu qu'elles occupoient, il devient, par
fon affaiffement & fon exficcation, la bafe de la
cicatrice qui doit unir le fond de la plaie avec les
chairs voifines.

Les nerfs qui s'introduifent dans les os, vont
la plupart fe répandre fur la membrane médullaire: auffi eft-elle d'une grande fenfibilité. Lorfque
Duverney, après avoir coupé la jambe à des chiens,
enfonçoit un ftylet dans leurs os à travers la
moëlle, après que la douleur de l'amputation étoit
amortie, il a toujours vu ces animaux témoigner
par leurs cris & par l'agitation de leurs membres, qu'ils fouffroient beaucoup. Au contraire,
la propre fubftance des os eft prefque infenfible.
L'application des médicamens les plus âcres, celle
du feu, n'excitent aucune douleur; la dernière procure même quelquefois une fenfation agréable, qui
s'étend fur toute la longueur de l'os que l'on
cautérife. M. de Haller a vu trépaner une femme
qui rapportait les douleurs qu'une affection hyf-
térique lui caufait dans la tête, à de l'eau épan-

chée fous le crâne. Elle fouffrit cette opération avec beaucoup de patience, quoiqu'elle durât plus de quinze minutes, par rapport à l'épaiffeur du crâne, qui était de trois lignes. Or, fi les os étoient fenfibles, elle n'aurait pu fupporter fi long-temps, fans fe plaindre, l'action de la couronne du trépan, qui agit comme une fcie, & qui eft l'inftrument le plus propre à caufer des douleurs énormes, puifqu'il déchire plutôt qu'il ne coupe le tiffu des parties fur lefquelles on l'applique.

De la Connexion ou Jonction des os.

La connexion des os fuppofe deux chofes, favoir, le rapport mutuel des pièces affemblées, & leur union. Leur rapport eft ce que les Anatomiftes appellent articulation, & leur union eft ce qu'ils nomment fymphyfe.

On diftingue trois efpèces d'articulations, dont une permet du mouvement, l'autre n'en permet point, & la troifième, quoique difpofée de manière à n'en permettre aucun, en laiffe faire d'obfcurs. La première fe nomme diarthrofe, la feconde fynarthrofe, & la troifième amphi-arthrofe ou articulation mixte.

La diarthrofe eft encore de trois efpèces : dans la première, les parties fe meuvent en tout fens, en devant, en arrière, en dedans, en dehors, comme dans l'articulation de l'humérus avec l'omoplate, dans celle du fémur avec l'os innominé, &c. & comme elle fe fait par une tête reçue dans une cavité, on lui donne le nom de genou, à l'imitation des Mécaniciens, qui emploient cette efpèce d'affemblage dans la conftruction de quelques machines, & mieux encore, celui de diarthrofe orbiculaire. Cette première efpèce de diarthroſe eſt profonde ou ſuperficielle, ce qui a donné lieu de la ſubdiviſer en deux eſpèces, dont la première eſt nommée énarthroſe, & la ſeconde arthrodie.

La ſeconde eſpèce de diarthroſe ne permet que des mouvemens bornés à certains ſens, comme ceux de flexion & d'extenſion, ou ceux de rotation ou de tournoiement. On l'a comparée aux charnières, & on l'a nommée ginglyme; terme qui ſignifie la même choſe. Le gynglime eſt angulaire ou latéral. Le premier n'exécute que des mouvemens en angle, tels que ceux qui s'exercent dans l'articulation de l'avant-bras avec le bras, dans celle de la jambe avec la partie inférieure de la cuiſſe, & des phalanges des doigts entre elles. Ce ginglyme eſt parfait ou imparfait. On dit qu'il eſt parfait, lorſque les deux os articulés ſe reçoivent mutuellement, comme on le voit au coude, à la jonction de la jambe avec le pied, &c. On le nomme ginglyme imparfait, lorſqu'il n'y a qu'un des deux os de reçu, comme on le remarque dans l'articulation de la première vertèbre avec la ſeconde, &c.

Le ginglyme latéral exécute des mouvemens de rotation ſemblables à ceux des gonds ſur les portes, ou à celui des eſſieux de roues dans leurs moyeux. On en voit des exemples dans les jointures par leſquelles le radius & le cubitus ſont unis à leur partie ſupérieure & à leur partie inférieure, & dans celle de l'apophyſe odontoïde de la ſeconde vertèbre avec le petit arc de la première. Ce ginglyme eſt ſimple ou compoſé.

La troiſième eſpèce de diarthroſe peut être nommée planiforme, parce qu'elle ſe fait au moyen de faces plates qui portent les unes ſur les autres, & qu'elle ne permet que des mouvemens obſcurs.

C'eſt elle qui unit les os du carpe entre eux, & avec la baſe des os du métacarpe. On la retrouve dans la jonction des os du tarſe avec le métatarſe, dans celle des deux extrémités du péroné avec le tibia, &c.

La ſynarthroſe ſe fait par engrenure ou par gomphoſe. L'engrenure a lieu quand les os ſe joignent enſemble par des avances & des enfoncemens, en manière de tenons & de mortaiſes. On lui donne ordinairement le nom de ſuture. La ſuture ſe diſtingue en profonde & en ſuperficielle; en vraie & en fauſſe. Dans la ſuture profonde, les avances & les enfoncemens ſont très - marqués; dans la ſuture ſuperficielle, ils le ſont moins, & on croiroit que l'union des deux os ſe fait par la ſeule appoſition de leurs ſurfaces : cette ſeconde porte le nom d'harmonie. On en voit des exemples dans l'articulation des os du crâne avec ceux de la face, & dans celle de ces derniers os entre eux. La jonction de la plupart des os du crâne donne des exemples de la ſuture profonde. On entend par ſuture vraie celle dont il vient d'être parlé; & par ſuture fauſſe, celle où les bords des os ſont appliqués les uns ſur les autres, à-peu-près à la manière des écailles bivalves : auſſi cette dernière eſt-elle appelée ſuture ſquammeuſe ou écailleuſe; telle eſt celle qui unit le bord inférieur des pariétaux avec le bord ſupérieur des temporaux. La gomphoſe eſt l'eſpèce de ſynarthroſe dans laquelle certains os tiennent à d'autres, à la manière des clous enfoncés dans des murailles ou dans la menuiſerie; elle ne ſe voit que dans l'aticulation des dents avec le bord alvéolaire de l'une & de l'autre mâchoire.

La nature de l'amphi-arthroſe ou de l'articulation mixte eſt aſſez connue par la définition qui en a été donnée plus haut. Elle se remarque dans la jonction du corps des vertèbres. Les cartilages fermes & serrés qui les unissent, ne semblent leur permettre aucun mouvement, & cependant ils en exécutent de très-marqués, & desquels résultent les inflexions directes du tronc en devant & en arrière, & ses inflexions latérales, qui sont au moins aussi fréquentes.

La symphyse des os est sans moyen, ou avec moyen : elle est sans moyen quand ils tiennent ensemble par la seule configuration de leurs parties, comme on le voit dans la plupart des os de la tête ; elle est, au contraire, avec moyen, lorsqu'ils sont joints par des substances étrangères. On divise celle-ci en synevrose, en synchondrose & en syssarcose. La synevrose se fait au moyen des ligamens ; elle a lieu dans le plus grand nombre des jointures. La synchondrose se fait par des cartilages ; on en trouve des exemples dans l'union des corps des vertèbres, dans celle de l'os sacrum avec les os innominés, & dans celle des os pubis. La syssarcose est l'espèce de symphyse qui se fait au moyen des chairs ; elle se présente aussi fréquemment que la synevrose ; car quoique les ligamens maintiennent les diverses articulations, & empêchent les os de se disjoindre, elles sont singulièrement fortifiées par l'action des muscles qui les environnent. Les luxations qui sont causées par des paralysies, en donnent la preuve.

De l'usage des Os.

Les os sont à la machine animale, ce que la charpente est aux bâtimens ; ils en déterminent la forme, ils en soutiennent les parties, ils en règlent les mouvemens ; ils forment en outre diverses cavités qui mettent les principaux viscères à l'abri des injures extérieures. Les éminences que l'on y remarque, donnent attache aux muscles, ou augmentent l'étendue de leurs extrémités, pour que les connexions en soient plus fermes. Leurs cavités ou servent aux articulations, ou logent diverses parties molles. Leur substance compacte les rend fermes & solides ; celle qui est celluleuse en augmente le volume sous la même masse. La moëlle est soutenue par le tissu réticulaire que leurs grandes cavités contiennent, &c. &c.

DES OS EN PARTICULIER.

De la Tête.

La tête est la partie du squelette la plus élevée ; elle comprend le crâne & la face, & représente une espèce de sphéroïde applati sur les côtés. On y distingue aisément trois ovales ; un antérieur étendu de haut en bas, dont la grosse extrémité forme le front, & la pointe répond au menton ; un supérieur étendu de devant en arrière, dont la grosse extrémité répond en arrière, & la petite en devant ; & un inférieur qui a sa partie la plus large en arrière, & la plus étroite en devant. Ces trois ovales se confondent par leurs extrémités. La tête présente aussi deux triangles sphériques sur les côtes.

Sa figure varie beaucoup dans les différens individus ; les uns l'ont plus ronde, les autres plus alongée ; ceux-ci ont le front saillant, & les autres l'ont plat, &c. Il y a apparence qu'outre ces différences particulières, la tête en présente d'autres qui sont communes aux peuples de même pays. Personne n'ignore qu'il y en a chez qui elle est applatie de devant en arrière. On pense que cette disposition vient du soin que les meres ont de comprimer entre leurs mains la tête de leurs enfans, au moment où ils viennent de naître, parce qu'ils la regardent comme une beauté. Il est etonnant que cette fable se soit accréditée. Il peut se faire qu'en certains pays on pétrisse en quelque sorte la tête des enfans nouveau - nés ; mais il n'est pas vrai que la compression que l'on exerce sur elle, lui donne une forme différente de celle qu'elle devroit avoir. Si cela étoit , tous les hommes l'auroient fort alongée de haut en bas, & raccourcie de devant en arrière , car elle est obligée de prendre cette forme pour pouvoir passer à travers les os du bassin.

Le volume de la tête n'offre pas moins de variétés que sa figure ; mais pour l'ordinaire , elles ne sont pas fort remarquables. Il n'y a que la maladie que l'on nomme hydrocéphale qui puisse l'augmenter beaucoup. Vésale a vu un enfant de deux ans dont la tête étoit tellement dilatée par cette maladie , qu'elle contenoit neuf pintes d'eau ; mais les os en étoient presque membraneux ; il n'y avoit d'osseux que ce qui l'étoit avant la maladie qui avoit commencé il y avoit cinq mois. Si, comme dans ce cas , & dans plusieurs autres semblables , les os du crâne restoient toujours membraneux , il ne pourroit y avoir aucune méprise au sujet de la tête des hydrocéphales conservée après leur mort , ou trouvée par hasard dans les cimetières. Mais il arrive quelquefois que les os augmentent d'épaisseur en même temps que leurs autres dimensions deviennent plus considérables. Duverney les a vus un tiers plus épais que de coutume , dans un sujet de huit à neuf ans , dont le crâne contenoit trois pintes d'eau. Fabrice de

Hilden a obfervé qu'ils étoient très-folides fur un jeune homme de dix-huit ans, qui avoit la tête d'une groffeur prodigieufe. Sa maladie avoit commencé à l'âge de trois ans, après une fiévre aiguë. Tout fon corps étoit émacié : il parloit avec facilité, mais fes idées fe troubloient de temps en temps, & il étoit fujet à de fréquens accès d'épilepfie. Van-Swieten a vu dans les foires un homme attaqué d'hydrocéphale depuis fon enfance, que cette maladie n'avoit pas empêché de parvenir jufqu'à l'âge de trente ans. Il avoit peu de fens, & fe remuoit difficilement, parce que fa tête étoit d'une groffeur énorme : il étoit même obligé de la foutenir par différens procédés. Il y a un moyen bien fimple pour reconnoître fi une tête, dont le volume eft plus confidérable qu'à l'ordinaire, a appartenu à un fujet attaqué d'hydrocéphale : c'eft d'examiner quelles font les dimenfions des os de la face ; car ces dimenfions font les mêmes que dans l'âge dont eft le malade, parce que ces os n'ont eu aucune raifon pour croître & pour augmenter.

La divifion la plus ordinaire de la tête eft en partie fupérieure que l'on nomme finciput, *vertex* ou *bregma* ; en partie poftérieure que l'on appelle occiput ; en partie antérieure qui eft la face ; en partie inférieure à laquelle on donne le nom de bafe du crâne ; & en parties latérales qui s'appellent les tempes.

Elle préfente en dehors & en dedans un grand nombre d'éminences & de cavités qui font fimples ou compofées ; fimples, quand elles ne font formées que d'un feul os ; & compofées, lorfqu'elles font faites de la réunion de plufieurs. Elles ne peuvent être décrites qu'après que les os du crâne & de la face l'auront été.

La ſtructure de tous ces os eſt à-peu-près la même ; ils ſont formés en dehors par de la ſubſtance compacte, & en dedans par de la ſubſtance celluleuſe. La ſubſtance compacte eſt partagée en deux lames, dont une eſt extérieure, & l'autre intérieure : celle-ci eſt plus mince & plus fragile que l'autre, & porte le nom de lame vitrée. La ſubſtance celluleuſe, qui eſt entre deux, s'appelle diploé ; elle eſt plus ou moins épaiſſe dans les différens os du crâne ; il y a même des endroits où elle manque tout-à-fait, ce qui rend ces os minces & fragiles.

On ne peut étudier la diſpoſition des parties de la tête, ſans la mettre dans une ſituation à-peu-près ſemblable à celle qu'elle a dans un homme debout ou aſſis, & qui ſe tient bien droit. Cette ſituation eſt telle que les deux arcades qui ſe trouvent ſur ſes parties latérales & inférieures, & que l'on nomme arcades zygomatiques, ſont parallèles à l'horizon.

La tête eſt articulée avec la première vertèbre du col, au moyen des deux apophyſes condyloïdes de l'occipital. Les os qui la forment ſont joints enſemble par différentes eſpèces de ſynarthroſe, ceux du crâne par engrenure, & les dents par gomphoſe. Il n'y a que la mâchoire inférieure qui ſoit articulée avec la ſupérieure par une eſpèce de diarthroſe qui participe du ginglyme angulaire & de l'arthrodie.

La tête a des différences ſenſibles dans les différens âges. Les os du crâne ſont fort minces dans un enfant qui vient de naître, & n'ont qu'une ſeule lame compoſée de fibres diſpoſées en manière de rayons, c'eſt-à-dire, raſſemblées à leur partie centrale, & fort écartées vers les bords. La circonférence de ces os eſt encore membraneuſe, ce qui permet à la tête de prendre une forme alongée, du *vertex* à la bafe, & de fe raccourcir de devant en arrière, & non pas de fe rétrecir & de diminuer dans tous les fens, comme on l'a cru jufqu'ici. En effet, la capacité du crâne ne pourroit perdre de fes dimenfions fans que le cerveau fût comprimé, ce qui feroit capable de donner la mort à l'enfant. On trouve à l'endroit auquel les deux os pariétaux s'uniffent avec le coronal, un efpace membraneux d'une affez grande étendue, & dont la forme eft femblable à celle d'une lofange : c'eft ce que l'on nomme la fontanelle. Les pulfations du cerveau y font fort fenfibles, auffi bien qu'à la partie du crâne qui répond à l'ange lambdoïde de l'os des tempes, où l'offification n'eft pas fort avancée, & où l'on apperçoit de chaque côté un efpace membraneux de la même efpèce & d'une figure irrégulière. Les os de la face font peu formés. Ceux que l'on nomme maxillaires ne renferment aucune cavité, & la mâchoire inférieure eft compofée de deux pièces unies par un cartilage intermédiaire.

Peu de temps après la naiffance, les os du crâne deviennent plus épais, & commencent à avoir deux lames féparées par la fubftance diploïque. Les fibres qui les forment fe multiplient, fe rapprochent les unes des autres, & ceffent d'être fenfibles. Ils ne font plus membraneux à leurs bords, & commencent à s'unir par des futures, qui fans doute font une fuite de la manière dont procède l'offification. Comme elle paraît fe faire par des fibres qui s'étendent du centre à la circonférence, ces fibres doivent entrer & s'engager les unes dans les intervalles des autres, jufqu'à ce qu'elles trouvent une réfiftance qui les empêche de croître davantage. La fontanelle, & les deux autres espaces membraneux, situés aux parties latérales inférieures & postérieures du crâne, se rétrecissent peu à peu & disparoissent enfin tout-à-fait. Ce n'est guère qu'à l'âge de deux ans qu'on trouve la fontanelle entièrement ossifiée ; quelquefois cependant·elle est membraneuse au - delà, & même jusqu'à un âge avancé. Bauhin dit avoir observé qu'elle l'était encore sur sa propre femme, âgée de 26 ans; & Dimerbroeck, sur une femme de 40. Il arrive aussi quelquefois que les espaces dont il a été parlé précédemment, ne sont pas encore fermés dans les sujets adultes. Pacchioni, dans son Traité de la Dure·mère, en rapporte un exemple qui lui a été communiqué par Maria Cecchino. Un jeune homme de 19 ans étant venu dans un hôpital pour se faire guérir d'une fiévre ordinaire, on vit avec étonnement qu'il avait à la partie postérieure & inférieure du pariétal gauche, des pulsations très-fortes qui se faisoient principalement sentir lorsqu'on y mettoit le doigt : on y appercevoit aussi une mollesse considérable. Il mourut ; & l'on vit par l'examen de son corps, qu'il y avoit à cette partie du crâne une ouverture assez grande, laquelle n'étoit remplie que par une membrane attachée à sa circonférence.

Plus on s'éloigne de la naissance, & plus la tête approche de l'état où elle doit rester pendant la plus grande partie de la vie. Les deux pièces qui, dans le fœtus, composaient l'os coronal, se rapprochent & s'unissent. Des os dont le nombre, la forme, la position & la grandeur varient, qui étoient placés au voisinage de la suture lambdoïde & de plusieurs autres, & que l'on nomme os wormiens, disparoissent peu à peu. Les sutures deviennent moins apparentes, & sur-tout à l'intérieur du crâne où elles ne forment qu'une seule ligne , pendant qu'elles le font encore beaucoup à l'extérieur. Cette circonftance dépend de ce que la lame interne du crâne croiffant avec une force égale à celle de la lame externe , & de ce que cette lame ayant moins d'étendue , les os agiffent plus fortement les uns contre les autres au dedans du crâne qu'au dehors. Les finus pituitaires fe développent, les deux pièces de la mâchoire inférieure fe foudent , les dents fortent, & les alvéoles fe forment.

Les chofes reftent dans cet état plus ou moins long-temps. On voit enfuite la fubftance diploïque devenir extrêmement ferme , compacte & folide , & les futures s'effacer & difparoître enfin tout-à-fait ; ce qui arrive plutôt au dedans du crâne qu'au dehors, pour les raifons alléguées ci-deffus. Ce qu'il y a de fingulier, c'eft que ce changement arrive quelquefois de très-bonne heure. On a trouvé les futures coronale & fagittale entièrement oblitérées fur un enfant de huit ans , & on n'en découvroit aucun veftige, ni à l'extérieur, ni à l'intérieur. Hunaud dit avoir vu fouvent que les futures commençoient à s'effacer fur des fujets encore plus jeunes , & il croit que cette difpofition eft plus commune qu'on ne penfe.

Les ufages de la tête font de contenir le cerveau , le cervelet & la moëlle alongée , & de loger les principaux organes des fens.

Du Crâne.

Le crâne eft une boîte offeufe formée de l'affemblage de huit os , que l'on nomme le coronal, les pariétaux , l'occipital, les temporaux , le fphénoïde & l'ethmoïde. Le premier & les quatre derniers s'appellent les os communs du crâne , parce qu'ils appartiennent en même temps à la face ; les trois autres se nomment les os propres du crâne, parce qu'ils n'entrent que dans la composition de cette partie. Le crâne, dans l'enfance est composé d'un plus grand nombre de pièces, égard aux os wormiens qu'on rencontre au voisinage des sutures, & dont le nombre est quelquefois très-considérable.

Du Coronal.

Cet os se nomme aussi l'os du front. Il est situé à la partie antérieure du crâne, & à la partie supérieure de la face. Sa forme est demi-circulaire. On y distingue deux faces, une antérieure, convexe & externe; & une postérieure, concave & interne; deux bords, un supérieur & l'autre inférieur.

La face antérieure du coronal est souvent partagée en deux parties latérales par une ligne saillante qui descend de haut en bas le long de sa partie moyenne, & qui n'est que la trace de la future qui a servi dans l'enfance à unir les deux pièces dont cet os étoit composé. On y voit en outre trois bosses, deux supérieures, nommées bosses frontales ou coronales, & une inférieure & mitoyenne qui répond à la racine du nez, & que l'on appelle bosse nasale, deux arcades sourcilières qui font partie du bord de l'orbite, & qui sont terminées chacune par deux apophyses que l'on nomme angulaires, parce qu'elles répondent aux angles des yeux, & que l'on distingue en internes & en externes; une autre apophyse située à la racine du nez, c'est l'apophyse nasale qui soutient les os propres du nez; & deux crêtes ou épines, chacune derrière chaque apophyse angulaire externe, lesquelles font le commencement d'une ligne demi-circulaire qui se voit sur la partie latérale

& inférieure du crâne, & qui donne attache au muscle crotaphite ou temporal.

La face externe du coronal présente aussi des enfoncemens ou cavités, savoir : deux fosses considérables qui font partie des orbites, & dans chacune desquelles on observe deux enfoncemens particuliers ; un moins marqué près l'apophyse angulaire interne, lequel donne attache à la poulie cartilagineuse sur laquelle glisse le tendon du muscle oblique supérieur, ou grand oblique de l'œil ; & l'autre plus profond vers l'apophyse angulaire externe, dans lequel la glande lacrymale est reçue : deux échancrures pratiquées chacune sur chaque arcade sourcilière, près l'apophyse angulaire interne ; ce font des échancrures, & quelquefois les trous orbitaires supérieurs, lorsque le ligament qui va d'une de leurs extrémités à l'autre, vient à s'ossifier : deux autres petites échancrures vers le bord inférieur de l'os, derrière l'apophyse angulaire interne, qui, réunies avec de semblables échancrures de l'os ethmoïde, forment les trous orbitaires internes, un antérieur & l'autre postérieur ; & deux enfoncemens derrière l'apophyse angulaire externe, lesquels font partie des fosses zygomatiques ou temporales.

On trouve au milieu de la face interne du coronal, une épine longitudinale qui la divise en deux fosses nommées coronales, destinées à loger les lobes antérieurs du cerveau. Cette épine est creusée par un sillon étroit en bas & large en haut, pour recevoir la partie antérieure du sinus longitudinal supérieur. On y voit encore au bas de l'épine dont il vient d'être parlé, un trou que l'on appelle borgne ou épineux, lequel est souvent formé par la réunion de l'os ethmoïde & du coronal, & qui communique avec les cavités des narines.

narines. Ce trou laiffe paffer quelques vénules. Enfin, il y a des enfoncemens irréguliers qui répondent aux circonvolutions du cerveau , & quelques fciffures fort petites qui logent des vaiffeaux de la dure-mère.

Le bord fupérieur ou demi-circulaire du coronal eft taillé en bifeau , de manière qu'à la partie moyenne la lame externe eft plus avancée que l'interne, & que fur les parties latérales la lame interne avance plus que l'externe, ce qui fait que cet os appuie fupérieurement fur les pariétaux, & qu'inférieurement il leur fert d'appui. Son bord inférieur eft fort mince , échancré au milieu pour recevoir l'os ethmoïde , & percé au même endroit de deux ouvertures étroites, placées l'une à côté de l'autre, & qui mènent à deux cavités larges & profondes qui répondent à la partie de cet os qui forme la boffe nafale , & fouvent à celles qui font la paroi fupérieure des orbites. Ces cavités fe nomment les finus frontaux. Pour le plus fouvent , elles font égales & féparées par une cloifon mitoyenne. Quelquefois on les trouve inégales , parce que la cloifon eft un peu déjetée à droite ou à gauche. Elles communiquent rarement enfemble. Quand elles s'étendent au - deffus de l'orbite , elles ont chacune une cloifon particulière qui fépare leur partie nafale de celle qui eft orbitaire. Enfin elles s'ouvrent dans les cellules les plus antérieures de l'os ethmoïde.

Il eft très-rare que les finus frontaux manquent. Fallope a dit qu'ils ne fe trouvoient pas en ceux qui ont le front écrafé. C'eft fans doute une inadvertance de fa part : car on les rencontre aifément en ces fortes de fujets , quand on a la précaution de fcier le crâne plus bas qu'à l'ordinaire ,

Cet auteur a auſſi avancé qu'il n'y en avoit pas lorſque la ſuture ſagittale partage le coronal en deux parties. Mais l'expérience fait voir le contraire; on remarque même qu'alors la ſuture diviſe la cloiſon qui ſe trouve entre eux, de ſorte que chaque portion du coronal a ſon ſinus exactement fermé. Les ſinus frontaux font partie des narines, & ſont le ſiége le plus ordinaire du coryza; il s'y forme quelquefois des inſectes. Les plaies qui les intéreſſent ſont aſſez difficiles à guérir, eu égard au paſſage continuel de l'air qui les rend fiſtuleuſes.

La ſubſtance du coronal eſt la même que celle des autres os du crâne : il eſt aſſez épais, ſur-tout à ſa partie ſupérieure & moyenne, & plus mince à ſes parties inférieures & latérales.

Dans un enfant qui vient de naître, il eſt toujours compoſé de deux parties qui ne tardent pas à s'unir par une ſuture. Cette diſpoſition ne doit point être oubliée, de peur que dans une plaie au front, qui auroit mis cette ſuture à découvert, on ne la prenne pour une fracture. Elle ſe conſerve quelquefois dans l'adulte & même juſqu'à la vieilleſſe la plus avancée. Quelques-uns ont cru que cela arrivoit plus ſouvent chez les femmes que chez les hommes, mais rien n'eſt moins conſtant. Les ſinus frontaux n'exiſtent pas dans les enfans, ils ſe développent à meſure que le coronal prend plus d'épaiſſeur & de conſiſtance. Sans doute ils ſont le réſultat d'une conformation particulière ; mais peut-être auſſi l'action de l'air qui vient à chaque inſpiration frapper ſur les parois des narines, contribue-t-elle à les développer.

La ſituation du coronal eſt telle, que ſa face convexe eſt en devant, ſa face concave en arrière, ſon bord demi-circulaire en haut, & ſes quatre

apophyfes angulaires en bas & dans un plan parallèle à l'horizon.

Il a des connexions par fon bord fupérieur avec
les deux os pariétaux, & par fon bord inférieur
avec le fphénoïde, l'ethmoïde, les os unguis, les
os maxillaires, les os propres du nez, & enfin avec
ceux de la pommette.

Ses ufages font de faire une portion du crâne &
de la face, de loger les lobes antérieurs du cerveau,
de contribuer à la formation des orbites, &c.

Des Pariétaux.

Ces os, au nombre de deux, font fitués fur
les parties latérales & fupérieures du crâne. Leur
figure eft prefque quarrée. Ils préfentent deux
faces, une externe convexe, une interne concave; quatre bords, un antérieur ou coronal, un
fupérieur ou fagittal, un poftérieur ou lambdoïde,
& un inférieur ou temporal; & quatre angles,
deux antérieurs, un fupérieur & un inférieur,
& deux poftérieurs, un fupérieur & un inférieur
auffi.

La face externe des pariétaux eft liffe. On n'y
voit qu'une ligne circulaire, fituée au-deffus de
leur bord inférieur, & un trou qui manque fouvent, & qui eft placé près de leur bord fupérieur,
& près de leur angle poftérieur & fupérieur. On
nomme ce trou, pariétal. Il laiffe paffer une petite
veine qui va fe rendre dans le finus longitudinal
fupérieur.

La face interne des pariétaux a un grand nombre d'enfoncemens qui répondent aux circonvolutions du cerveau. On y voit auffi plufieurs fciffures
qui s'élèvent de l'angle inferieur & antérieur de
ces os, & qui fe répandent au loin. Elles reçoivent

l'artère sphéno épineuse ou moyenne de la dure-mère. Il y a souvent à l'endroit d'où elles partent une gouttière profonde, & quelquefois un canal, qui rendent l'application du trépan sur cette partie fort dangereuse, par le risque où l'on est d'ouvrir, avec l'instrument propre à cette opération, l'artère qui y est contenue. La face interne des pariétaux a encore le long de leur bord supérieur une gouttière très - considérable, qui répond au sinus longitudinal supérieur de la dure-mère, & une autre plus petite vers leur angle postérieur inférieur, sous laquelle règne une portion des sinus latéraux.

On a toujours cru que les scissures & les gouttières de la face interne de ces os étoient creusées par l'action du sang que contiennent les vaisseaux qui y sont logés. On a comparé cette action à celle d'une goutte d'eau, qui, tombant d'en haut & se succédant toujours, parvient à ronger les pierres les plus dures ; mais en supposant que les battemens des artères pussent produire cet effet, comment les sinus de la dure-mère qui sont des réservoirs veineux, & dans lesquels le sang coule d'une manière lente & uniforme, y donneroient-ils lieu ? On ne peut dire que ce soit en vertu d'une pression constante & long-temps continuée ; car, si cela étoit vrai, on ne verroit pas les ouvertures pratiquées à travers les os du crâne pour le passage des veines, tels que les trous pariétaux, les mastoïdiens postérieurs, les condyloïdiens postérieurs & autres, se fermer lorsque ces os prennent de l'accroissement. D'ailleurs, comment les battemens des artères & la pression constante des veines pourroient - elles changer les gouttières & les scissures dont il s'agit, en de véritables canaux ? N'est - il pas plus vraisemblable qu'elles font formées par la gêne que les artères & les sinus de la dure - mère apportent à l'accroissement des pariétaux, à l'endroit qu'elles touchent, & à - peu - près comme les enfoncemens & les creux que l'on remarque dans les arbres qui se trouvent gênés en quelques points de leur surface, par des corps durs ? Il y a trop de ressemblance entre ces enfoncemens & ceux qui se voient au-dedans des pariétaux, pour attribuer ces derniers à des causes différentes. Tout le monde sait qu'un banc placé près d'un jeune arbre, une croix appliquée sur un autre, s'en trouvent embrassés à la longue. Or, ce n'est certainement pas la pression que les corps en question exercent sur ces arbres, qui les creusent : cette pression n'a d'autre effet que de les empêcher de croître, pendant que les parties voisines qui ne sont pas gênées dans leur accroissement, prennent peu à peu le développement dont elles sont susceptibles.

L'étendue des quatre bords des os pariétaux n'est pas la même. L'antérieur est le plus long, le supérieur vient ensuite, le postérieur après, & enfin l'inférieur, qui non - seulement est le plus petit, mais encore qui est échancré & taillé en biseau, de sorte que la lame interne avance beaucoup plus que l'externe, pendant que les trois autres bords sont dentelés. Cependant le bord antérieur est aussi taillé un peu obliquement, pour soutenir la partie moyenne du coronal par sa partie supérieure, & s'appuyer sur la partie latérale de cet os par sa partie inférieure.

Les quatre angles du pariétal n'ont rien de remarquable, si ce n'est que l'inférieur antérieur est très-alongé, & le postérieur fort mousse.

Les pariétaux sont épais à leur partie supérieure, & minces à leur partie inférieure où ils sont

couverts & protégés par les muscles crotaphites.
Ils contiennent assez de tissu celluleux ou diploïque.

Ils sont formés dans les enfans comme dans
l'adulte : la seule différence qui s'y remarque , c'est
que leur angle antérieur & supérieur est échancré
pour former une partie de la fontanelle.

Leur situation est assez facile à déterminer. Il
faut mettre leur bord le plus petit en bas , le plus
grand en devant , & tenir leur angle inférieur antérieur un peu plus élevé que l'inférieur postérieur.
Les connexions de ces os sont avec le coronal par
la partie antérieure , l'occipital par la postérieure ,
les temporaux & le sphénoïde par l'inférieure ,
& entre eux par la supérieure. Leurs usages sont
évidens.

De l'Occipital.

Cet os occupe la partie postérieure inférieure du
crâne. Sa figure approche de celle d'une losange. On
y distingue deux faces , une externe postérieure &
convexe , & une interne antérieure & concave ;
quatre bords , deux supérieurs & deux inférieurs ;
& quatre angles , un supérieur , deux latéraux &
un inférieur.

La face externe de l'occipital présente à sa
partie moyenne une bosse qu'on appelle protubérance occipitale externe , deux arcades au-dessous , l'une supérieure plus grande , l'autre inférieure plus petite , une épine qui partage la seconde
& quelquefois toutes les deux en deux parties ;
deux empreintes raboteuses entre ces arcades &
entre l'inférieure & le grand trou occipital , deux
condyles courbés sur leur longueur , approchés
l'un de l'autre en devant , & écartés en arrière ;
deux apophyses angulaires sur les côtés du grand

trou ; une apophyſe nommée baſilaire , ſur laquelle il y a pluſieurs éminences , & qui forme l'angle inférieur & antérieur de cet os. On voit auſſi ſur cette face externe deux foſſes au-devant des condyles , & deux derrière ces éminences , nommées foſſes condyloïdiennes antérieures & poſtérieures ; & cinq trous , un grand impair , appelé occipital , par où la moëlle alongée paſſe dans le canal de l'épine ; deux au-devant des condyles , pour la ſortie des nerfs grands hypogloſes , & deux en arrière , pour des veines qui , des parties externes de la tête , viennent s'ouvrir dans les ſinus latéraux.

La face interne de l'occipital eſt partagée en quatre foſſes , deux ſupérieures pour les parties poſtérieures des lobes poſtérieurs du cerveau , & deux inférieures pour ceux du cervelet , par une épine cruciale dont les quatre branches ſe réuniſſent vers un tubercule moyen & fort élevé , auquel on donne le nom de protubérance occipitale interne. Des quatre branches de cette épine , les trois ſupérieures ſont creuſées en gouttières , pour recevoir une partie du ſinus longitudinal ſupérieur & des deux ſinus latéraux. La gouttière droite eſt ordinairement plus large & plus baſſe que la gauche , ce qui montre que le ſang s'y porte en plus grande abondance , & qu'il en paſſe davantage dans la veine jugulaire interne droite , que dans la gauche. Il y a cependant des variétés , & beaucoup à cet égard. Des dix ſujets examinés par Morgagny , ſept ſeulement avoient le ſinus droit plus large , & trois avoient celui du côté gauche d'une largeur égale à la ſienne. Quelquefois le ſinus longitudinal deſcend preſque directement le long de la partie moyenne inférieure de l'occipital , juſqu'au trou déchiré , de ſorte qu'alors il n'y a pas de finus latéral droit , à proprement parler. La plus grande largeur qu'on obferve pour l'ordinaire dans ce finus , pourroit bien venir de la fituation dans laquelle on couche les enfans en bas âge, laquelle détermine le fang à fe porter avec plus d'abondance dans le finus droit , que dans le gauche. On trouve encore à la face interne de l'occipital , près les apophyfes angulaires, deux gouttières qui reçoivent la fin des finus latéraux , & une troifième qui eft creufée fur l'apophyfe bafilaire, & qui fert à loger la moëlle alongée.

Les bords fupérieurs de l'occipital font dentelés & n'offrent rien de particulier. Les bords inférieurs font dentelés auffi , & préfentent deux échancrures féparées de chaque côté par les apophyfes angulaires. Les fupérieures reçoivent l'angle lambdoïde des temporaux ; & les inférieures forment avec le bord poftérieur & inférieur du rocher , le trou que l'on nomme déchiré poftérieur , à travers lequel paffent le fang contenu dans les finus latéraux & le nerf de la huitième paire.

Des quatre angles de l'occipital , il n'y a que l'inférieur qui foit remarquable, en ce qu'il eft plus épais que les autres. C'eft par lui que cet os fe joint au fphénoïde. Il forme l'apophyfe bafilaire, comme il a été dit plus haut.

L'occipital eft pour l'ordinaire le plus épais & le plus dur de tous les os du crâne , fi on en excepte l'apophyfe pierreufe des temporaux. Son épaiffeur n'eft pourtant pas la même dans toute fon étendue; car il en a fort peu à fes parties latérales & inférieures , lefquelles fe trouvent recouvertes par beaucoup de mufcles.

Il eft compofé de quatre pièces dans le fœtus ; d'une grande qui eft fupérieure ; de deux petites & latérales qui font les côtés du grand trou occi-

pital, & qui comprennent les apophyses condyloïdes & celles qu'on nomme angulaires; & d'une
quatrième qui eſt en devant, & qui forme l'a-
pophyſe baſilaire & une petite portion des condyles. Celle-ci eſt la dernière à ſe réunir avec
les autres, & s'en trouve ſéparée juſqu'à l'âge de
cinq, ſix ou ſept ans. On trouve une lame cartilagineuſe aſſez épaiſſe entre ces diverſes portions oſſeuſes, tant qu'elles reſtent ſéparées.

Il faut que le grand trou de l'occipital ſoit dans
un plan parallèle à l'horizon, pour que cet os ſoit
dans la ſituation qui lui eſt propre.

Ses connexions ſont avec les pariétaux, les temporaux, le ſphénoïde, & avec la première vertèbre
du cou.

Il forme partie du crâne; il articule la tête avec
le tronc; il donne paſſage à la moëlle de l'épine, à
des vaiſſeaux ſanguins, à des nerfs, &c. &c.

Des Temporaux.

Ils ſont ſitués ſur les parties latérales inférieures
du crâne. Leur figure eſt très-irrégulière. On les
diviſe en deux faces, une externe convexe, & une
interne concave.

La première préſente cinq apophyſes; ſavoir,
1°. une que l'on appelle zygomatique, parce
qu'elle forme, avec une de celles de l'os de la
pommette, une arcade ſous laquelle paſſe le tendon du muſcle crotaphite ou temporal : elle s'é-
tend de derrière en devant, & paroît partager
l'os en deux parties, une ſupérieure & l'autre
inférieure; 2°. une autre qui eſt connue ſous le
nom d'apophyſe tranſverſale ou articulaire, laquelle
coupe la première à angle droit, & ſe trouve
couverte d'un cartilage pour ſon articulation avec
le condyle de la mâchoire inférieure; 3°. le rebord

offeux du conduit auditif; 4°. l'apophyfe maftoïde qui reffemble à un mamelon, & qui eft
fituée à la partie poftérieure & inférieure du temporal; & 5°. enfin celle que l'on nomme ftyloïde,
parce qu'elle a la forme d'un ftylet. Celle-ci ne
paroît pas faire partie de l'os des tempes, & ne
lui eft attachée que par une fubftance cartilagineufe, qui cependant s'offifie prefque toujours
dans les fujets qui parviennent à l'âge adulte. Elle
eft reçue dans une avance que l'on appelle le
chaton de l'apophyfe ftyloïde. Ruyfch a cru être
le premier qui ait apperçu cette difpofition; mais
il avait été prévenu par Fallope, qui en parle
d'une manière très-précife dans fes obfervations
anatomiques.

On trouve auffi à la face externe des temporaux
trois échancrures, une nommée zygomatique,
entre l'apophyfe du même nom & la face convexe
de ces os; une feconde appelée fphénoïdale, dans
laquelle s'engage une des éminences de l'os fphénoïde, & qui fe voit à leur partie antérieure; &
une troifième à la partie poftérieure, connue fous
le nom de pariétale, parce qu'elle reçoit l'angle
poftérieur & inférieur de l'os pariétal. On y voit
encore deux foffes. L'une fert à l'articulation de
ces os avec la mâchoire inférieure; elle eft peu
profonde, & par conféquent du genre de celles
que l'on nomme glénoïdes. Sa partie antérieure
eft féparée de la poftérieure par une forte de fente
appelée fiffure glénoïdale, ou fiffure articulaire
de l'os des tempes, & qui s'étend obliquement
de l'ouverture du conduit auditif externe, jufqu'à
l'apophyfe épineufe du fphénoïde. Elle eft recouverte de cartilage; pendant que la poftérieure,
qui ne fait point partie de l'articulation, ne l'eft
que de périofte, ainfi que tous les autres os. L'autre

fosse se nomme jugulaire, parce qu'elle reçoit la partie supérieure de la veine jugulaire interne. Elle est située plus inférieurement & plus en dedans que la premiere. Celle du côté droit est ordinairement plus large, parce que le sinus latéral droit qui fournit le sang à la veine jugulaire du même côté, est plus large que le gauche. La rainure mastoïdienne, creusée au-dessous de l'apophyse dont elle porte le nom, & qui sert à donner attache au corps charnu postérieur du digastrique, peut être regardée comme une troisième fosse de la face externe des temporaux.

Enfin, cette même face est percée de cinq trous. Le premier se voit au fond de l'échancrure sphénoïdale; il conduit à la trompe d'Eustache, canal osseux qui s'ouvre dans la caisse du tambour. Le second est le trou auditif externe. Le troisième est nommé stylo-mastoïdien, parce qu'il est placé entre les apophyses styloïde & mastoïde : c'est par ce trou que se termine un canal tortueux pratiqué dans l'épaisseur de l'os des tempes, & qui transmet la portion dure du nerf auditif hors du crâne. Le quatrième est celui du canal carotidien dans lequel sont reçus l'artère du même nom, & deux filets nerveux qui appartiennent au grand nerf intercostal. Le cinquième enfin porte le nom de trou mastoïdien postérieur, parce qu'il est situé derrière l'apophyse mastoïde : il laisse entrer dans le crâne, des veines qui viennent des parties latérales & postérieures de la tête, & qui vont s'ouvrir de chaque côté dans le sinus latéral.

La face interne des temporaux peut aisément se diviser en trois parties; une supérieure légèrement concave; une moyenne, qui a la forme d'une pyramide triangulaire; & une troisième plus petite & en quelque sorte anguleuse. La première se

nomme la partie écailleufe, eu égard à la reſſemblance qu'elle a avec une écaille de poiſſon ; la
feconde s'appelle le rocher ou la partie pierreuſe;
& la troiſième porte le nom d'angle lambdoïde.

La partie écailleufe des temporaux eſt légérement concave, garnie d'enfoncemens qui répondent aux circonvolutions du cerveau, & de quelques fciſſures qui reçoivent des vaiſſeaux ſanguins.
Ce qu'elle offre de plus remarquable, eſt que ſon
bord, qui eſt demi - circulaire, eſt taillé en bifeau, de forte que la lame externe avance beaucoup plus que l'interne. Il réſulte de-là, que les
temporaux appuient ſur la partie inférieure des
pariétaux. Par ce moyen, ils deviennent comme
des arc - boutans ſitués au bas du crâne, & deſtinés à empêcher que ſes parois ne s'écartent en
dehors. Les anciens ont dit que la ſuture écailleufe qui unit les temporaux aux pariétaux, n'a-
voit pour caufe que le peu d'épaiſſeur de ces os,
à l'endroit par où ils ſe joignent enſemble; mais
lorfque les autres ſutures commencent à ſe former, les os du crâne ne ſont pas plus épais que
ceux-ci, & cependant elles préſentent de véritables engrenures, ce qui montre que la ſuture écailleufe eſt entrée dans les vues de la Nature, qui
la deſtinoit à rendre les temporaux capables de
la fonction qu'on vient de leur aſſigner.

La partie pierreufe de ces os, ou le rocher,
ainſi appelé, eu égard à ſa forme & à ſa dureté,
a une bafe tournée en dehors, en arriere & en
bas; une pointe ſituée en devant, en dedans &
en haut; trois faces, une antérieure, une poſtérieure & une inférieure; & trois angles, un antérieur, un poſtérieur & un inférieur. La bafe du
rocher fait partie de la face externe des temporaux. La pointe eſt percée par l'orifice interne

du canal carotidien. La face supérieure a un trou vers sa partie moyenne, lequel sert à transmettre un filet nerveux dans l'aqueduc de Fallope. La postérieure en a un autre plus large & plus évasé, que l'on appelle le trou auditif interne. L'inférieure est tournée vers le dehors du crâne. Le bord antérieur du rocher a peu d'étendue. Le supérieur est alongé & creusé par une scissure qui reçoit un des sinus de la dure-mère, nommé sinus pierreux ; & le postérieur est échancré de manière à former, par sa réunion avec une partie de l'occipital, un trou que l'on nomme déchiré postérieur, lequel transmet le sang contenu dans les sinus latéraux & les nerfs de la huitième paire, hors du crâne. Une languette osseuse qui, pour l'ordinaire, appartient au temporal, sépare le passage du nerf qui est antérieur & le plus petit, de celui de la veine qui est postérieur & le plus grand.

L'angle lambdoïde est creusé pour former une partie des fosses postérieures & intérieures du crâne. Il a en outre une gouttiere tres-large, pratiquée à la base du rocher, où est reçue une partie du sinus latéral de chaque côté.

La structure intérieure des temporaux est un peu différente de celle des autres os du crâne. Ils sont minces, & presque sans diploé à leur partie supérieure ; fort épais & très - solides à leur partie inférieure, au milieu de laquelle se rencontrent plusieurs cavités qui servent à l'organe de l'ouïe, & qui font le conduit auditif osseux, la caisse du tambour, le labyrinthe composé du vestibule, du limaçon & des trois canaux demi-circulaires, & le conduit auditif interne.

On trouve ces os partagés dans les enfans en deux parties, l'une supérieure & l'autre inférieure. Un cercle osseux creusé intérieurement par une rai-

nure affez profonde, tient à la première. La feconde préfente beaucoup de boffelures qui répondent aux cavités dont elle eft percée. On ne
voit nul veftige de conduit auditif externe. L'a-
pophyfe maftoïde, la ftyloïde manquent en entier, &c. Le premier changement qui leur arrive,
eft que les deux parties principales qui les compofent, fe réuniffent, & que le conduit auditif
offeux fe développe en s'offifiant du centre à la
circonférence, ce qui fait que l'on trouve fouvent la
paroi de ce conduit percée dans fon milieu, lorfque
les fujets font peu avancés en âge. On voit enfuite l'apophyfe maftoïde s'élever ; après quoi,
celle que l'on nomme ftyloïde fe forme à fon tour,
& s'unit enfin au refte de l'os, lorfqu'on eft parvenu à l'âge adulte.

La fituation particulière des temporaux confifte
à avoir leur apophyfe zygomatique tournée en
devant & placée horizontalement.

Ils ont des connexions avec les os pariétaux,
l'occipital, le fphénoïde, les os de la pommette
& la mâchoire inférieure.

Leur ufage fe conçoit aifément d'après ce qui
vient d'être dit.

Du Sphénoïde.

Cet os, autrement appelé os bafilaire ou cunéiforme, eft fitué à la partie antérieure ou moyenne
de la bafe du crâne. Sa figure eft extrêmement bi-
zarre. Il a deux faces, une antérieure, inférieure
& externe, & une fupérieure & interne qui fait
partie de la cavité du crâne.

Sa face externe préfente des éminences, des
foffes, des échancrures, des trous, des fentes, des
conduits, &c. Les éminences font, 1°. deux apophyfes temporales très-éloignées l'une de l'autre ;

2°. deux apophyses orbitaires, situées entre les premières ; 3°. deux apophyses ptérigoïdes, composées chacune de deux ailes, dont l'externe plus large & plus mince, & l'interne plus étroite, plus épaisse, & terminée en bas par un crochet sur lequel se contourne le tendon d'un des muscles du voile du palais, nommé péristaphylin interne ; 4°. deux apophyses épineuses situées fort postérieurement ; 5°. une languette osseuse en devant, qui entre dans une échancrure postérieure de l'os ethmoïde ; 6°. une épine située au milieu, laquelle fait partie de la cloison des narines, & soutient le vomer ; & 7°. deux lames osseuses à la racine de l'aile interne de l'apophyse ptérigoïde, qui retiennent le vomer.

Les fosses sont deux portions de fosses temporales, de fosses orbitaires & de fosses nasales ; & deux fosses ptérigoïdiennes, dans chacune desquelles on trouve à la racine de l'aile interne de l'apophyse ptérigoïde, une petite cavité scaphoïde qui donne attache au muscle dont il vient d'être parlé. Les échancrures sont, deux échancrures temporales ; deux échancrures orbitaires qui présentent sur leur bord une rainure qui reçoit le nerf maxiliaire, & qui forment avec semblables échancrures de l'os maxiliaire, la fente sphénomaxillaire ou orbitaire inférieure ; deux échancrures ptérigoïdiennes que remplit la pointe des os du palais ; & une échancrure nasale entre les apophyses ptérigoïdes.

Les trous de la face externe du sphénoïde sont au nombre de quatre de chaque côté ; savoir, les trous optiques, les maxillaires supérieurs & inférieurs, à travers lesquels passent des nerfs de même nom ; & les trous petits ronds ou épineux, qui transmettent au-dedans du crâne l'artère sphénoépineufe, ou l'artère moyenne de la dure-mère. Les deux premiers font moins des trous que des conduits qui rampent quelque temps dans l'épaiffeur de l'os. Les fentes, une de chaque côté, fe nomment fphénoïdales ou orbitaires fupérieures. Elles font fituées obliquement. Leur extrémité inférieure eft en même temps en dedans & en. arrière : elle eft auffi fort large. La fupérieure eft en dehors & en devant : elle eft fort étroite. Ces fentes laiffent paffer la troifième paire, la quatrième, la première branche de la cinquième & la fixième paire des nerfs de la moëlle alongée, & des vaiffeaux fanguins, artères & veines. Enfin, les conduits, un de chaque côté, font pratiqués à la bafe de l'apophyfe ptérigoïde. Ils ont leur ouverture la plus large en devant. On les nomme ptérigoïdiens ou vidiens, du nom de Vidus Vidius, Médecin de François I, & Profeffeur au Collège Royal, qui les a décrits le premier.

Il ne refte plus à la face externe du fphénoïde que les ouvertures des finus creufés dans l'épaiffeur de fa partie moyenne ou de fon corps, & qui fe trouvent près la crête qui fait partie de la cloifon des narines. Elles font étroites, & fe trouvent à la partie fupérieure & poftérieure des narines. Les finus fphénoïdaux font moins grands que les frontaux. Ils font au nombre de deux, & féparés par une cloifon mitoyenne. Ils offrent beaucoup de variétés dans les différens fujets : j'en ai trouvé jufqu'à quatre féparés par trois cloifons différentes. Leur paroi antérieure paroît être formée par une lame offeufe d'une forme très-irrégulière, pointue, crochue, recourbée fur elle-même, & féparée du refte de l'os par une rainure ou fciffure qui règne tout autour, mais qui s'efface dans l'âge adulte. Cette lame eft ce qu'on nomme le cornet fphénoïdal.

sphénoïdal. M. Bertin est le premier qui l'ait fait connoître.

La face interne de l'os sphénoïde est plus régulière que sa face externe. Elle ne ressemble pas mal à une chauve-souris dont les ailes seroient étendues. On peut la diviser en partie moyenne, qui fait comme le corps de l'os, & en parties latérales qui en font les ailes. La première est creusée comme une selle à cheval, ce qui fait que l'on appelle l'enfoncement qu'elle présente, selle du turc, & fosse pituitaire, parce qu'on a cru que le corps glanduleux qui y est logé, recevoit la pituite séparée dans les ventricules du cerveau. On voit aux quatre angles de cette fosse autant d'éminences nommées clinoïdes, & distinguées en antérieures & en postérieures. Celles-ci ne font, pour l'ordinaire qu'un seul corps, qui paroît être ajouté au reste de l'os en manière d'épiphyse, & qui ne s'y joint que dans un âge avancé. Il est fort ordinaire qu'une des apophyses clinoïdes antérieures tienne à la postérieure du même côté, & qu'il descende du lieu de leur union une languette osseuse qui va se perdre sur le corps du sphénoïde.

Les apophyses clinoïdes antérieures font les parties les plus reculées de deux autres apophyses figurées comme les grandes ailes, situées à leur partie antérieure, & qu'on nomme assez mal-à-propos les petites ailes d'ingrassias. Les grandes ailes font concaves pour former les fosses moyennes du crâne, & présentent des enfoncemens irréguliers qui répondent aux circonvolutions du cerveau. On rencontre au-dedans du sphénoïde les huit trous & les deux fentes dont il a été parlé précédemment. On voit aussi sur les parties latérales & postérieures de son corps une échancrure de chaque côté, qui loge l'artère carotide interne à son entrée dans le crâne.

L'os sphénoïde a peu de substance celluleuse, ayant des cavités pratiquées dans sa partie la plus épaisse.

Cet os est composé, dans l'enfance, de trois pièces, dont l'une comprend son corps & ses petites ailes, & les deux autres forment ses grandes ailes. Il n'a point de sinus. Les parties n'en sont presque pas développées, &c.

Sa situation est telle, que les apophyses ptérigoïdes tombent perpendiculairement à l'horizon, & que les petites ailes sont tournées en devant.

Ses connexions sont avec tous les os du crâne, avec les os maxillaires, avec ceux de la pommette, ceux du palais & le vomer. Ses usages sont aussi multipliés que ses parties.

De l'Ethmoïde.

L'os ethmoïde ou cribleux est ainsi nommé, parce qu'il est percé de trous comme un crible. Il est situé à la partie inférieure & antérieure du crâne, & enchâssé dans la partie inférieure & moyenne du coronal. Sa figure n'est pas régulière. On peut dire néanmoins qu'elle approche plus de celle d'un cube ou d'un dé à jouer, que de toute autre. Il peut être divisé en six faces, une supérieure, une inférieure, une antérieure, une postérieure, & deux latérales.

L'os ethmoïde paroît composé de trois parties, une moyenne & deux latérales : la partie moyenne l'est de trois autres ; savoir, d'une lame osseuse fort étroite, assez longue, placée horizontalement de derrière en devant, percée de plusieurs trous, & que l'on appelle la lame cribleuse ; d'une éminence qui s'élève au-dessus de cette lame, & qui croît de la partie poſtérieure à l'antérieure, dont l'épaiſſeur eſt quelquefois aſſez conſidérable pour contenir un ſinus qui s'ouvre dans les narines, & à laquelle on donne le nom d'apophyſe *criſta galli*, par rapport à la comparaiſon qu'on en a faite avec une crête de coq ; & d'une cloiſon qui deſcend perpendiculairement du milieu de la lame cribleuſe, & qui forme une partie de la cloiſon des narines : c'eſt la lame perpendiculaire de l'os ethmoïde.

Les parties latérales de cet os peuvent être diviſées en deux portions contiguës l'une à l'autre. De ces deux portions, l'une eſt ſupérieure, grande & anfractueuſe ; & l'autre inférieure, plus petite & contournée comme un cornet d'oublie ; ce qui lui a fait donner le nom de cornet de l'os ethmoïde. La partie anfractueuſe contient intérieurement une aſſez grand nombre de cellules diſpoſées en manière d'entonnoir, qui vont s'ouvrir ſéparément dans les narines. Sa forme eſt alongée de devant en arrière. On y diſtingue quatre faces, une interne raboteuſe, tournée vers la cloiſon des narines ; une externe, polie, légèrement concave, qui regarde l'orbite, & que l'on a priſe autrefois pour un os particulier & que l'on nommoit os planum ; une ſupérieure, qui ſoutient en partie les celluloſités de la grande échancrure de l'os coronal qui reçoit l'os ethmoïde ; & une inférieure, qui eſt pour ainſi dire, en l'air. Elle a auſſi deux extrémités ; une antérieure plus étroite, & une poſtérieure plus large.

Le cornet de l'ethmoïde n'eſt qu'une lame oſſeuſe dont la forme eſt alongée, qui eſt recoubée ſur elle-même de dedans en dehors, & qui tient, par un de ſes bords, à la partie inférieure & latérale externe de la portion anfractueuſe du même os. Il préſente deux faces, toutes deux très-raboteuſes, une interne convexe, l'autre externe concave ; un bord ſupérieur dont il vient d'être parlé, un inférieur qui ne tient à rien, & deux extrémités, toutes deux fort pointues, l'une en devant, l'autre en arrière ; celle-ci eſt la plus alongée.

L'os ethmoïde contribue ſouvent à la formation du trou borgne ou épineux que j'ai décrit en parlant du coronal, & preſque toujours à celle des trous orbitaires internes, dont j'ai fait auſſi mention dans l'hiſtoire de cet os. Il ne contient aucune portion de ſubſtance celluleuſe, & il eſt mince & fragile dans toutes ſes parties. Santorini penſe qu'il eſt continu au vomer, & ne forme qu'une ſeule & même pièce avec lui, & que s'il en paroît diſtinct, c'eſt parce qu'il a trop peu de ſolidité pour que l'os puiſſe être conſervé dans ſon entier. Il dit auſſi avoir obſervé que la partie antérieure du cornet qu'il forme, eſt quelquefois creuſe en dedans, & qu'elle renferme une portion de membrane pituitaire qui en tapiſſe la cavité. Mais de Haller ſoupçonne que cette prétendue cavité n'eſt qu'une ſciſſure deſtinée à loger quelques vaiſſeaux ſanguins.

L'os ethmoïde eſt compoſé de trois pièces dans les enfans ; d'une moyenne entièrement cartilagineuſe, & de deux latérales déjà oſſifiées.

Sa ſituation particulière eſt telle, que l'apophyſe *criſta galli* eſt en haut & en devant, & la lame perpendiculaire en bas.

Ses connexions ſont avec le coronal, le ſphénoïde, les os maxillaires, ceux du palais, les os unguis, les os propres du nez, les cornets inférieurs & le vomer ; & ſes uſages de contribuer à la formation du crâne, à celle des narines & des orbites, de tranſmettre les nerfs olfactifs, de rendre les cavités des narines anfractueuſes, &c.

Des Os Wormiens.

Le nombre, la figure & la position de ces os n'ont rien de régulier. On les trouve en plus grand nombre dans les sujets fort jeunes, que dans ceux qui sont plus avancés en âge. Ils sont placés pour l'ordinaire le long de la suture lambdoïde qui unit l'occipital avec les os pariétaux. On en trouve aussi fréquemment dans la suture sagittale, & quelquefois dans la coronale, la sphénoïdale, & les autres. Ils paroissent plus grands au dehors qu'au dedans du crâne, parce que les sutures par lesquelles ils tiennent ensemble ou aux os voisins, s'effacent plutôt en dedans qu'en dehors. Hunauld dit pourtant avoir vu de ces os surnuméraires qui étoient plus grands vers l'intérieur du crâne qu'à l'extérieur, & qui même ne paroissoient point au dehors.

Le nom qu'on leur donne vient de celui d'Olaüs Wormius, célèbre Professeur en médecine à Copenhague, auquel on en attribue la découverte ; mais Winslow dit qu'ils avoient été remarqués auparavant par Gunterius Andernachus, Médecin de François I, puis Professeur en Médecine à Strasbourg. Quelques-uns les appellent encore les clefs du crâne, par la comparaison qu'ils en font avec les pièces qui ferment les voûtes. Ils paroissent n'avoir aucun usage déterminé, & n'être que le résultat de la manière dont procède l'ossification dans le fœtus ; car si elle commence en un grand nombre de points à la fois, chacun d'eux deviendra le centre d'autant d'os séparés les uns des autres, mais qui pourtant ne tarderont pas à s'unir ensemble, en vertu du mécanisme par lequel les sutures s'effacent dans un âge avancé.

On rencontre encore en certains sujets,

partie supérieure de l'occipital, un os triangulaire, d'une étendue assez considérable, qui, pour l'ordinaire, est séparé en deux dans sa longueur par une suture particulière. On trouve aussi, quoique plus rarement, un second os triangulaire, mais plus grand que le précédent dans l'union de la suture coronale avec la sagittale. Les Chirurgiens doivent avoir attention, dans le traitement des plaies de tête, de ne pas prendre les sutures de ces os particuliers pour des fractures.

De la Face.

La face est composée de deux mâchoires, l'une supérieure, l'autre inférieure. La supérieure est faite de l'assemblage de treize os, sans y comprendre les dents. Ces os sont les deux maxillaires, ceux de la pommette, ceux du palais, les os unguis, les os propres du nez, les cornets inférieurs & le vomer. La mâchoire inférieure n'est qu'un seul os que l'on désigne par le nom d'os de la mâchoire inférieure.

Des Os maxillaires.

Ces os forment la plus grande partie de la mâchoire supérieure. Ils sont placés l'un à côté de l'autre à la partie moyenne de la face. Leur figure est irrégulière. On peut les diviser en deux faces, une externe qui se voit sans les séparer, & une interne qu'on ne peut voir que quand ils sont écartés, & qui fait portion des narines.

La face externe des os maxillaires a plusieurs éminences ; savoir, une demi-épine inférieure & antérieure, qui, réunie avec celle de l'os opposé forme l'épine antérieure des narines ; une apophyse grêle qui monte presque perpendiculairement sur

le côté du nez , & que l'on nomme apophyse
nasale , apophyse montante ou perpendiculaire ;
un rebord osseux qui fait partie de celui de l'orbite
en devant & en bas ; une grande impression triangulaire & dentelée pour la jonction de ces os
avec ceux de la pommette , & qui porte le nom
d'apophyse malaire ; une tubérosité tournée en
arrière ; une apophyse palatine , & une arcade
alvéolaire , ainsi appelées parce que l'une fait
partie du palais , & que l'autre qui soutient les
dents , est creusée d'alvéoles pour en recevoir les
racines.

Cette même face a aussi des enfoncemens ou
fosses ; un antérieur superficiel , & nommé fosse
maxillaire : un supérieur qui fait partie de l'orbite ; un postérieur externe qui concourt à la formation de la fosse zygomatique ou temporale ; un
inférieur qui fait portion du palais.

On y voit encore des échancrures , une antérieure ou nasale , une supérieure qui reçoit l'os
unguis ; une postérieure supérieure , qui , réunie
avec pareille échancrure du sphénoïde, forme la
fente sphéno-maxillaire ou orbitaire inférieure ;
une postérieure inférieure , nommée palatine , parce
qu'elle loge la portion quarrée de l'os du palais ;
& deux autres très - petites , dont une , réunie
avec l'os du palais, produit un trou nommé palatin
postérieur , & l'autre jointe avec celle de l'os
maxillaire du côté opposé , fait le trou palatin
antérieur.

On trouve dans la fosse orbitaire de l'os maxillaire une fissure ou félure qui s'étend de derrière
en devant , & qui couvre un canal pratiqué dans
l'épaisseur de l'os , auquel on donne le nom de
canal sous-orbitaire. Ce canal a son orifice postérieur au milieu de l'échancrure sphéno-maxillaire ,

& l'antérieur à la face antérieure de l'os. Celui-ci se nomme trou orbitaire inférieur. Il tranfmet un nerf & des vaiffeaux fanguins. On voit auffi dans la foffe palatine de nombreufes afpérités, & des fillons qui s'étendent de la partie poftérieure à l'antérieure ; un qui eft plus près de l'arcade alvéolaire, l'autre qui en eft plus éloigné, & qui approche de la partie moyenne du palais, féparés l'un de l'autre par une avance offeufe très-marquée, & deftinés tous deux à loger les rameaux de la branche du nerf maxillaire fupérieur qui fe porte au palais.

La face interne des os maxillaires eft concave pour former les cavités des narines. On y obferve, le long du bord par lequel ces os fe touchent, une crête qui fe réunit avec celle du côté oppofé. Cette crête eft plus épaiffe & plus élevée en devant, plus baffe & plus mince en arrière. Sa partie épaiffe eft féparée de l'autre par un trou qui va fe rendre à celui qui a été décrit fous le nom de palatin antérieur. Les deux os maxillaires ne fe joignent pas affez exactement, pour ne pas laiffer en dedans une rainure qui reçoit le bord inférieur du vomer. On remarque vers le milieu de leur apophyfe montante, une tubérofité fuperficielle qui foutient les cornets inférieurs ; fur le bord poftérieur de cette apophyfe, une gouttière plus large en haut & en bas qu'à fa partie moyenne, qui defcend obliquement de devant en arrière, & qui loge le canal nafal ; & à la partie poftérieure une grande ouverture qui mène à une cavité fort étendue, que l'on connoît fous les noms d'antre d'Hygmore & de finus maxillaire.

Ce finus occupe prefque toute l'épaiffeur de l'os. Il s'étend jufques vers le haut de l'arcade alvéolaire, & reçoit quelquefois les extrémités des racines des dents qui y font faillie , & qui ne font recouvertes en cet endroit que d'une lame offeufe fort mince ; d'où il réfulte qu'on peut , en perçant l'alvéole des dents molaires , parvenir avec affez de facilité dans l'intérieur de ce finus. C'eft par cette voie qu'on procure une iffue aux abcès qui s'y forment ; & qu'on y porte des médicamens convenables aux différentes affections contre nature auxquelles il eft fujet.

Il y a dans l'épaiffeur des os maxillaires deux canaux qui rampent le long de la paroi externe de leur finus. L'un eft antérieur & fupérieur ; l'autre poftérieur & inférieur. Le premier vient du canal fous-orbitaire avec lequel il communique ; le fecond a fon entrée fort étroite & fort oblique au voifinage de la tubérofité maxillaire. Ils fe portent tous deux vers l'arcade alvéolaire. Leur ufage eft d'y conduire les nerfs & les vaiffeaux fanguins deftinés à la nourriture des dents. M. Bertin les a décrits comme s'ils euffent été ignorés jufqu'à lui ; cependant Fallope en avoit autrefois fait mention , & depuis cet auteur , ils ont été renouvelés par Rau & par plufieurs Anatomiftes modernes.

Les os maxillaires contiennent peu de fubftance celluleufe. Ils font difpofés dans le fœtus à-peu-près comme dans l'adulte , excepté qu'ils n'ont ni finus , ni bords alvéolaires. On y voit auffi du côté du palais une efpèce de félure , qui paroît féparer la partie qui foutient les dents incifives & les dents canines , d'avec le refte de ces os. Cette félure fe voit encore à l'âge de cinq ou fix ans ; mais elle s'efface enfuite & difparoît entièrement.

La fituation particulière des os maxillaires eft telle, que leur apophyfe palatine eft en dedans &

dans un plan parallèle à l'horizon , & que leur apohyfe montante s'élève perpendiculairement.

Leurs connexions font entre eux, avec les os du palais , les os propres du nez , les os unguis , ceux de la pommette , les cornets inférieurs , le fphénoïde , l'ethmoïde , le coronal & le vomer. Leurs ufages font multipliés.

Des Os de la Pommette.

Ils font fitués fur les parties latérales de la face , & appuyés fur l'apophyfe malaire des os maxillaires. Leur figure n'a rien de régulier ; on peut cependant les comparer à un quarré ; ce qui permet d'y diftinguer, outre les deux faces, l'une antérieure , convexe, & l'autre poftérieure concave , quatre bords, deux fupérieurs & deux inférieurs ; l'une interne & l'autre externe ; & quatre angles , un inférieur, un fupérieur , un interne & un externe.

La face convexe des os de la pommette eft raboteufe , & percée de quelques trous qui communiquent dans l'orbite pour le paffage de petits filets nerveux. Leur face concave n'a rien de remarquable. Les bords fupérieurs de ces os font fort alongés. Il part de l'interne une lame offeufe qui fe réfléchit de devant en arrière & qui fait partie de l'orbite & de la foffe zygomatique. Leurs bords inférieurs font très-courts. Leur angle fupérieur peut être appelé angulaire externe , parce qu'il s'unit avec celui du même nom qui appartient au coronal. Leur angle inférieur fe réunit avec l'interne, pour s'appliquer enfemble à l'apophyfe malaire de l'os maxillaire ; & l'externe porte le nom d'apophyfe zygomatique , parce qu'il forme une arcade avec une des éminences de la face externe du temporal.

La situation particulière des os de la pommette n'a pas besoin d'être indiquée. Leur substance est assez solide. Ils contiennent peu de tissu celluleux. Leur disposition est, à peu de chose près, la même dans le fœtus que dans l'adulte. Ils s'unissent avec l'os maxillaire, le temporal, le coronal & le sphénoïde. Leur usage est de former la partie saillante de la joue, de donner attache à des muscles, &c. &c.

Des Os du Palais.

Vidus Vidius a le premier observé, que ces os ont une figure très-irrégulière. Ils sont situés à la partie postérieure de la voûte du palais, entre les deux os maxillaires, d'où ils s'avancent jusqu'au fond de l'orbite, en montant le long des apophyses ptérigoïdes. On peut diviser chacun de ces os en quatre parties ; une inférieure antérieure qui est nommée palatine, parce qu'elle fait portion du palais ; une inférieure postérieure que l'on appelle ptérigoïdienne, parce qu'elle est reçue dans l'échancrure inférieure des apophyses ptérigoïdes ; une moyenne ou nasale qui est située le long de la partie postérieure ou externe des fosses nasales ; & une quatrième supérieure ou orbitaire, qui entre dans la composition de l'orbite.

La première a une forme à - peu - près quarrée. Elle est creuse en dessous du côté du palais, & en dessus du côté des narines. Son bord antérieur est reçu dans l'échancrure palatine de l'os maxillaire. Le postérieur est échancré. Il a intérieurement une avance qui, unie avec celle de l'os du côté opposé, forme l'épine postérieure des narines. Enfin l'interne, celui par lequel les os du palais se touchent, est assez épais du côté des narines, pour former la continuation de la crête qui fépare ces deux cavités.

La feconde portion des os du palais eft pointue & creufée en deux endroits, pour être reçue dans une des échancrures du fphénoïde & concourir à la formation des foffes ptérigoïdiennes. Elle eft féparée de la première & de la troifième par une gouttière oblique qui fert à former le conduit & le trou palatin poftérieur, dont il a été parlé dans la defcription de l'os maxillaire. Ce conduit n'eft pas unique, comme on le dit ordinairement. Il s'en trouve prefque toujours trois; un grand & large qui s'ouvre dans le palais; un moyen qui aboutit au bas de l'aile interne de l'apophyfe ptérigoïde; & un troifième plus petit, dont l'ouverture fe rencontre entre la tubérofité maxillaire & la partie inférieure de la grande aile de la même apophyfe. Ils logent des nerfs qui viennent du même tronc, mais dont la deftination eft différente.

La troifième partie de l'os du palais n'eft qu'une lame offeufe, concave en dedans, & garnie d'une crête qui foutient une partie du cornet inférieur, & convexe & raboteufe en dehors, pour s'appliquer à l'os maxillaire, & fe fouder avec lui.

La quatrième partie varie beaucoup : tantôt elle préfente cinq faces, tantôt quatre, & tantôt trois. Il y en a toujours une qui fait partie de l'orbite, & une autre qui fert à former la foffe zigomatique. Cette partie de l'os du palais eft creufe. On y trouve quelquefois antérieurement une cavité demi-fphérique; & pour lors il y en a une femblable à la partie poftérieure de l'os ethmoïde, de forte que ces deux os forment, par leur rencontre, une cavité, ou fi l'on veut une efpèce de finus qui s'ouvre dans la partie anfraç-

tueuse de l'os ethmoïde , & de - là dans le nez.
La partie supérieure de l'os du palais est toujours
séparée de la partie moyenne par une échancrure
qui , réunie avec pareille échancrure de l'os sphénoïde , forme ce qu'on appelle le trou sphéno-
palatin, par lequel les fosses zygomatiques communiquent avec les fosses nasales, & qui transmet
dans ces dernières des vaisseaux sanguins & des nerfs.

La situation particulière des os du palais est
suffisamment indiquée par ce qui vient d'être dit.
Ces os sont trop minces pour contenir de la substance celluleuse. Ils ne présentent, pour ainsi dire,
aucune différence dans les enfans , & sont unis avec
les os maxillaires, le sphénoïde, l'ethmoïde, les
cornets inférieurs & le vomer. Leur usage est de
faire partie du palais, du nez , des orbites, &c.

Des Os unguis.

Ces os sont minces & petits, situés à la partie
antérieure interne des orbites , derrière les apophyses montantes des os maxillaires, & au-devant
de l'ethmoïde. Leur figure approche de celle d'un
ongle , d'où on a tiré leur nom. Ils ont deux
faces ; une externe , concave & polie , tournée
vers l'orbite ; une interne , convexe & raboteuse
qui s'applique à l'os ethmoïde ; une extrémité
supérieure , étroite & arrondie ; une extrémité
inférieure plus large ; un bord postérieur très-
mince , & un antérieur creusé en manière de gouttière. Cette gouttière descend au-delà du niveau
du bord inférieur de l'os, pour se joindre à une
languette osseuse qui appartient aux cornets inférieurs. Elle a si peu d'épaisseur , qu'elle est percée
à jour. Elle reçoit le sac & le commencement du
canal lacrymal.

Les os unguis n'ont que la subſtance compacte. On les trouve formés dans les enfans, preſque comme dans l'adulte. Ils s'uniſſent à l'os maxillaire, à l'os ethmoïde, au coronal & aux os propres du nez. Leur ſituation eſt facile à comprendre par ce qui vient d'être dit. Leur uſage eſt d'entrer dans la compoſition de l'orbite, de ſoutenir les voies lacrymales, &c. Ces os ſont preſque toujours altérés dans la fiſtule lacrymale. Ils ſont quelquefois ſi adhérens à la partie antétieure de l'os planum, qu'on pourroit les prendre pour une portion de l'ethmoïde. Il ſe voit auſſi des ſujets dans leſquels ils manquent tout-à-fait. Alors l'os planum s'avance juſqu'à l'apophyſe montante de l'os maxillaire, où cette apophyſe, plus large qu'elle ne doit être, s'avance vers l'os planum.

Des Os propres du Nez.

Ces os forment la partie ſupérieure de la voûte du nez. Leur figure approche d'un quarré alongé. On y diſtingue deux faces, une antérieure & une poſtérieure ; deux extrémités, une ſupérieure & une inférieure ; & deux bords, un externe & un interne.

La face externe des os du nez eſt un peu convexe & aſſez unie. L'interne eſt concave & inégale. Leur partie ſupérieure eſt plus épaiſſe que l'inférieure : celle-ci ſe trouve comme découpée inégalement pour favoriſer l'attache des cartilages du nez. Leur bord externe n'a rien de particulier. Il eſt le plus long & deſcend obliquement de dedans en dehors. On le trouve dentelé. Leur bord interne eſt aſſez épais & dentelé auſſi. Il deſcend tout droit. Il réſulte de ſon union avec celui du côté oppoſé, une crête aſſez élevée qui ſe porte en arrière du côté de la cavité inférieure des narines, & qui reçoit la lame perpendiculaire de l'os ethmoïde, fur laquelle les os du nez font appuyés. Cette connexion rend raifon des accidens graves auxquels donnent quelquefois lieu des coups & des chûtes fur le nez, qui ne paroiffent pas fort confidérables. L'effet du coup paffe des os du nez à la lame perpendiculaire de l'os ethmoïde, laquelle le tranfmet à la lame cribleufe du même os; & fi celle-ci, qui eft très-mince, vient à fe rompre, il en réfulte épanchement, déchirement des nerfs olfactifs, inflammation des parties internes, &c.

Les os propres du nez font percés pour l'ordinaire d'un trou par lequel paffent de petites artères qui vont s'ouvrir dans les vaiffeaux de la membrane pituitaire. Cette difpofition connue peut expliquer la rougeur vive qu'on remarque à la racine & fur les côtés du nez chez ceux qui étant tourmentés de fiévre aiguë, doivent éprouver une crife par le faignement de nez; car, comme les vaiffeaux qui paffent par les trous en queftion, vont fe rendre dans ceux de la membrane pituitaire, ces derniers ne peuvent être engorgés jufqu'à un certain point, fans que les premiers le foient auffi. C'eft par cette rougeur, par la démangeaifon qui fe faifoit fentir au-dedans des narines, par la couleur vive & brillante des yeux, & par la crainte que le malade avoit d'être bleffé par un ferpent rouge & enflammé qu'il croyoit avoir devant lui, que Galien connut & prévit, dans une occafion importante, qu'il alloit fe faire une hémorragie par les narines. Les autres Médecins vouloient qu'on eût recours à la faignée, & lui-même avoit été de cet avis; mais un examen plus attentif l'engagea à fe rétracter, de peur que la crise n'en fût troublée. Il dit qu'on appro- chât un vaisseau pour recevoir le sang. Ses con- frères crurent pouvoir tourner sa demande en dérision ; mais le sang qui sortit en abondance de la narine droite, les couvrit bientôt de honte.

Les os du nez sont formés dans les enfans à- peu-près comme dans les adultes. Leur situation particulière consiste à avoir leur face convexe en devant & leur extrémité la plus étroite & la plus épaisse en haut. Ils s'unissent entre eux avec les os maxillaires, le coronal & l'os ethmoïde. Leurs usages sont sensibles.

Des Cornets inférieurs du Nez.

La figure de ces os approche de celle de la moitié d'une coquille de moule. Ils sont situés à la partie inférieure des fosses nasales, de manière qu'on peut y considérer deux faces, une externe concave ; & une interne convexe qui regarde la cloison du nez. Ils présentent aussi deux extré- mités pointues, l'antérieure moins alongée & plus large que la postérieure ; deux bords, un inférieur qui ne tient à rien, qui est recourbé en dehors & garni d'aspérités, & un supérieur sur lequel se voient deux apophyses, une petite antérieure, qui s'avance de bas en haut vers l'os unguis, & qui achève le canal nasal ou lacrymal, & une plus grande qui descend en se recourbant vers la face concave de ces os.

Les cornets inférieurs du nez n'ont pas de subs- tance celluleuse. Ils présentent peu de différence dans les enfans. Leur situation est facile à saisir, d'après la description qui vient d'en être donnée. Ils sont joints aux os maxillaires & aux os du palais. Leur usage est de rendre les cavités des na- rines anfractueuses. Santorini les regarde comme

des

des apophyses des os du palais , & d'autres, comme une continuation de l'os ethmoïde. On trouve quelquefois dans chaque narine, au-dessous de ces os , une lame osseuse qui leur ressemble, & qui est une production de la paroi interne du sinus maxillaire. Il y a pour lors trois cornets dans chaque narine , & celui du milieu est le plus large. On y voit souvent encore d'autres petits os qui , par leur figure , mériteroient aussi de porter le nom de cornets ; mais la situation, la grandeur & le nombre en sont indéterminés.

Du Vomer.

Le vomer fait la partie postérieure & inférieure de la cloison du nez. Sa figure approche de celle d'un quarré oblique. On y distingue deux faces , une à droite , l'autre à gauche ; & quatre bords, un supérieur qui a une rainure assez profonde destinée à recevoir une partie de la crête du sphénoïde ; un antérieur oblique , avec lequel vient s'unir la partie inférieure de la lame perpendiculaire de l'os ethmoïde , & qui offre aussi en quelques sujets une rainure fort sensible ; un inférieur mince & irrégulièrement dentelé , qui est reçu dans l'écartement qui règne le long du bord interne des os maxillaires & des os du palais ; & un postérieur oblique , un peu tranchant , qui ne touche à aucun os , & qui s'étend depuis l'extrémité des os du palais jusqu'au milieu du corps du sphénoïde.

Cet os est souvent percé d'une ouverture à sa partie moyenne, de sorte qu'il n'y a que la membrane pituitaire qui fasse la séparation des narines : quelquefois il manque en entier , & la narine gauche s'ouvre dans la droite , *& vice versâ*. Il est encore assez ordinaire de trouver le vomer incliné à droite ou à gauche indifféremment ; alors le paſſage de l'air eſt moins libre dans la narine vers laquelle il ſe porte. J'ai deux fois été conſulté par des perſonnes qui étoient en cet état, & que l'on croyait attaquées de polype. La cloiſon penchoit à gauche chez toutes les deux.

Le vomer eſt entièrement compacte & fort mince. Dans le fœtus, il eſt compoſé de deux lames qui reſtent long-temps ſéparées. Sa ſituation a été exprimée dans ce qui vient d'en être dit. Ses connexions ſont avec le ſphénoïde, l'ethmoïde, les os du palais & les os maxillaires. Il forme la plus grande partie de la cloiſon de nez. Santorini le regarde comme un prolongement de l'os eth-moïde.

Les os qui compoſent la mâchoire ſupérieure ſont unis enſemble par des ſutures ſuperficielles, & du genre de celles que l'on nomme harmoni-ques, & avec certains os du crâne, par des ſutures de même eſpèce, mais que l'on déſigne par des noms particuliers, pour les diſtinguer de celles qui uniſſent les os du crâne entre eux. On obſerve donc ſur une tête entière trois eſpèces de ſutures ; les unes appartiennent en propre aux os du crâne, les ſecondes lui ſont communes avec quelques-uns des os de la face, & les troiſièmes ſe remarquent dans la jonction de ces derniers les uns avec les autres.

Les ſutures propres ſe diviſent en vraies & en fauſſes. Les vraies ſont au nombre de trois ; la coronale, qui joint le coronal au bord antérieur des pariétaux ; la ſagittale, qui règne le long du bord ſupérieur de ces os, & qui prend ſon nom de ce qu'étant conſidérée avec la coronale, elles repréſentent une flèche montée ſur un arc ; & la lambdoïde qu'on a comparée avec la lettre Δ des

Grecs, & qui fait la connexion des bords poſtérieurs des pariétaux avec les bords ſupérieurs de l'occipital. Les ſutures fauſſes ſe nomment auſſi écailleuſes ou ſquammeuſes, eu égard à la reſſemblance qu'elles ont avec la manière dont ſe joignent les deux parties des coquilles bivalves. Il n'y en a que deux, une de chaque côté, à l'endroit où le bord inférieur du pariétal s'unit au bord ſupérieur de l'os temporal.

Les ſutures communes du crâne ſont au nombre de quatre; la ſphénoïdale & l'ethmoïdale, qui entourent de tous côtés les os dont elles empruntent le nom; la zygomatique, qui joint l'os de la pommette à l'os temporal; & la tranſverſale, qui paſſe d'une tempe à l'autre, & qui eſt commune au coronal, aux os de la pommette, aux os unguis, aux os maxillaires, & aux os propres du nez.

Le nombre des ſutures du crâne varie beaucoup. On trouve ſouvent, même dans l'adulte, le coronal partagé en deux pièces, ce qui prolonge la ſuture ſagittale juſqu'à la racine du nez. Quelques-uns ont avancé que cette ſuture alloit quelquefois juſqu'au bas de l'occipital, qui ſe trouvoit auſſi diviſé en deux pièces; mais Fallope le nie, & les Anatomiſtes modernes n'en parlent pas.

Les os wormiens rendent les ſutures d'autant plus nombreuſes, qu'ils ſont eux-mêmes en plus grand nombre. Riolan dit que Sylvius avoit, parmi les raretés anatomiques, un crâne auquel on remarquoit deux ſutures ſagittales, éloignées l'une de l'autre d'un bon travers de doigt. Le même auteur dit avoir vu auſſi deux ſutures lambdoïdes ſur une même tête. Van-Swieten en gardoit une dont la ſuture ſagittale étoit fort étroite du côté de l'occiput & du côté du front, mais dont les zigzags étoient plus marqués vers le vertex, & lui donnoient la largeur d'un pouce.

On dit que l'usage des sutures étoit non-seulement d'amortir la violence des coups auxquels le crâne se trouve exposé, mais encore d'empêcher qu'une fracture ne passe d'une de ses pièces à l'autre. On a ajouté qu'elles servoient en outre à donner passage à la transpiration des parties contenues dans le crâne. L'expérience montre assez que le premier de ces usages n'est pas vrai, & la raison détruit le second; car on ne voit pas comment le cerveau pourroit transpirer à travers les sutures qui sont très serrées, & dans la partie la plus profonde desquelles on trouve des fibres membraneuses qui unissent chaque os à son voisin de la manière la plus intime. Les sutures ne paroissent être que le résultat de la manière dont le crâne s'ossifie.

De la Mâchoire inférieure.

La mâchoire inférieure est composée dans les jeunes sujets de deux pièces qui s'unissent avec l'âge, de manière qu'il n'est plus possible de les séparer; & alors elle ne présente plus qu'un seul os, dont la figure approche de celle d'un fer à cheval. On y distingue deux faces, une externe qui est convexe, & une interne qui est concave, & qui forme une espèce d'arcade plus arrondie dans l'homme que dans les quadrupèdes, où la mâchoire fait un angle aigu dans son milieu.

On considère aussi à la mâchoire inférieure un corps & deux branches. Le corps en fait la partie antérieure, & les branches la postérieure. Le corps se trouve comme partagé dans son milieu par une ligne un peu saillante, qui marque l'endroit de l'union des deux pièces qui composent la mâchoire dans les enfans : c'est cette ligne qu'on nomme la symphyse du menton. Tout le bord supérieur se trouve garni de plusieurs cavités nommées alvéoles, dont le nombre le plus ordinaire est de seize dans les adultes, & dont les antérieures font simples, & les postérieures composées, eu égard au nombre plus ou moins grand des racines des dents molaires. Le bord inférieur, appelé la base, a deux lèvres distinguées en externe & en interne.

Les deux branches de la mâchoire inférieure se portent en arrière & en haut. Elles se terminent en bas par un angle arrondi & garni de beaucoup d'aspérités, que l'on nomme l'angle de la mâchoire inférieure ; & en haut par deux apophyses, une antérieure nommée coronoïde, & une postérieure appelée condiloïde. La première est pointue, & formée du concours de deux lignes obliques qui s'élèvent des parties latérales du corps de la mâchoire inférieure, du côté de sa face concave & de sa face convexe. Le postérieur est alongé ; il porte sur un col courbé en devant, & présente deux angles, un externe qui est antérieur, & un interne qui est postérieur. L'apophyse condyloïde est garnie de cartilage dans presque toute son étendue, pour s'articuler avec l'os des tempes ; mais ce cartilage est beaucoup plus épais à la face antérieure qu'à la postérieure.

On voit au milieu de la face interne de chacune des branches de la mâchoire inférieure, un conduit qui règne tout le long de cet os, & qui va s'ouvrir de chaque côté du menton, par un trou que l'on nomme mentonnier, eu égard à sa situation. Ce conduit reçoit une artère, une veine & un nerf qui se distribuent non - seulement aux parties de la mâchoire inférieure, mais encore aux dents qui y sont enchâssées. Il y en a souvent un autre au-dessous de son ouverture postérieure, lequel est creusé très-superficiellement sur la face interne de la branche de la mâchoire. Quelquefois à la place de ce second conduit, on trouve une scissure assez profonde. Il donne passage à une branche du nerf maxillaire inférieur, qui va au muscle mylo-hyodien & à la partie antérieure du digastrique.

La mâchoire inférieure a peu de substance diploïque, étant creusée par le conduit dont il s'agit & par les alvéoles. Indépendamment de ce qu'elle est formée de deux pieces dans le fœtus & dans les jeunes enfans, on n'y voit point de bord alvéolaire, ni ces lignes obliques qui vont former l'apophyse coronoïde, & dont il vient d'être parlé. Les condyles, quoique tendres & délicats, sont déjà ossifiés, contre ce qui arrive au plus grand nombre des autres os, dont les éminences articulaires ne sont encore que des cartilages dans le fœtus.

Cet os est articulé avec l'apophyse transverse & la partie antérieure de la cavité glénoïde de l'os des tempes, qui se trouve recouverte d'une croûte cartilagineuse. Il y a outre cela dans l'intérieur de l'articulation, un cartilage intermédiaire qui est creusé sur ses deux faces, mince dans son milieu & fort épais à sa circonférence. Ce cartilage est attaché à la face interne du ligament capsulaire de l'articulation ; mais il paroît lié plus étroitement à la mâchoire inférieure dont il suit les mouvemens, qu'à l'os des tempes. Deux ligamens placés aux côtés de cette articulation, l'affermissent & en règlent les mouvemens. On les nomme ligamens latéraux. L'un est externe

& l'autre interne. Le premier descend de la partie de l'os des tempes où l'apophyse zygomatique & la transversale se réunissent l'une à l'autre, jusqu'au-dessous de l'angle externe du condyle de la mâchoire, de devant en arrière. Le second descend dans la même direction de l'apophyse épineuse du sphénoïde, jusqu'au-dessous de l'angle interne du même condyle ; de sorte que ces deux ligamens se tendent lorsque les condyles se portent en arrière, & se relâchent au contraire lorsque les condyles se portent en devant. Ils sont tous deux appliqués sur le ligament capsulaire, lequel tient d'une part à la circonférence de l'apophyse transversale de l'os des tempes, & de l'autre au col du condyle de la mâchoire inférieure, qu'il embrasse circulairement. On voit encore au voisinage de l'articulation dont il s'agit, un troisième ligament, qui peut-être a le même usage que le ligament latéral interne, & qui peut-être n'a que celui de protéger & de défendre les vaisseaux sanguins & les nerfs qui se portent au-dedans de la mâchoire. Il est fixé supérieurement au bord interne de la portion articulaire de la cavité glénoïde de l'os des tempes, au-devant de la racine de l'apophyse styloïde, descend en s'élargissant entre les deux muscles ptérigoïdiens, & va s'attacher au-dessous de l'ouverture postérieure du canal pratiqué dans l'épaisseur de la mâchoire.

L'articulation de la mâchoire inférieure avec l'os des tempes tient du ginglyme & de l'arthrodie ; ce qui a donné lieu à Winslow de la nommer amphy-diarthrose. C'est au moyen de cette articulation, que la mâchoire peut non-seulement être abaissée & relevée, mais aussi portée en devant, en arrière & sur les côtés, ce qui permet aux dents antérieures de fe rencontrer tantôt à la manière des tenailles, tantôt à la manière des cifeaux. Les mouvemens par lefquels la mâchoire inférieure s'abaiffe ou fe relève, ne fe paffent pas fur le condyle. Ils ont pour axe une ligne qui pafferoit tranfverfalement entre la partie moyenne & fupérieure des branches de cet os. Ainfi, lorfque la mâchoire defcend, les condyles fe portent en devant & les angles reculent en arrière, *& vice verfâ* ; ce dont il eft facile de s'affurer en faifant faire ces mouvemens à une perfonne maigre, & en les faifant foi-même, pendant qu'on appuie le pouce fur l'un des angles de la mâchoire, & un des autres doigts fur le condyle du même côté. Cette explication rend raifon du déplacement qui arrive à la mâchoire inférieure lorfqu'elle s'éloigne trop de la fupérieure : car, comme les condyles fe portent naturellement en devant, fi le mouvement d'abaiffement fe fait avec force, ils peuvent s'engager au-devant des apophyfes tranfverfales, & rendre le retour de la mâchoire inférieure à fa pofition ordinaire impoffible, à moins qu'on ne la remette par quelqu'un des procédés que l'art prefcrit.

Le mouvement par lequel la mâchoire inférieure eft portée en devant & en arrière, eft un mouvement de totalité, qui s'exécute de la manière dont tout le monde le conçoit. Il n'a rien de particulier, fi ce n'eft que le mouvement en arrière eft extrêmement borné, par rapport à la tenfion qui arrive aux ligamens latéraux, lorfqu'il a lieu.

On a cru que celui par lequel la mâchoire inférieure eft mue fur les côtés, étoit auffi un mouvement de totalité, & que quand la mâchoire fe porte à droite, le condyle droit fort de la cavité qui le contient, pendant que le condyle gauche s'enfonce dans la sienne ; mais, ni la position des ligamens latéraux, ni la structure des bords de la cavité glénoïde de l'os des tempes, ne le peuvent permettre. D'ailleurs, en faisant exercer ces mouvemens, ou en les exerçant soi-même, on voit bien qu'ils ne s'exécutent pas ainsi. On trouve au contraire que, dans ce cas, le condyle droit reste immobile, pendant que le gauche décrit autour de lui un mouvement de derrière en devant, tout semblable à celui que la branche mobile d'un compas décrit autour de celle qui est fixe. On sent bien que si le mouvement est de droite à gauche, c'est le condyle gauche qui reste fixe, pendant que le condyle droit marche de derrière en devant.

Les trois mouvemens simples de la mâchoire inférieure peuvent se combiner de diverses manières, que les bornes de cet ouvrage ne nous permettent pas d'exposer, mais qu'il est facile de comprendre, d'après ce qui vient d'être dit. La situation & les usages de cet os se présentent d'eux-mêmes.

Des Dents.

Les dents sont les os les plus durs & les plus blancs du squelette. Leur nombre ordinaire est de trente-deux, seize à chaque mâchoire ; quelquefois cependant on n'en rencontre que vingt-huit, & même que vingt-quatre ; mais alors celles qui manquent se trouvent cachées profondément dans l'épaisseur des mâchoires, & l'on s'apperçoit aisément que si elles y sont demeurées, ce n'est que parce qu'elles n'ont pas eu assez de force pour écarter le bord alvéolaire, & pour percer le tissu des gencives.

On dit aussi qu'il s'est trouvé des sujets qui

n'avoient à chaque mâchoire qu'un seul os qui tenoit lieu des seize dents qu'on y voit ordinairement. Pyrrhus, roi d'Epyre, & un des fils de Prusias, roi de Bithynie, étoient dans ce cas, si l'on en croit Plutarque & Valère-Maxime. Bernard Gengha rapporte qu'il a trouvé, au milieu d'un monceau d'os conservés dans l'hôpital du Saint-Esprit à Rome, un crâne sans mâchoire inférieure, auquel il n'y avoit que trois dents, une qui tenoit lieu des quatre dents incisives & des deux canines, & les deux autres qui tenoient lieu de cinq dents molaires de chaque côté. Eustache dit aussi qu'il a vu sur un de ses concitoyens assez avancé en âge, trois ou quatre dents molaires unies ensemble par une matière dure & presque poreuse, de sorte qu'il n'y avoit aucune marque de séparation, & qu'elles sembloient ne faire qu'un seul os. J'ai eu occasion de faire la même observation sur une jeune fille de province, âgée de quinze à seize ans, qui étoit scorbutique, & dont toutes les dents étoient enfermées sous une croûte pierreuse qui les unissoit, & qui, repoussant le tissu des gencives en haut & en bas, les lui avoit presque entièrement déchaussées. Je conseillai de faire ôter au plutôt ce tartre par un Dentiste, si on vouloit prévenir la chûte totale des dents & parvenir à faire dégorger les gencives qui étoient très-malades : ce procédé a réussi. Si ceux dont on raconte qu'ils n'avoient qu'une seule dent, étoient dans le même cas, on voit qu'ils ne sortoient pas de la classe ordinaire, & qu'ils n'avoient pas moins de dents que les autres.

Le nombre des dents se trouve quelquefois augmenté, mais cela n'arrive pour l'ordinaire que lorsqu'il est resté quelques dents de lait, qui ont forcé les dents secondaires à se porter vers le

dedans des mâchoires. Les perſonnes ainſi conſti-
tuées paroiſſent avoir deux rangées de dents , quoiqu'il n'y en ait que deux ou quatre de ſurnuméraires. Columbus , Anatomiſte aſſez judicieux,
a écrit qu'un de ſes enfans avoit juſqu'à trois rangées de dents. Il ſe peut faire que quelques-unes
ſe portent au dedans de l'arcade alvéolaire , ſans
que le nombre en ſoit plus grand qu'il n'a coutume d'être. J'ai quelquefois vu cette diſpoſition
ſur des perſonnes dont la mâchoire avoit peu
d'étendue ; & j'ai obſervé que , dans ce cas ,
c'étoient les dents canines qui ſe déplaçoient , &
qui ſe logeoient derrière les dents inciſives & les
premières molaires. Ces ſortes d'aberrations ſont
beaucoup moins extraordinaires que celles dont
parle Albinus dans ſes Annotations académiques.
Il rapporte qu'il a trouvé une dent implantée dans
la partie de l'os maxillaire qui s'unit avec l'os du
palais ; mais elle ne faiſoit aucune ſaillie au dedans
de la bouche , & c'eſt le pur haſard qui la lui a
fait rencontrer. J'ai vu un particulier qui avoit
deux dents du genre des canines , placées au même
endroit , leſquelles preſſant le milieu de la langue ,
l'incommodoient beaucoup. Un exemple plus ſin-
gulier encore d'aberration des dents , c'eſt celui
que le même Albinus nous a conſervé. Deux dents ,
d'une longueur & d'une groſſeur conſidérables ,
étoient cachées dans l'épaiſſeur de l'apophyſe montante des os maxillaires. Leur corps étoit en haut
& leur racine en bas. Leur convexité étoit tournée en arrière & leur concavité en devant ; elles
étoient du genre des canines , & celles qui étoient
implantées ſur le bord de la mâchoire étoient fort
petites ; de ſorte qu'il y a lieu de croire que les
dents ſurnuméraires étoient celles qui auroient dû
remplacer les canines de lait qui n'étoient point

tombées. Elles formoient une tumeur fenfible vers les joues & dans le nez. Ceux qui ont connu le fujet de cette obfervation, ne fe font pas doutés de la nature de ces tumeurs. Si ces dents étoient devenues douloureufes, on n'auroit jamais imaginé ce qui auroit donné lieu au mal : tant il eft vrai qu'il y a des maladies dont on ne peut deviner la caufe.

Les dents fe divifent en incifives, en canines & en molaires. Les incifives font placées fur le devant des mâchoires ; leur nombre eft de huit, quatre à chacune. Les canines & les molaires font fur les côtés ; les premières au nombre de quatre, deux à celle d'en haut, autant à celle d'en bas ; & les molaires au nombre de vingt, dix à chaque mâchoire. Elles font toutes compofées d'un corps diverfement figuré dans chaque claffe de dents, & d'une ou plufieurs racines, entre lefquelles fe trouve une ligne un peu enfoncée, & que l'on nomme le collet des dents. A la mâchoire fupérieure elles ont leurs corps en bas & leurs racines en haut, & à l'inférieure les corps font en haut & les racines en bas. Les dents incifives tirent leur nom de leur ufage, qui eft d'incifer ou de trancher. Celles de la mâchoire fupérieure font beaucoup plus larges que celles de l'inférieure, & répondent ainfi aux dimenfions de cette mâchoire qui a plus d'étendue que l'inférieure, & qui avance ordinairement plus qu'elle. Lorfque le contraire arrive, le menton fait une faillie défagréable. Peut-être feroit-il poffible de corriger cette efpèce de difformité en arrachant de chaque côté, & de bonne heure, une des dents molaires, pour que les autres puiffent fe rapprocher, & qu'il fe faffe un raccourciffement de la mâchoire inférieure. Les dents incifives mitoyennes d'en haut

& celles d'en bas, ont plus de largeur que celles qui font fur les côtés.

La forme du corps de ces dents approche de celle d'un coin. On y diftingue deux faces, une antérieure convexe, une poftérieure concave, triangulaires & difpofées de manière que la bafe du triangle qu'elles repréfentent, répond à la partie tranchante ; & deux latérales, triangulaires auffi, mais dont la bafe regarde le collet. Leur racine eft longue, de figure conique, & applatie fur les côtés.

Les dents canines, ainfi nommées par rapport à leur reffemblance avec celles des chiens, font auffi appelées angulaires, parce qu'elles répondent aux angles des lèvres. Celles de la mâchire fupérieure portent encore le nom d'œillères, eu égard à la longueur de leur racine qui monte quelquefois très-haut dans l'épaiffeur de l'os maxillaire, & jufqu'au voifinage du bord inférieur de l'orbite : elles font plus épaiffes que les incifives. Leur corps eft arrondi près de leur racine, & terminé par une efpèce de pyramide triangulaire, dont la face antérieure eft la plus longue. Leur racine reffemble beaucoup à celle des dents incifives : elle eft feulement plus longue & plus épaiffe.

Les dents molaires font propres à moudre & à broyer, ce qui leur fait donner le nom qu'elles portent. Elles peuvent être divifées en trois claffes ; favoir, en petites molaires, ce font les deux premières de chaque côté ; en groffes molaires, ce font les deux qui fuivent ; & enfin en dents tardives ou dents de fageffe, deux à chaque mâchoire, une de chaque côté, lefquelles font ainfi appelées, parce qu'elles ne fortent des gencives qu'à un âge affez avancé. Leur corps repréfente un quarré arrondi par les angles. Il est sur-monté à son sommet par des pointes ou élévations, dont le nombre varie suivant les classes auxquelles ces dents appartiennent, & qui se trouvent sépa-rées par autant d'enfoncemens ou de cavités, de sorte que les pointes de celles de la mâchoire supérieure répondent aux enfoncemens de celles de la mâchoire inférieure, *& vice versâ* : cette dispo-sition leur donne assez l'apparence d'une couronne ; aussi se sert-on du terme de couronne pour exprimer le corps des dents molaires. Les racines de ces dents ont la même forme & à-peu-près les mêmes dimensions que celles des incisives & des canines ; mais les grosses molaires & les dents tardives en ont plusieurs.

Les petites molaires n'ont que deux pointes & deux cavités à leur sommet. Elles n'ont aussi qu'une racine très-épaisse & très-longue, applatie sur les côtés comme les autres, & le long de laquelle on voit latéralement un sillon assez étendu, comme si elles étoient chacune composées de deux parties réunies ensemble. Le côté par lequel le corps de ces dents regarde le dedans des mâchoires, est beaucoup plus étroit que celui qui est tourné vers leur convexité. Celles qui suivent ont quatre & quelquefois cinq pointes, & autant de cavités à leur sommet. Le nombre de leurs racines varie depuis deux jusqu'à cinq. Ces racines s'écartent ordinairement depuis leur base qui répond au collet des dents, jusqu'à leur pointe ; quelquefois cependant, après avoir été quelque temps écar-tées, elles se rapprochent par leurs extrémités. Il est par conséquent impossible de les tirer de leurs alvéoles qui sont moulées sur elles, & dont le tissu spongieux s'introduit dans leurs interstices, sans en briser les parois ; mais cette brisure n'est d'aucune conséquence. Le corps des dents tardives a moins de volume que celui des grosses molaires : il porte moins de pointes, & il est creusé de moins de cavités : on remarque aussi que le nombre des racines est moins grand.

Toutes les dents sont composées de deux sortes de substance ; l'une intérieure qui en fait la plus grande partie, & qui, quoique différente de celle des autres os, en approche cependant beaucoup ; l'autre extérieure dont l'épaisseur est peu considérable, qui encroûte leur corps, & qui s'étend légèrement sur le commencement de leurs racines. Cette dernière est ce qu'on appelle l'émail des dents. Elle a effectivement la blancheur, le brillant, le poli & la dureté de l'émail : l'organisation n'en est pas connue. De la Hire a dit autrefois qu'elle étoit formée de fibres qui tomboient perpendiculairement sur le corps des dents. Si on brise quelqu'un de ces os, & qu'on en examine l'émail à travers la cassure, on reconnoîtra aisément les fibres dont il s'agit : au lieu d'être perpendiculaires, elles paroissent convergentes vers la racine des dents. On voit aussi que cette substance n'a guère qu'une ligne d'épaisseur sur leur corps, & qu'elle s'amincit du côté qui regarde leurs racines. Mais comment accorder l'apparence fibreuse qui s'y remarque, avec la manière dont elle se forme ? Elle ne croît pas peu à peu, comme les autres parties du corps, & n'a pas pour principe une autre substance organisée. Ce n'est d'abord qu'un suc glutineux qui s'épaissit par degrés, & qui prend enfin la consistance que nous lui connoissons.

Les dents renferment intérieurement une cavité qui s'étend depuis leur racine jusqu'à leur corps, où elle devient plus large. Cette cavité est simple dans les incifives & dans les canines, double dans les petites molaires, & triple, quadruple, & quelquefois quintuple dans les autres. Elle eft tapiffée intérieurement d'une membrane garnie de vaiffeaux fanguins & de nerfs, qui s'y introduifent par une ouverture pratiquée à l'extrémité des racines de chaque dent, & qui y portent la nourriture & la vie. Plus cette cavité eft ample, moins la fubftance offeufe des dents a d'épaiffeur, & *vice verfá*. C'eft fans doute la raifon pour laquelle on voit des caries peu profondes caufer des douleurs fort vives, pendant qu'en d'autres fujets cette maladie attaque les dents à une grande profondeur, fans que l'on en foit incommodé. Cette diverfité de fenfibilité pourroit encore venir de ce que les ouvertures qui fe voient aux racines des dents fe confervent dans les uns & fe ferment dans les autres, & fur-tout dans un âge un peu avancé, de forte que les nerfs dentaires font totalement coupés, & n'ont plus de continuité avec le tronc duquel ils tirent leur origine.

Les alvéoles où les racines des dents font reçues, ont précifément la même forme qu'elles, & paroiffent moulées deffus. Cette difpofition donne à l'articulation de ces os toute la fermeté dont elle eft fufceptible, parce que les efforts qu'ils fupportent fe communiquent à tous les points de la furface des alvéoles. Il en réfulte auffi un autre avantage, en ce que leurs racines ne pouvant fe porter plus avant qu'elles ne le font dans ces cavités, les vaiffeaux qui les pénètrent ne font expofés à aucune léfion de leur part.

Les enfans n'apportent point ordinairement de dents en naiffant, ou plutôt ces os, qui ne font que commencer à fe former, font encore cachés dans l'épaiffeur de la mâchoire. Ils y font

logés

logés dans des cavités aſſez ſpacieuſes, & contenus dans des follicules qui tiennent au fond de
ces cavités par des vaiſſeaux ſanguins & par des
nerfs. Les dents n'ont point alors de racines, &
leur corps repréſente une eſpèce de godet, dont
la forme varie ſuivant leur eſpèce, & qui eſt remplie par une ſubſtance molle, glutineuſe & en
quelque ſorte tranſparente. Cette ſubſtance s'endurcit peu à peu, & produit les différentes couches
dont les racines doivent être compoſées. A meſure que les dents croiſſent, ſa quantité diminue ;
& lorſqu'elles ſont entièrement développées, elle
ſe réduit preſque à rien. Cependant il en reſte
toujours un peu qui tient à la dernière extrémité
des racines des dents, & qui ne s'efface preſque
amais.

Quelque temps après la naiſſance, les dents
ſortent ſucceſſivement de l'une & de l'autre mâchoire. Leur éruption commence plutôt dans les
uns & plus tard dans les autres. Il eſt rare que les
premières paroiſſent avant l'âge de ſept à huit
mois, ou après celui de douze ou quatorze. Ce
ſont les inciſives moyennes d'en bas qui ſe mon-
trent les premières, & le plus ſouvent à quinze
jours ou trois ſemaines de diſtance. Enſuite viennent les inciſives mitoyennes d'en haut, puis les
latérales d'en bas, puis celles d'en haut. Les canines d'en bas ſuccèdent à ces dernières ; elles
ſont ſuivies de celles d'en haut, & enfin des deux
premières dents molaires, qui ſe joignent, de
chaque côté & à chaque mâchoire, à celles dont
il vient d'être parlé. Ce travail n'eſt ordinairement fini que lorſque les enfans ont deux ans &
plus. On dit alors qu'ils ont toutes leurs dents,
parce qu'il ne doit pas en paroître d'autres juſqu'à
quatre ans & demi, qu'il vient quatre autres

Tome I.   F molaires. Celles-ci font beaucoup plus groffes que celles qui les ont précedées, & doivent refter pendant toute la vie.

La première dentition caufe ordinairement des maladies très-graves aux enfans ; ils font prefque tous attaqués de fiévre, de devoiement & de mouvemens convulfifs, que l'on attribue au tiraillement & au déchirement qui arrive aux gencives lorfque les dents font effort pour fortir de leurs alvéoles, mais qui me paroiffent avoir une caufe tout-à-fait différente. Les dents ne croiffent pas à la manière des autres os ; le godet qu'elles forment au moment de la naiffance, s'alonge peu-à-peu par des couches qui en rempliffent la cavité, & qui repréfentent autant de godets femblables, mais plus petits, & dont le bord tranchant eft aigu. Leurs racines deviennent plus longues, & l'effort qu'elles font pour croître les portant à foulever, d'une part, le tiffu des gencives qui s'oppofe à leur fortie, & de l'autre, à s'enfoncer dans leurs alvéoles, dont les parcis font écartées & ne les embraffent pas encore, elles bleffent les nerfs dentaires dont les troncs paffent au fond de leur cavité. Le but que l'on doit fe propofer alors, doit être de relâcher les gencives, dont la réfiftance augmente la preffion que les racines des dents exercent fur le fond de leurs alvéoles, & de procurer une forte d'infenfibilité ou de ftupeur aux nerfs, au moyen des anti-fpafmodiques & des calmans.

Lorfque les enfans font parvenus à l'âge de fept ans, les vingt-quatre dents qui ont paru les premières, & que l'on nomme dents de lait, parce qu'elles ne fubfiftent que pendant les premières années de la vie, tombent les unes après les autres, à-peu-près dans l'ordre fuivant lequel elles

font forties des mâchoires. Ce font par conséquent les incifives mitoyennes d'en bas qui commencent, enfuite celles d'en haut; puis les latérales
d'en bas, puis celles d'en haut, après quoi les
canines & les molaires de l'une & l'autre mâchoire
fe détachent à leur tour. Elles font remplacées
à mefure par d'autres dents beaucoup plus groffes.
A huit ou neuf ans on voit paroître les quatre
dernières groffes molaires. La dentition eft alors
achevée, & il ne vient plus d'autres dents jufqu'à
l'âge de vingt-fix, vingt-huit, trente ans, & quelquefois beaucoup plus tard, que les dents tardives
ou de fageffe fortent à leur tour.

On a cru anciennement que les dents qui doivent réparer les dents de lait, venoient de la racine de celles-ci. Cette opinion a paffé dans les
écrits de quelques auteurs, parmi lefquels il y en
a qui ont penfé qu'en arrachant les premières
dents aux enfans, pour faire place aux fecondes,
il falloit les tirer tranfverfalement, pour les féparer
de leurs racines. Voici ce qui peut avoir donné
lieu à cette erreur. Lorfque le renouvellement des
dents eft prêt à fe faire, les dents de lait commencent à s'ébranler; elles vacillent de plus en
plus, elles paroiffent fans racine, ou du moins
elles n'en ont que très-peu. Cependant, avant
qu'elles fe préparaffent à tomber, elles en avoient
une continue à leur corps, d'une groffeur & d'une
folidité affez confidérables. On ne peut croire que
cette racine ait été rompue lors de l'arrachement
des dents; car elles tiennent fi peu, qu'on ne fait
que les féparer des gencives. D'ailleurs on en trouve
d'autant moins, que les dents ont vacillé plus
long-temps.

Albinus a eu occafion d'obferver avec exactitude
ce qui fe paffa, à cet égard, fur une petite fille

à qui il étoit survenu deux secondes dents incisives à la mâchoire inférieure, une de chaque côté,
près des dents de lait qu'elles devoient remplacer,
dont une ne vacilloit point du tout, & l'autre
fort peu. Celle - ci ayant été arrachée en droite
ligne, & avec assez de facilité, laissa voir une racine rongée postérieurement jusqu'à son collet,
mais entière à sa partie antérieure. L'autre dent
qui n'avoit pas vacillé, arrachée aussi en ligne
droite, avoit une racine entière, mais un peu
rongée sur le côté, sans que l'érosion pénétrât jusques dans sa cavité. Ce fait prouve que les dents
de lait ont une racine bien formée, mais que cette
racine s'use peu-à-peu lorsqu'elles doivent tomber;
ce qui est sans doute la raison pour laquelle on les
voit s'ébranler si fort. Mais quelle peut être la
cause qui détruit les racines des dents de lait? Est-ce
la compression que celles qui doivent leur succé-
der, exercent sur elles? Il est bien vrai qu'elles
paroissent rongées du côté par lequel les secondes
dents les touchent. Les racines des incisives le
font à leur partie postérieure; celles des canines le
font également en arrière, mais en même temps
d'une manière plus transversale, de sorte que
l'angle qui en résulte est moins alongé en bec de flûte;
celles des molaires le font du côté du dedans. Cependant, pourquoi cette dent incisive dont je viens
de parler, d'après Albinus, n'étoit-elle rongée que
sur le côté, lieu vers lequel elle n'avoit éprouvé aucune espèce de pression? D'ailleurs, comment le
contact de deux corps également durs, en dé-
truiroit-il constamment un des deux? Il y a là-des-
sous quelque chose d'inconnu.

On trouve dans l'épaisseur des mâchoires du
fœtus le germe des secondes dents, ainsi que
celui des dents de lait. La seule différence qui se

remarque entre ces deux efpèces de dents, c'eft que les fecondes, celles qui ne doivent paroître qu'à l'âge de fept ans, font moins formées, de forte que les dents de lait peuvent être regardées comme précoces, & les fecondes comme tardives. Les unes & les autres font peu féparées alors, parce que l'os de la mâchoire n'eft pas entièrement formé. Dans la fuite on trouve entre elles une cloifon offeufe qui s'endurcit de jour en jour.

Cependant leurs alvéoles, quoique diftinctes, font également profondes. Quelque temps après la naiffance cette difpofition change. Enfin, elle devient tout-à-fait différente, lorfque les premières dents font toutes forties de l'une & de l'autre mâchoire.

Les fecondes dents ne diffèrent pas feulement des premières ou des dents de lait, par le lieu qu'elles occupent dans la mâchoire, elles en diffèrent encore beaucoup par leur nombre, leur grandeur, leur figure & leur défaut de racines. Le nombre des dents de lait eft de vingt; favoir, huit incifives, quatre canines & huit molaires, au lieu que les fecondes dents font ordinairement au nombre de vingt - quatre, & quelquefois de vingt - huit. Parmi celles - ci, les incifives & les canines font plus grandes, & les molaires plus petites que les dents de lait auxquelles elles répondent. Les molaires ont auffi une forme différente, en ce qu'elles ont moins de pointes à leur fommet, & moins de racines. Il ne faut cependant pas entendre ceci, comme fi les racines des dents fecondaires étoient entièrement formées. On n'en voit encore que le rudiment, parce que l'offification commence, ainfi qu'aux premières, par leur corps, c'eft-à-dire, par la partie qui eft recouverte d'émail, laquelle forme une efpèce de godet fort

mince & fort petit d'abord, mais qui prend ensuite un accroissement considérable. Ce godet est
unique aux dents incisives & aux canines; mais
aux molaires on en voit autant qu'elles doivent
avoir de pointes à leur sommet. Ils s'unissent bientôt
en grandissant, & n'en forment plus qu'un, qui dégénère ensuite en autant de racines distinctes que la
dent doit en avoir.

Quoiqu'il semble, par ce qui a été dit, que les
secondes dents ne pussent plus être remplacées,
cependant il y a quelques personnes en qui elles
se reproduisent, sans doute parce que le nombre
des germes renfermés dans l'épaisseur des mâchoires, est plus grand qu'à l'ordinaire. Diemer-
broeck dit qu'il lui en poussa une du genre des
canines, à l'âge de 56 ans, à la place d'une qu'il
avoit perdue il y avoit quelques années. Il raconte
aussi l'histoire d'un homme à qui il revint une des
petites molaires, à plus de quarante ans. On trouve
plusieurs exemples semblables dans les auteurs:
mais il ne faut pas croire ce qu'ils disent, qu'on a
quelquefois vu toutes les dents se reproduire sur
des vieillards qui les avoient déjà perdues depuis
long - temps. Le changement qui arrive au bord
alvéolaire après la chûte des dents, rend le fait
absolument impossible : les cavités qu'il présente
s'effacent par le rapprochement de leurs parois :
il s'affaisse, & prend beaucoup de solidité. Sans
doute que l'endurcissement calleux qui survient
aux gencives, est une suite de la résistance que
ce bord leur oppose, tandis qu'elles sont pressées
par les alimens que l'on s'efforce de mâcher. Avec
le temps, cet endurcissement les rend propres à
la mastication, & l'on ne s'apperçoit plus de la
privation des dents que par la lenteur avec laquelle on mange, par l'affoiblissement de la voix,

& par l'espèce de difformité qui résulte du rapprochement des deux mâchoires.

Les usages des dents son évidens. Elles servent principalement à la mastication, & contribuent en même temps beaucoup à l'ornement du visage & de la bouche, & à l'articulation des sons. Les personnes qui sont sans dents, parlent d'une manière désagréable & qui les fatigue, parce que les efforts qu'elles font pour bien prononcer, exigent des expirations fortes & long-temps soutenues. Aussi celles à qui les dents tombent presque toutes à la fois, sont-elles long-temps sans pouvoir se faire entendre, & souffrent-elles beaucoup dans les premiers temps.

De l'Os Hyoïde.

L'os hyoïde étant souvent attaché à l'os des tempes par un ligament qui, de l'extrémité de l'apophyse styloïde, se porte à celle de ses petites cornes, & n'ayant aucune connexion avec les autres parties du squelette, sa description doit trouver place parmi celle des os de la tête.

Il est situé transversalement à la partie supérieure antérieure du cou, entre la base de la langue & la partie supérieure du larynx. Sa figure approche de celle de l'arc de la mâchoire inférieure, ou, si l'on veut, de la lettre *upsilon* des Grecs, ce qui lui a fait donner le nom qu'il porte, & celui d'hypsiloïde, sous lequel on le désigne quelquefois. On peut le diviser en corps & en branches que l'on appelle aussi ses grandes cornes, pour les distinguer de deux appendices ou tubercules qui se rencontrent à l'endroit où ses branches se joignent avec son corps, & qui sont regardées comme de petites cornes.

Le corps de l'os hyoïde en est la partie moyenne & la plus large. Il présente une face convexe

antérieure & un peu supérieure, pleine d'aspérités qui répondent à l'insertion de quelques-uns
des muscles de la langue, de la mâchoire inférieure & du larynx qui viennent s'y fixer, aussi
bien qu'à celle des muscles qui lui sont propres ;
une face postérieure concave & assez mince, &
deux bords, un supérieur légèrement échancré,
& un inférieur un peu convexe, lesquels n'ont
rien de remarquable. Ses grandes cornes sont applaties sur leur longueur, plus épaisses à leur
jonction avec son corps, qu'à leur extrémité opposée, où elles forment une petite tête arrondie.
Une de leurs faces est supérieure & externe, l'autre
inférieure & interne. Elles ont aussi un bord supérieur un peu concave, & un bord inférieur
légèrement convexe. Un ligament d'un peu plus
d'un pouce de longueur, fixé à la tête qui les
termine en arrière, descend vers l'extrémité des
cornes supérieures du cartilage thyroïde auxquelles
il s'attache. Les petites cornes ne sont pour l'ordinaire que des grains cartilagineux ou osseux,
qui tiennent à la face supérieure de l'os, précisément à l'endroit de la jonction du corps & des
grandes cornes. Elles sont tournées en haut, en
arrière & en dehors ; quelquefois elles sont faites de
plusieurs grains semblables, disposés à-peu-près
comme ceux d'un chapelet.

L'os hyoïde contient peu de substance celluleuse. Il est à peine formé dans le fœtus. On n'y distingue que sa base & ses grandes cornes qui sont
presque entièrement cartilagineuses. Les petites cornes se développent quelques années après la naissance. Elles sont long-temps cartilagineuses, & se
soudent fort tard au reste de l'os. La situation
de cet os est telle que sa base est en devant &
ses grandes cornes en arrière, appuyées sur la

-partie antérieure des vertèbres du cou ; ainsi il ne peut se mouvoir de devant en arrière, à moins que ses muscles ne l'aient entraîné en devant. Son usage est de donner attache à divers muscles, & sur-tout à ceux de la langue, ce qui l'a fait appeler par quelques-uns os de la langue, *os linguale*.

Des Eminences & des Cavités internes & externes de la Tête.

Quoique la plupart de ces éminences & de ces cavités aient été décrites, il ne sera pas inutile de les rassembler ici sous un point de vue général, soit pour faciliter l'intelligence de ceux qui commencent, soit pour ajouter à ce qui a été dit, les remarques qui n'ont pas été faites précédemment. Les éminences externes, tant simples que composées, sont les deux bosses frontales, la bosse nasale, le bord des orbites, la saillie formée par les os propres du nez, l'épine antérieure des narines ; l'arcade demi-circulaire qui donne attache au muscle crotaphyte ou temporal, les arcades zygomatiques, les apophyses transversales des os des tempes, l'épine postérieure des narines, les apophyses ptérigoïdes avec les crochets qui les terminent, les apophyses épineuses, styloïdes, mastoïdes, condyloïdes, les avances qui se voient sur la partie basilaire de l'occipital, le bord de son grand trou, les arcades, l'épine, la bosse occipitale externe, &c. &c.

Les cavités externes sont les fosses orbitaires, les fosses nasales, les fosses palatines, les fosses ptérigoïdiennes, les fosses zygomatiques, les fosses glénoïdes, les fosses jugulaires, les fosses condyloïdiennes antérieures & postérieures, les rainures mastoïdiennes, &c.

Les fosses orbitaires sont situées à la partie supérieure de la face. Elles ont la forme d'un entonnoir dont l'ouverture ſerait en devant, & le fond en arrière. Cette ouverture eſt dans un plan oblique, lequel avance du côté du nez, & recule du côté de la tempe. Leurs parois externe, ſupérieure & inférieure, s'écartent de derrière en devant ; mais l'interne marche ſans s'écarter, & reſte parallèle à celle de l'autre orbite. Elles ont pour axe une ligne oblique qui ſe porte de derrière & de dedans, en devant & en dehors. Sept os entrent dans leur compoſition, le coronal qui en fait la partie ſupérieure, l'os du palais & les maxillaires qui ſe trouvent à leur partie inférieure, le premier en arrière & le ſecond en devant ; le ſphénoïde & l'os de la pommette qui ſont à leur partie externe, le premier en arrière & le ſecond en devant auſſi ; & enfin l'ethmoïde & l'os unguis, tous deux à leur partie interne, celui-ci vers leur ouverture antérieure, & l'autre vers leur fond. On y voit deux enfoncemens particuliers, l'un ſur l'apophyſe angulaire interne de l'os coronal, pour l'attache de la poulie cartilagineuſe du muſcle grand oblique de l'œil, l'autre ſous l'angle externe du même os, pour loger la glande lacrymale. Il y a auſſi pluſieurs trous, le ſphénoïde en arrière, les orbitaires internes en dedans, l'un antérieur, l'autre poſtérieur, l'orbitaire ſupérieur, l'inférieur, & l'externe qui ſe trouvent ſur les bords de ces cavités, & deux fentes, une orbitaire ſupérieure ou ſphénoïdale, parce qu'elle appartient à l'os ſphénoïde, & l'autre orbitaire inférieure, orbitaire externe ou ſphéno-maxillaire, laquelle eſt faite par la rencontre de l'os ſphénoïde & du maxillaire. Enfin on y remarque l'embouchure d'un canal qui reçoit le ſac & le canal lacrymal, & que l'os unguis &

l'apophyse montante ou perpendiculaire de l'os maxillaire, forment en commun.

L'ouverture des fosses nasales se trouve à la partie moyenne de la face. On la nomme antérieure, pour la distinguer de celle qui est en arrière, vers la base du crâne. Ces fosses sont l'une auprès de l'autre, & ne sont séparées que par une cloison interrompue en devant, d'une étendue assez considérable, & qui est faite par l'espèce de crête qui s'élève de la face postérieure du bord interne des os propres du nez, par la lame perpendiculaire de l'os ethmoïde, par le vomer & par la crête qui naît supérieurement du bord interne des os maxillaires & des os du palais. Leur forme est irrégulière. On peut y distinguer un plancher, une voûte & deux parois, une interne & l'autre externe. Le plancher est fait par la face supérieure de la portion palatine des os maxillaires, & par celle des os du palais. Il représente une gouttière qui s'étend horizontalement de devant en arrière : c'est la seule partie des fosses nasales qui soit libre dans l'état frais, & le long de laquelle on puisse porter les instrumens nécessaires, soit pour attaquer un polype qui a crû dans les narines, soit pour extraire des corps étrangers de dedans ces cavités, soit enfin pour conduire dans l'arrière-bouche, en plusieurs cas, des alimens liquides & des médicamens convenables, comme on a cru pouvoir le faire, lorsqu'il est impossible d'ouvrir la bouche.

La voûte des fosses nasales est faite par les os propres du nez en devant, par l'ethmoïde au milieu, & par le sphénoïde en arrière. Elle est élevée à sa partie moyenne, & surbaissée à ses deux extrémités. La paroi interne de ces cavités n'a rien de particulier; elle est faite par la cloison qui les sépare. Enfin l'externe est anfractueuse, ce qui vient du cornet de l'os ethmoïde, & de celui qu'on nomme le cornet inférieur du nez, qui y sont suspendus, &, pour ainsi dire, en l'air. L'os maxillaire, la portion nasale de celui du palais, la portion anfractueuse de l'os ethmoïde & le sphénoïde, servent à la former.

Il y a plusieurs trous dans les fosses nasales. Supérieurement on rencontre ceux dont la lame cribleuse est percée. En arrière & en dehors, on en trouve un qui appartient au sphénoïde & à l'os du palais, & que l'on nomme sphéno-palatin. Ce trou communique avec la partie la plus reculée & la plus profonde de la fosse zygomatique ou temporale. Ceux qui terminent les conduits lacrymaux sont placés au-dessous des cornets inférieurs ; & ceux qui mènent au conduit palatin antérieur, sont inférieurement & antérieurement tout près de la cloison des narines. Outre cela, les fosses nasales communiquent avec les sinus creusés dans l'os frontal, dans le sphénoïde & dans les os maxillaires ; ces sinus font même partie des narines internes. L'ouverture des premiers répond à la partie supérieure de ces cavités, vers les cellules antérieures de l'os ethmoïde. Celle des seconds se trouve en arrière vis-à-vis l'extrémité postérieure du cornet supérieur des narines. Enfin celle du sinus maxillaire, est située de chaque côté entre le cornet supérieur & l'inférieur.

La fosse palatine est une. Les os maxillaires & ceux du palais sont les seuls qui entrent dans sa composition. Elle présente quelques aspérités. On y voit aussi trois trous, un antérieur derrière l'intervalle des dents incisives mitoyennes, & deux postérieurs près les dernières dents : ce sont les trous palatins antérieur & postérieurs. Ces

derniers en ont d'autres plus petits dans leur voisinage, lesquels aboutissent aussi à des conduits palatins, & servent à transmettre des nerfs.

Les fosses ptérigoïdiennes sont très-petites. Elles
sont faites par le sphénoïde, & par la partie
ptérigoïdienne de l'os du palais. On n'y voit rien
de particulier que l'enfoncement qui se trouve à
la base de l'aile interne de l'apophyse ptérigoïde,
& qui donne attache au muscle péristaphylin interne.

Celles que l'on nomme zygomatiques ou temporales sont fort étendues. Elles occupent les parties latérales & inférieures du crâne. Plusieurs os
concourent à les former ; savoir, le maxillaire,
celui du palais, l'os de la pommette, le sphénoïde,
le coronal, le pariétal, & enfin le temporal. C'est
dans ces fosses que s'ouvrent les fentes orbitaires
inférieures ou sphéno-maxillaires, & les trous sphéno-
palatins. On y voit aussi l'ouverture postérieure des
canaux sous-orbitaires, & l'ouverture supérieure des
canaux palatins postérieurs.

Derrière les fosses temporales sont celles que
l'on nomme glénoïdes, parce qu'elles sont superficielles, & qu'elles servent à l'articulation de l'os
des tempes avec la mâchoire inférieure. Il n'y a
cependant que leur partie antérieure avec laquelle
les condyles de la mâchoire viennent s'articuler, &
qui soit couverte de cartilage. La partie postérieure
est remplie de graisse. Ces deux parties sont séparées
l'une de l'autre par une fissure, fêlure ou fente que
l'on nomme glénoïdale, & qui est entre-ouverte
pour le passage du nerf qui a formé la corde du
tambour, & pour celui du tendon du muscle antérieur du marteau.

Les fosses jugulaires qui viennent ensuite, se

trouvent entre les apophyfes ftyloïdes & condyloïdes. Celle du côté droit eft ordinairement plus large que celle du côté gauche. Quant à celles que l'on nomme condyloïdiennes & aux rainures maftoidiennes, elles ne méritent pas que l'on y revienne.

Les trous, fentes & conduits de la partie externe du crâne viennent prefque tous d'être rappelés à l'occafion de fes foffes, tant fimples que compofées, dans lefquelles ils s'ouvrent. Cependant il y en a encore quelques-uns dont je n'ai pas fait mention : tels font les trous maxillaires inférieurs ; les trous épineux ou petits ronds du fphénoïde ; les trous déchirés antérieurs, formés par ces os, par le temporal & par l'apophyfe bafilaire de l'occipital, l'ouverture des canaux carotidiens, celle des trompes d'Euftache, celle des conduits auditifs externes ; les trous ftylo-maftoïdiens, & les maftoïdiens poftérieurs des temporaux ; les trous déchirés poftérieurs, à la formation defquels ces mêmes os concourent avec l'occipital ; le grand trou, dont le dernier eft percé ; ceux que l'on nomme condyloïdiens antérieurs & poftérieurs qui lui appartiennent auffi ; enfin les trous pariétaux, ainfi appelés, parce qu'ils font pratiqués fur le bord poftérieur & près de l'angle poftérieur des os qui portent ce nom.

Les éminences internes du crâne font, l'apophyfe *crifta galli* ; l'épine coronale interne ; l'épine cruciale de l'occipital avec le tubercule auquel fes quatre branches viennent aboutir ; les rochers dont la bafe eft en arrière, en dehors & en bas, le fommet en devant, en dedans & en haut, & dont deux faces feulement, une antérieure & fupérieure, & l'autre poftérieure fe voient au-dedans du crâne ; les quatre apophyses clynoïdes, deux antérieures & deux postérieures ; & enfin les deux petites ailes du sphénoïde, attribuées à Ingrassias.

Ses cavités sont des fosses & des gouttières ou canaux de peu de profondeur, & qui logent les différens sinus de la dure-mère. Les fosses sont au nombre de huit, deux antérieures, deux moyennes & quatre postérieures, deux supérieures & deux inférieures. Les premières appartiennent au coronal, à l'angle inférieur & antérieur des pariétaux, & aux petites ailes du sphénoïde. Elles sont séparées par l'épine coronale interne & par l'apophyse *crista galli*. On y voit au-devant de cette apophyse le trou borgne ou épineux, & sur les cotés, ceux de la lame cribleuse de l'os ethmoïde. Les lobes antérieurs du cerveau y sont contenus.

Les fosses moyennes sont faites principalement par les grandes ailes du sphénoïde, avec lesquelles concourent encore la partie inférieure des pariétaux, la partie écailleuse des temporaux, & la face supérieure du rocher. C'est dans ces fosses que se trouvent les fentes orbitaires supérieures ou sphénoïdales, les trous maxillaires supérieurs, les maxillaires inférieurs, les petits ronds, les trous déchirés antérieurs, & le trou anonyme de la face antérieure & supérieure des rochers. Ces fosses logent une partie des lobes postérieurs du cerveau.

Celles que l'on nomme postérieures supérieures, font creusées dans la partie supérieure de l'occipital, & s'étendent jusqu'au-dedans de la partie postérieure des pariétaux. Les parties postérieures des lobes postérieurs du cerveau y sont reçues. Ces fosses ont, comme la précédente, divers enfoncemens qui répondent aux circonvolutions du cerveau, & des fciffures qui logent les artères de la dure-mère. Enfin les poftérieures inférieures appartiennent à l'occipital & aux temporaux, qui y contribuent par la face poftérieure des rochers, & par leur angle lambdoïde. On y voit les trous auditifs internes, les trous déchirés poftérieurs, & les trous condyloïdiens antérieurs. Le grand trou occipital les fépare, pour ainfi dire, l'un de l'autre. Elles font remplies par les lobes du cervelet.

On peut ajouter à ces foffes celle qui fe voit fur le corps du fphénoïde, & qui fe nomme la felle du turc, ou la foffe pituitaire & la felle à cheval; & l'excavation de l'apophyfe bafilaire de l'occipital, l'une pour la glande pituitaire, & l'autre pour la moëlle alongée.

Les gouttières que l'on trouve à la face interne du crâne, appartiennent au finus longitudinal fupérieur de la dure - mère, & à fes deux grands finus latéraux. La première eft fort étendue. Elle commence à la partie inférieure du coronal, près de l'apophyfe *crifta galli*, monte de bas en haut le long de la partie moyenne de cet os, & devenant de plus en plus large, elle règne enfuite au-dedans du bord fupérieur des pariétaux & de la partie moyenne & fupérieure de l'occipital, au tubercule duquel elle fe termine; ainfi, après s'être portée de bas en haut, elle marche de devant en arrière, & redefcend de haut en bas. Quand les trous pariétaux fe rencontrent, ils s'ouvrent dans fa partie moyenne & poftérieure. Les deux autres gouttières font creufées fur les parties latérales de l'épine occipitale interne, puis au - dedans de l'angle inférieur & poftérieur des pariétaux. Elles s'étendent enfuite fur l'angle lambdoïde des temporaux à la bafe du rocher, reviennent fur l'occipital, entre les

apophyfes

apophyfes épineufes & le grand trou dont cet os eft percé, & finiffent enfin aux trous déchirés poftérieurs. Il eft inutile de rappeler que celle du côté droit eft ordinairement plus large, & fituée plus bas que l'autre; mais la marche de ces gouttières mérite d'être examinée. Après être defcendues jufqu'au bas de l'angle lambdoïde des temporaux, elles fe portent de bas en haut pour aller gagner les trous déchirés. Par conféquent le fang qu'elles contiennent doit remonter contre fon propre poids, avant d'arriver à la veine jugulaire interne. Cette difpofition en retarde le cours, & rend la circulation moins prompte dans toutes les parties du cerveau. Lorfque la tête, au lieu d'être dans la fituation qui lui eft naturelle, vient à fe renverfer en arrière, comme cela arrive dans les perfonnes qui font couchées à la renverfe, la direction des gouttières dont il s'agit, devient de plus en plus contraire au cours du fang, parce qu'il eft obligé de remonter plus long-temps. Ce n'eft donc pas toujours une fituation favorable que de coucher fur le dos ceux qui tombent en foibleffe, & ceux qui éprouvent des vertiges violens, parce que le fang fe raffemble en trop grande quantité dans les vaiffeaux de la tête. Car, outre qu'il en fort plus difficilement, il y arrive auffi avec plus de promptitude par les artères carotides & vertébrables, dont la fituation droite, quand on eft debout, diminue beaucoup l'impétuofité avec laquelle il eft pouffé dans ces vaiffeaux par le cœur. Les trous maftoïdiens poftérieurs & condyloïdiens antérieurs, s'ouvrent dans les gouttières, deftinées à loger les finus latéraux.

Du Tronc du Squelette.

Le tronc du squelette comprend l'épine, le bassin & le thorax.

De l'Epine.

L'épine est une rangée d'os qui s'étend le long de la partie postérieure & moyenne du tronc, depuis l'occipital jusqu'au bas du bassin. On lui donne aussi le nom de colonne du dos, parce qu'elle ressemble assez bien à une colonne formée de deux pyramides adossées par leurs bases, arrondie & régulière en devant, & pleine d'aspérités en arrière. Vue dans ces deux sens, elle paroît droite ; mais quand on la regarde de côté, on s'apperçoit qu'elle a plusieurs courbures, & qu'elle est percée à jour dans toute sa longueur, par des trous qui la traversent de droite à gauche. Les os qui la composent sont au nombre de vingt-six. On les nomme vertèbres, *à vertendo*, parce que l'épine est comme l'essieu sur lequel le tronc se meut. Les vertèbres se divisent en vraies & en fausses. Ces dernières, qui ne sont que deux, portent les noms particuliers d'os sacrum & de coccix.

Des vraies Vertèbres.

Les vraies vertèbres peuvent se ranger sous trois classes ; celles du cou ou cervicales, celles du dos ou dorsales, & celles des lombes ou lombaires. Il y a sept vertèbres cervicales, douze dorsales & cinq lombaires. Elles sont toutes formées à-peu-près de la même manière. On y distingue un corps qui est en devant, & une portion annulaire qui est en arrière. Le corps représente une portion de cylindre, applatie en-dessus

& en-deſſous, & plus mince à ſa partie moyenne qu'à ſes deux bords. Les faces en ſont ſurmontées d'une lame oſſeuſe de peu d'épaiſſeur, large de deux lignes, laquelle répond à leurs bords, & paroît comme une pièce de rapport qui y a été ajoutée après coup. C'eſt ce qu'on nomme les épiphyſes des vertèbres. La portion annulaire de ces os eſt ſéparée de leur corps par un trou dont les dimenſions varient dans leurs différentes claſſes. Ces trous placés les uns au-deſſus des autres, forment un long canal qui deſcend juſqu'au bas des l'os ſacrum, & dans lequel la moëlle de l'épine eſt reçue. Sept apophyſes s'élèvent de la portion annulaire des vertèbres. L'une d'elles eſt en arrière & au milieu. On la nomme épineuſe, relativement à ſa figure; & c'eſt la ſuite de toutes ces apophyſes qui a fait donner à la rangée des vertèbres le nom ſous lequel on la déſigne ordinairement. Deux autres ſituées en travers & ſur les côtés, ſont appelées apophyſes tranſverſes, & les quatre dernières, deux ſupérieures & deux inférieures, anciennement appelées apophyſes obliques, ont été nommées avec plus de raiſon apophyſes articulaires, parce qu'elles ſervent à l'articulation particulière des vertèbres. On voit auſſi ſur ces os quatre échancrures entre leur corps & leur portion annulaire; deux ſuperieures moins profondes, & deux inférieures qui le ſont davantage. Ces échancrures répondant les unes aux autres, forment les trous dont la colonne vertébrale eſt percée, & par leſquels ſortent les nerfs que la moëlle épinière produit.

Les vertèbres contiennent intérieurement les deux ſubſtances qui ſe trouvent dans tous les os de leur eſpèce. Celle qui eſt compacte en forme l'extérieur, & celle qui eſt celluleuſe en fait l'intérieur. Leur épaisseur & leur densité varient dans les différentes parties des vertèbres, étant moins grandes à leurs corps qui se soutiennent par des surfaces très-larges & qui sont exposés à peu de mouvemens, & plus considérables à leurs portions annulaires qui ne se touchent que par des faces peu étendues, & qui se meuvent d'une manière beaucoup plus sensible.

Les corps des vertèbres sont unis par des cartilages que l'on nomme intervertébraux, & dont l'épaisseur est plus grande aux lombes & à la partie inférieure du dos, qu'à sa partie supérieure & au cou. Ces cartilages ont une texture qui leur est propre, & qui ne ressemble en rien à celle des autres cartilages répandus dans la machine animale. Ils sont composés d'une assez grande quantité de lames concentriques placées de champ. Les plus extérieures sont fibreuses, épaisses, & séparées par de grands intervalles. Celles qui suivent deviennent plus minces, & s'approchent de plus en plus. Elles prennent aussi une mollesse qui permet à peine d'en distinguer l'organisation, de sorte qu'on ne peut déterminer si la partie centrale des cartilages dont il s'agit est faite de lames semblables, ou si elle n'est formée que d'une substance purement muqueuse. Une humeur approchant de la synovie les abreuve, & en entretient la souplesse. Ils doivent effectivement prêter en différens sens, pour donner à l'épine la mobilité que nous lui connoissons. Aussi, lorsqu'on la fléchit en-devant ou sur les côtés, on lui voit former un bourrelet saillant, qui regarde la partie vers laquelle on l'incline.

Il y a déjà long-temps que Bernard Gengha, Anatomiste Italien, a remarqué que l'exsiccation dont les cartilages vertébraux sont susceptibles dans un âge avancé, contribue, avec la courbure de l'épine, à la diminution de grandeur qui arrive aux vieillards. Outre cette exsiccation, ils font fujets à un affaiffement momentané qui réfulte de la pefanteur du corps, & de celle des fardeaux dont il peut être chargé, & qui produit dans tous les hommes une diminution fenfible de grandeur, du matin au foir. Ce phénomène, obfervé d'abord en Angleterre, a été confirmé en France. On a vu, à n'en pouvoir douter, que le même homme eft fouvent plus grand de quatre à cinq lignes le matin que le foir; & après avoir cherché ce qui pouvoit donner lieu à cette différence, on a trouvé qu'elle devoit dépendre de l'aiffaiffement des cartilages intervertébraux, lefquels reviennent à leur état lorfqu'on eft couché pendant quelque temps. La graiffe qui fe trouve fous la plante du pied, & qui lui donne une forme arrondie quand on eft refté dans l'inaction, pendant qu'elle en prend une plate quand on eft refté long-temps debout ou que l'on a beaucoup marché, peut auffi contribuer à cet effet.

La jonction des vertèbres fe trouve affermie par des ligamens très-forts & affez multipliés. Un des plus remarquables eft celui qui les embraffe entièrement depuis le haut jufqu'en bas. Il commence au-devant du corps de la feconde vertèbre du cou, & defcend enfuite fur toutes les autres, en s'élargiffant beaucoup. Ses fibres ont une direction longitudinale. Celles du milieu ont plus de force & d'épaiffeur que celles qui font fur les côtés. Elles font fortifiées par d'autres, qui, naiffant de quelques-unes des vertèbres fupérieures, fe portent à celles qui font au-deffous, & s'y terminent. Elles le font auffi par des fibres plus courtes, très-obliques, couchées derrière elles,

G 3

& qui ne vont que d'une vertebre à celle qui la suit. Lorsque ce grand ligament est arrivé à la dernière vertèbre des lombes, il s'étend sur la partie antérieure de l'os sacrum, où il s'amincit & disparoît enfin entièrement.

La partie du corps des vertèbres qui regarde le canal de l'épine, est couverte d'un ligament presque semblable, qui les unit les unes aux autres. Il commence aussi à la seconde vertèbre du cou ; & après avoir envoyé un prolongement assez considérable, qui passe derrière le ligament transversal de la première, & qui va s'attacher à la partie antérieure du grand trou occipital, il descend le long de toutes celles qui suivent, jusqu'à l'os sacrum inclusivement. Ses fibres n'occupent guère que le milieu du corps des vertèbres. Celles qui s'étendent sur leurs parties latérales sont très-minces, &, pour ainsi dire, purement membraneuses. Il n'est attaché qu'à leurs bords supérieur & inférieur, & laisse vis-à-vis la partie moyenne de leur hauteur, un intervalle qui est occupé par une espèce de sinus transversal, lequel communique avec d'autres sinus situés longitudinalement sur les côtés de la partie postérieure de toutes les vertèbres.

On trouve, entre les portions annulaires de ces os, une substance membraneuse & ligamenteuse assez forte, qui passe de l'une à l'autre, & qui paroît formée par le feuillet antérieur & le feuillet postérieur du périoste dont elles sont couvertes. Cette substance ferme le canal de l'épine, & retient en même temps les vertèbres dont elle fortifie l'union. Il y en a une assez semblable, qui passe des apophyses épineuses & transverses à celles qui sont voisines, & qui donne naissance à des ligamens que l'on nomme inter-épineux &

inter-transversaires. Enfin les jointures qui unissent les apophyses obliques les unes aux autres, sont entourées par une espèce de ligament orbiculaire, dont les fibres sont fortes & très - nombreuses.

Il y a aussi au-dedans de ces jointures des cartilages lisses & polis qui entourent les facettes articulaires, comme dans toutes celles qui permettent du mouvement. On a dit que les articulations des vertèbres étoient de la nature du ginglyme ; mais dans les autres ginglymes les os appuient les uns sur les autres, soit en vertu de la construction qui leur est particulière, soit en vertu de l'action des muscles qui les unissent. D'ailleurs, le centre du mouvement est toujours dans l'articulation même, au lieu que les apophyses articulaires des vertèbres sont disposées à glisser sans s'entre - pousser, & que même elles s'écartent quelquefois ; à quoi l'on peut ajouter que le centre du mouvement est au milieu du corps des vertèbres. L'espèce de jointure qui les unit doit être mise au nombre des diarthroses planiformes. Celle que présente le corps des vertèbres, est manifestement une amphi-arthrose, ou une artilation mixte, laquelle permet de légers mouvemens, quoiqu'elle paroisse ne devoir en permettre aucun.

Dans les enfans qui viennent de naître, les vertèbres sont composées de trois pièces, une qui en forme le corps, & deux postérieures & latérales qui forment la portion annulaire. Ces pièces sont unies ensemble par des cartilages, d'où il suit que les apophyses épineuses manquent en entier ; c'est pourquoi, lorsqu'une sérosité surabondante vient à se porter dans l'intérieur du sac membraneux qui renferme la moëlle de l'épine, cette férofité s'accumule aifément vers la région des lombes où fa pente l'entraîne , & où elle trouve peu de réfiftance à furmonter. Elle produit en cet endroit une tumeur , dont le volume varie depuis celui d'une noix jufqu'à celui d'un gros œuf de canne & au-delà , tranfparente , indolente , accompagnée de fluctuation , & au milieu de laquelle on fent l'épine du dos comme partagée en deux : c'eft ce qu'on appelle *fpina bifida* , maladie mortelle. En effet , ou la peau fe perce d'elle - même à la longue , ou l'on y fait une ouverture ; & le malade périt promptement dans l'un & l'autre cas. On a fouvent trouvé l'épine entreouverte en devant comme en arriere , parce que le corps des vertèbres étoit , pour ainfi dire , rongé. Quelquefois cependant il n'y avoit qu'un trou qui répondoit à la jonction de deux vertèbres. Il eft étonnant que le *fpina bifida* n'ait point été connu avant Tulpius , qui en a donné une excellente defcription dans fes obfervations médicales. Ce Médecin avoit commencé par être Chirurgien , & finit par être homme d'Etat , car il mourut avec la qualité de Bourgmeftre en 1675. Quelques-uns difent que Théophile Bonnet, a parlé auffi du *fpina bifida* dans fon *Sepulcretum anatomicum* , l'un des meilleurs ouvrages de médecine & d'anatomie qui aient paru le fiècle dernier.

Quelques années après la naiffance, les progrès de l'offification joignent enfemble le corps & les parties latérales & poftérieures des vertèbres ; mais celles-ci reftent long-temps défunies, & ne fe foudent que fort tard. Le cartilage qui s'étend de l'une à l'autre , s'offifie dans fa partie moyenne, à l'endroit où doit être l'apophyfe épineufe , laquelle n'eft par conféquent qu'une épiphyfe dans

les premiers temps. Les apophyses transverses, après
être restées long-temps cartilagineuses, s'ossifient
aussi séparément, & forment de même des épiphyses : elles appartiennent aux portions latérales
des vertèbres.

Lorsqu'on est parvenu à l'âge adulte, toutes
les parties qui composoient ces os se trouvent
unies ensemble, & ils se présentent sous l'aspect
que nous leur connoissons. Il ne leur arrive plus
de changement que dans la vieillesse, temps auquel toutes les parties se dessèchent & s'endurcissent, & où celles dont la consistance est solide,
tendent à s'ossifier. On les voit alors s'unir les
unes aux autres par l'endurcissement de leurs cartilages intervertébraux, & former des portions de
colonnes plus ou moins longues, suivant qu'il
y en a un plus grand nombre dont les cartilages
se sont ossifiés. On lit dans le Journal des Savans
pour l'année 1693, la description d'un squelette
dont l'os ilion, le sacrum, les cinq vertèbres des
lombes, dix de celles du dos, & les côtes cor-
respondantes étoient ankylosés entre eux, de
sorte qu'ils ne formoient ensemble qu'un seul os.
Poupart trouva les neuf vertèbres inférieures du
dos unies, en un particulier âgé de cent ans. Il
s'étoit fait en outre, sur le derrière de cette
masse, des végétations qui la rendoient fort irrégulière. Biolan a vu un soldat dont les deux premières vertèbres du cou étoient ankylosées, &
qui pourtant ne laissoit pas de mouvoir le cou
avec facilité. Enfin Hunauld conservoit dans son
cabinet une pièce qui depuis est passée dans celui
du Roi, & dont on trouve la description dans
le troisième volume de l'Histoire Naturelle, dans
laquelle la première vertèbre étoit soudée avec
l'occipital. Ce qu'il y a de singulier, c'est que

l'ouverture de cette vertèbre ne répond pas au trou de l'occipital, de forte que la moëlle de l'épine a dû être fort comprimée à fa partie fupérieure. On conçoit avec peine comment le fujet en qui l'on a rencontré cette difpofition, a pu furvivre à l'accident qui a déplacé la première vertèbre; car les léfions qui arrivent au haut de la moëlle de l'épine, font très-fâcheufes, & font périr fur le champ, pour peu qu'elles foient confidérables. Perfonne n'ignore que l'on tue des animaux très-vivaces, en leur tirant la tête & la queue en fens contraire, ce qui produit la diflocation des vertèbres fupérieures. On a vu mourir fubitement des enfans par une caufe à-peu-près femblable, lorfqu'étant fufpendus en l'air par les deux mains appliquées l'une fur la nuque & l'autre fous le menton, ils faifoient effort pour fe dégager & pour fortir d'une fituation auffi contrainte. Il eft vraifemblable que les gens qui périffent par le fupplice de la corde, perdent la vie de cette manière. Leur mort eft trop prompte pour qu'on puiffe la regarder comme un effet de la ftrangulation. Mais dans tous ces cas, la compreffion qu'éprouve la moëlle de l'épine eft forte & fubite. Elle n'arrive pas par degrés, au lieu qu'il eft poffible que la tête de la perfonne à qui ont appartenu les os dont il s'agit, fe foit contournée peu à peu.

Ce qu'il y a de certain, c'eft que la moëlle de l'épine s'accoutume affez aifément aux dérangemens que le rachitis caufe dans la colonne vertébrale, pendant que ceux qui arrivent fubitement, même à la partie inférieure de cette colonne, caufent les accidens les plus fâcheux. Hippocrate a remarqué qu'ils étoient fuivis de la paralyfie des jambes, des cuiffes, & de celle de l'inteftin rectum &

de la veffie, de forte que les malades ne peuvent rendre leurs excrémens ni leurs urines. Il a vu auffi que ces malades périffoient affez promptement par la gangrène que le défaut de vie, joint à la preffion du corps, qui fe fait particulièrement fentir à la région de l'os facrum, fait naître en cette partie. L'expérience le confirme tous les jours. Cependant il eft poffible que par un concours de circonftances fingulières & très-difficiles à déterminer, on furvive quelques temps à une bleffure confidérable de la moëlle de l'épine. On lit dans l'Hiftoire de l'Académie royale des Sciences pour l'année 1743, qu'un foldat bleffé d'un coup d'épée à la partie inférieure du dos, en fut fi peu incommodé, qu' ayant paru guéri en peu de temps par des panfemens affez fimples, il entreprit & fit à pied une route de quatre-vingts lieues. Il reffentit quelques tiraillemens douloureux à l'endroit de la cicatrice, qui le déterminèrent à fe rendre à l'hôpital. Ces tiraillemens augmentèrent, il furvint du gonflement à l'endroit bleffé, & il s'y fit un abcès, par l'ouverture duquel il fortit un bon verre d'une liqueur féreufe & rouffâtre. Le doigt porté au fond de l'abcès fit fentir un corps étroit que l'on en tira avec des pinces, & qui fe trouva être la pointe de l'épée qui s'étoit caffée dans la plaie, fans que le bleffé en sût rien. Il furvint prefque auffi-tôt des mouvemens convulfifs, après lefquels il y eut quelques heures de calme; mais la fiévre s'alluma, le délire furvint, & le malade tomba dans une forte de léthargie qui le fit périr trente-fix heures après. On trouva, par l'examen du cadavre, que l'épée avoit paffé en arrière, entre la onzième & la douzième vertebre du dos, & qu'après avoir traverfé obliquèment le canal & la moëlle de l'épine, elle avoit été fe nicher en-devant & du côté oppofé, entre ces vertèbres. Des végétations offeufes qui s'étoient formées autour de l'ouverture que l'épée s'étoit pratiquée, & qui exiftoient fur la pièce envoyée à l'Académie, n'ont pu laiffer aucun doute fur la vérité de ce fait, attefté d'ailleurs par des perfonnes dignes de foi.

Les ufages des vertèbres font de concourir à la formation de la colonne dorfale, qui eft le foutien des autres parties du tronc & de toutes celles du fquelette, fur laquelle la machine animale fe meut, & qui loge en même temps la production du cerveau, connue fous le nom de moëlle de l'épine, de laquelle partent la plupart des nerfs qui vont fe diftribuer au tronc & aux extrémités.

Des Vertèbres cervicales.

La colonne que forment les fept vertèbres du cou, repréfente une pyramide dont la bafe eft en bas & le fommet en haut, & qui fe partage fupérieurement en deux parties. Elle eft courbée en plufieurs fens. En bas, fa convexité eft en devant & fa concavité en arrière ; mais en haut, fa convexité eft en arrière & fa concavité en devant. Cette feconde courbure eft bien moins fenfible que la première ; on pourroit même dire que la colonne cervicale eft prefque droite à fa partie fupérieure.

Les vertèbres du cou différent beaucoup de celles qui fuivent. Leur corps a peu d'épaiffeur. Sa largeur eft plus grande de droite à gauche que de devant en arrière, ce qui fait que la colonne cervicale eft affez plate, & qu'elle préfente un appui commode & fûr au pharinx & à l'œfophage. On voit auffi que la face fupérieure des vertèbres dont il s'agit, eft légèrement concave, & l'inférieure légèrement convexe. On a cru que cette difpofition permettoit aux vertèbres de s'emboîter les unes dans les autres ; mais leurs cartilages intervertébraux s'y oppofent. Elle donne feulement plus d'étendue à leurs furfaces , & permet à ces cartilages de s'y implanter avec plus de folidité.

L'apophyfe épineufe des vertèbres du cou eft généralement affez courte. Elle eft bifurquée à fon extrémité ; ce qui en augmente la furface , & fournit aux mufcles du cou des attaches plus nombreufes. Les apophyfes tranfverfes font courtes auffi , & pareillement bifurquées. On remarque d'ailleurs que ces apophyfes font percées , à leur bafe , d'un trou dont la fuite forme un canal qui règne fur les parties latérales de la colonne cervicale , & le long duquel montent l'artère & la veine vertébrales. Les apophyfes articulaires font difpofées obliquement. Les fupérieures font légèrement concaves , & les inférieures légèrement convexes , les unes & les autres couvertes d'un cartilage liffe & poli , comme dans toutes les articulations mobiles. Leur fituation eft telle , qu'elles ne repréfentent pas mal les marches d'un efcalier. Les ligamens qui les entourent font affez lâches pour leur permettre divers mouvemens, dont les uns font particuliers au cou , & les autres leur font communs avec la tête. Le trou qui fépare le corps des vertèbres cervicales d'avec leur portion annulaire , eft affez grand. Sa forme eft celle d'un triangle dont les angles feroient mouffes & arrondis. Les échancrures , tant fupérieures qu'inférieures, n'ont rien de particulier.

De la première Vertèbre du cou.

Cette vertèbre porte le nom d'atlas , parce qu'elle s'articule avec la tête. Elle forme un anneau irrégulier , & ne reffemble prefque en rien aux autres vertèbres de la même claffe. On peut la divifer en deux portions annulaires, une antérieure, l'autre postérieure, & en deux masses latérales.

La portion annulaire antérieure est très-petite & assez applatie. Elle porte au milieu de sa convexité qui est antérieure, un tubercule qui occupe le lieu où le corps devroit se trouver. Ce tubercule donne attache à un ligament qui monte se fixer à la partie antérieure & voisine de l'occipital, & que l'on peut nommer ligament cervical antérieur, pour le distinguer d'un autre ligament situé à la partie postérieure du cou, & qui tient d'une part à l'épine occipitale externe, & de l'autre à l'intervalle qui sépare la fourche que forment les apophyses épineuses des quatre ou cinq vertèbres supérieures du cou. Ce dernier est le ligament cervical postérieur. La concavité du petit arc antérieur de la première vertèbre, qui est postérieure, est remarquable par une facette articulaire qui se voit à sa partie moyenne, laquelle est légèrement concave, & garnie d'un cartilage lisse pour son articulation avec la facette antérieure de l'apophyse odontoïde de la seconde vertèbre.

La portion annulaire postérieure a plus d'étendue; elle est en même temps plus épaisse. Le milieu de sa convexité est surmonté d'un tubercule gros & court, qui tient la place de l'apophyse épineuse, laquelle manque absolument, sans doute pour la facilité du mouvement par lequel la tête se renverse en arrière. Ce tubercule donne attache à des muscles, & à une partie du ligament vertical postérieur. Les échancrures tant supérieures qu'inférieures de la première vertèbre sont creusées sur cette portion annulaire; les premières, plus superficielles & plus étendues; les secondes, plus profondes & moins larges.

Les masses latérales tiennent lieu du corps de première vertèbre, de sorte que la colonne cervicale eft bifurquée à fa partie fupérieure , pour recevoir les condyles de l'occipital. Chacune d'elles a une épaiffeur affez confidérable. On y voit fupérieurement & inférieurement une facette articulaire, couverte de cartilage, & qui remplace les apophyfes articulaires ou obliques. Celle d'en haut eft oblongue, courbée fur fa longueur , & fituée obliquement de devant & de dedans, en arrière & en dehors. Elle reçoit le condyle de l'occipital. Cette articulation eft affermie par un ligament orbiculaire affez fort & affez épais ; & comme il eft impoffible qu'elle fe meuve fans que celle du côté oppofé foit entraînée dans les mêmes mouvemens, elle peut être regardée comme une efpèce de ginglyme imparfait , dans lequel deux éminences font reçues dans deux cavités. Elle permet à la tête de fléchir en devant & en arrière. La facette articulaire d'en bas eft concave auffi, mais la forme en eft à-peu-près ronde L'apophyfe articulaire de la feconde vertèbre y eft reçue.

La partie interne des maffes latérales eft furmontée d'une éminence raboteufe qui donne attache à un ligament tendu de l'une à l'autre , & que l'on nomme le ligament tranfverfal de la première vertèbre. Il eft très-épais, fur-tout à fa partie moyenne, qui gliffe fur la face poftérieure de l'apophyfe odontoïde. Son ufage eft de retenir cette apophyfe & de l'empêcher de fe porter en arrière , ce qui n'eût pu arriver fans la diflocation des deux premières vertèbres , & fans une preffion funefte fur le commencement de la moëlle de l'épine. On voit auffi s'élever en dehors , du milieu de la hauteur des maffes latérales, une apophyfe qui fe porte en dehors , & dont le fommet fe courbe un peu en bas. C'eft l'apophyfe tranfverfe de la première vertèbre ; elle eft percée d'un trou à fa bafe comme les autres. Sa longueur furpaffe celle des apophyfes tranfverfes des vertèbres qui fuivent. Enfin elle eft terminée par une efpèce de tubercule arrondi. Sa courbure empêche que fa longueur ne foit incommode dans les mouvemens par lefquels on incline la tête fur le cou & fur l'épaule.

Les dimenfions du grand trou de la première vertèbre font confidérables; mais il eft partagé en deux parties par le ligament tranfverfal, une antérieure pour loger l'apophyfe odontoïde, & l'autre poftérieure pour recevoir la moëlle de l'épine.

Au lieu de trois pièces qui compofent les autres vertèbres dans un enfant qui vient de naître, on en trouve cinq à la première, une qui forme fon arc antérieur, deux pour les maffes latérales, & deux autres en arrière qui forment fon arc poftérieur. Ces pièces ne s'uniffent enfemble que tard. Les apophyfes tranfverfes font une dépendance des maffes latérales. Après être reftées long-temps cartilagineufes, elles dégénèrent en épiphyfes, qui ne fe foudent au refte de l'os que lorfque l'offification eft parfaite.

De la feconde Vertèbre du cou.

La difpofition de la feconde vertèbre du cou ne reffemble ni à celle de la première, ni à celle des autres. Elle a un corps, mais ce corps a beaucoup de hauteur, & il s'élève de fa face fupérieure une apophyfe longue & épaiffe que l'on a mal-à-propos comparée à une dent; ce qui lui a fait donner, ainfi qu'à la vertèbre, le nom d'odontoïde. Celui d'*axis* ou d'*epiftropheus* qu'on leur donne quelquefois, convient beaucoup mieux, parce que cette apophyfe fait l'effet d'un effieu. Elle eft cylindrique, mais pourtant un peu applatie en devant & en arrière, & terminée par une pointe mouffe.

On

On y voit antérieurement une facette articulaire, obronde, convexe, garnie de cartilage, laquelle s'articule avec la facette qui se trouve à la face postérieure & concave du petit arc, ou de l'arc antérieur de la première vertèbre. Cette articulation a son ligament capsulaire qui l'entoure. Elle permet à la première vertèbre de tourner sur la seconde, comme le moyeu d'une roue tourne sur son essieu, & doit être mise au rang des ginglymes latéraux. La partie postérieure de l'apophyse odontoïde porte aussi une facette cartilagineuse convexe, sur laquelle glisse la partie moyenne du ligament transversal de la première vertèbre; mais je doute qu'il y ait en cet endroit de capsule & de véritable articulation. Les faces latérales de cette apophyse sont un peu raboteuses. Elles donnent naissance à un ligament épais qui s'en élève de chaque côté, & qui, s'écartant en dehors, va s'attacher à la partie latérale & antérieure du grand trou occipital. Ce sont ces ligamens qui donnent le plus de fermeté à l'articulation qui unit les deux premières vertèbres à l'occipital : aussi sont-ils très-forts.

On remarque encore à la partie antérieure de la seconde vertèbre du cou, des aspérités assez élevées, qui donnent attache à la partie inférieure du ligament cervical antérieur, & à la partie supérieure du grand surtout ligamenteux qui couvre la partie antérieure de la colonne de l'épine. La partie postérieure a des aspérités semblables, tournées vers le dedans du canal vertébral, pour l'insertion du surtout ligamenteux interne, qui tapisse le dedans du canal de la moëlle de l'épine, & dont il a été parlé précédemment. Enfin sa face inférieure est convexe, comme dans toutes les autres vertèbres de la même classe. L'apophyse épineuse de la seconde vertèbre est très-élevée en arrière, & bifurquée à son extré-

mité. Sa longueur, qui ne peut nuire au renversement de la tête en arrière, est utile aux mouvemens
de rotation de cette partie, en ce qu'elle permet au
muscle grand oblique, ou oblique inférieur de la
tête, qui s'y attache par une de ses extrémités, &
par l'autre au bas de l'apophyse transverse de la
première vertèbre, d'avoir plus de longueur aussi.
Les apophyses articulaires supérieures de cette vertèbre sont légérement convexes. Leur forme est
orbiculaire ; elles sont obliques de haut en bas, &
de dedans en dehors. Leur largeur est plus grande
que celle des facettes articulaires inférieures de la
première vertèbre, avec lesquelles elles se joignent.
Winslow regardoit cette disproportion comme une
chose extraordinaire, & dont il ne voyoit pas bien
la raison ; mais il me semble qu'elle s'explique aisément. Dans les mouvemens par lesquels on tourne
la tête à droite & à gauche, il n'y a que la première
vertèbre qui se meuve sur la seconde. Or, si les facettes articulaires supérieures de cette seconde vertèbre n'eussent pas été plus larges que celles de la
première, celles-ci eussent souvent manqué d'appui,
& il seroit arrivé une sorte de luxation. Quoi qu'il
en soit, la capsule ligamenteuse qui entoure cette
jointure, est lâche & a peu d'épaisseur ; ce qui
lui laisse beaucoup de mobilité : elle est du genre des
diarthroses planiformes. Les apophyses articulaires
inférieures de la seconde vertèbre rentrent dans la
classe des autres ; elles sont légèrement concaves &
tournées en bas & en devant.

Ses apophyses transverses sont très-courtes, inclinées en bas, & bifurquées à leurs extrémités. Le
canal dont elles sont percées à leur base, est, en
quelque sorte, tortueux. Il monte d'abord perpendiculairement de bas en haut, après quoi il fait un coude
qui le ramène en dehors & en arrière. L'artère ver-

tébrale qui le traverse, a nécessairement les mêmes inflexions, & ce ne sont pas les seules qui lui arrivent avant d'entrer dans le crâne ; car, après avoir passé par le trou de l'apophyse transverse de la première vertèbre, elle se contourne en dehors & en arrière, pour se porter sur les masses latérales, près desquelles elle est quelquefois assujettie par une avance osseuse, qui descend de la partie postérieure de ces masses, jusques sur la partie supérieure de la portion annulaire voisine ; après quoi cette artère remonte de bas en haut, de dehors en dedans, & de derrière en devant, pour entrer dans le crâne à travers le grand trou de l'occipital, & s'unir avec celle du côté opposé, sur l'apophyse basilaire de cet os.

Les échancrures supérieures de la seconde vertèbre sont très-superficielles & fort en arrière, & les inférieures plus profondes & plus en devant. Son grand trou a moins d'étendue que celui de la première. Il commence à prendre la forme triangulaire qu'il doit avoir. Cette seconde vertèbre a dans les enfans une pièce osseuse de plus que les autres. C'est son apophyse odontoïde, laquelle a une racine profonde sur la partie supérieure de son corps, & qui ne s'y unit parfaitement que dans un âge assez avancé.

De la septième Vertèbre du cou.

Les vertèbres qui suivent la seconde n'ont rien d'extraordinaire jusqu'à la septième. Cependant il est bon de remarquer que leurs apophyses épineuses sont très-petites, pour la facilité du renversement du cou & de la tête en arrière. Celle de cette septième vertèbre, au contraire, est très-longue & assez redressée ; ce qui lui a fait donner le nom de *vertebra prominens*. On voit aussi que les apophyses transverses en sont très-grosses, comme celles des vertèbres du dos, & qu'elles sont percées, pour le plus souvent, de deux trous, l'un grand & l'autre petit.

Des vertèbres du dos.

Les vertèbres du dos représentent une pyramide dont la base est en bas & le sommet en haut, ou plutôt une colonne formée de deux pyramides jointes ensemble par leur sommet. La première a sa base à la première vertèbre, & son sommet à la quatrième ou à la cinquième ; & la seconde a sa base à la dernière, & sa pointe au même endroit que l'autre ; ou, ce qui revient au même, les vertèbres du dos dont les dimensions devroient augmenter de la première à la dernière, diminuent au contraire de volume de cette première à la quatrième ou à la cinquième, pour en prendre ensuite un qui soit plus considérable, jusqu'à la dernière. Cette disposition rend la partie moyenne & un peu supérieure de la poitrine plus ample & plus spacieuse, sans rien faire perdre à la colonne dorsale de sa solidité, parce qu'elle est soutenue de côté & d'autre par les côtes qui viennent s'articuler avec elle. Cette colonne est courbée dans sa longueur, & présente une concavité antérieure & une convexité postérieure, dont les parties les plus profondes & les plus saillantes répondent à l'endroit où elle se trouve avoir le moins d'épaisseur. Il faut aussi remarquer qu'elle souffre en cet endroit une légère inflexion de gauche à droite, & non pas que la quatrième vertèbre seulement a quelque disposition à se porter du côté droit, comme l'a dit Chefelden dans son Ostéographie, & comme M. de Haller l'a avancé d'après lui. Cette inflexion, dont les Anatomistes que je viens de citer n'ont pas établi la cause, vient sans doute de la présence de l'aorte qui, après s'être courbée à la sortie du cœur, s'approche des vertèbres en cet endroit.

Le caractère commun à toutes les vertèbres du dos, est d'avoir un corps dont l'épaisseur augmente, comme il vient d'être dit, de la quatrième ou de la cinquième à la première, & de cette même quatrième ou cinquième à la dernière. Ce corps est applati supérieurement & inférieurement. Sa largeur de droite à gauche est moins considérable que celle qu'il a de devant en arrière ; par conséquent il avance beaucoup antérieurement, & s'applatit, pour ainsi dire, sur les côtés, ce qui augmente la capacité de la partie postérieure de chacune des deux cavités de la poitrine. On voit aussi sur ses parties latérales, de chaque côté, vers le bord supérieur & vers l'inférieur, une demi-facette articulaire concave, garnie de cartilage dans l'état frais, laquelle, unie à celle de la vertèbre supérieure & à celle de la vertèbre inférieure, forme des cavités dans lesquelles les têtes des côtes sont reçues. La demi-face supérieure est plus large & plus profonde que l'inférieure.

Outre cela, l'apophyse épineuse est extrêmement forte & alongée dans les vertèbres du dos. Cette apophyse est applatie sur les cotés, & présente deux faces, une à droite, l'autre à gauche, séparées par deux crêtes assez saillantes en haut & en bas. Elle se termine par une espèce de tubérosité arrondie, & se trouve fort inclinée de haut en bas, sur-tout dans la partie moyenne de la colonne dorsale ; sans doute pour prévenir les douleurs que l'on éprouveroit lorsqu'on est couché à la renverse, si cette apophyse faisoit trop de saillie en arrière, & qu'elle pressât sur les tégumens. Celles que l'on nomme transverses sont aussi fort longues & fort épaisses. Elles sont déjetées en arrière, & terminées par une espèce de tête assez raboteuse. On voit à leur partie antérieure une facette articulaire, de forme arrondie, concave, garnie de cartilage, dans l'état frais, pour leur articulation avec les tubérosités des côtes. Ainsi les côtes sont articulées en arrière en deux endroits avec les vertèbres. Leurs têtes sont logées dans des cavités pratiquées sur les parties latérales du corps des vertèbres, & leurs tubérosités dans celles dont je parle, & qui sont creusées à la face antérieure des apophyses transverses. C'est toujours avec l'inférieure des deux vertèbres qui reçoivent les têtes des côtes, que les tubérosités de ces os s'articulent. Les apophyses obliques ou articulaires des vertèbres du dos, sont disposées de manière que les supérieures sont un peu convexes, & tournées directement en arrière, & les inférieures légèrement concaves & tournées en devant. Leur situation est presque longitudinale ; aussi ne permettent-elles guère d'autres mouvemens aux vertèbres de cette classe, que des inflexions en devant & en arrière. Celles-ci sont très-bornées par rapport au renversement des apophyses épineuses les unes sur les autres, & par rapport à l'arrangement des os de la poitrine. Les Bateleurs ne parviennent à exécuter ces inflexions avec facilité, que par un exercice continu & commencé dès la plus tendre enfance, dans un temps où les ligamens ont encore beaucoup de souplesse, & où les apophyses épineuses ne sont point encore ossifiées. Le grand trou pratiqué à travers les vertèbres du dos est moins large qu'à celles du cou. Il a une forme un peu arrondie. Les échancrures, tant supérieures qu'inférieures, n'ont rien de particulier.

De toutes les vertèbres du dos, il n'y a que la première & les deux dernières qui portent des caractères distinctifs auxquels on puisse les reconnoître.

De la première Vertèbre du dos.

Son corps est légèrement concave supérieurement, & participe encore du caractère de celui des vertèbres du cou. Il a sur les parties latérales une cavité entière & une demi-cavité. La cavité reçoit la tête de la première côte, laquelle n'est point angulaire comme celle des autres côtes, & ne s'articule qu'avec la première vertèbre. La demi-cavité, jointe à celle du bord supérieur du corps de la seconde vertèbre, reçoit la tête de la seconde côte.

De la onzième Vertèbre du dos.

Cette vertèbre n'est pas seulement remarquable par ses dimensions. On voit encore qu'elle a sur ses parties latérales & supérieures de chaque côté, une cavité avec laquelle s'articule la tête de la onzième côte, laquelle n'est pas, par conséquent, reçue dans deux vertèbres. Ses apophyses transverses, quoiqu'aussi grosses & aussi alongées que celles des autres, n'ont pas de facettes articulaires sur leur face antérieure, parce que la onzième côte ne se joint point avec elles, & que cette côte n'a qu'une seule articulation en arrière, au lieu que les autres en ont deux, comme il a été dit ci-dessus. Son apophyse épineuse est très-large & assez redressée, &, en quelque sorte, semblable à celle des vertèbres des lombes.

De la douzième Vertèbre du dos.

Elle ressemble, à beaucoup d'égards, à la onzième. Les parties latérales de son corps offrent une cavité dans laquelle la tête de la dernière côte est reçue. Il n'y a pas de facettes articulaires au-devant de ses apophyses transverses. Son apophyse épineuse est large & redressée, &c. Mais ce qui la distingue, c'est que ses apophyses transverses sont très-courtes, parce qu'autrement elles auroient heurté contre les dernières côtes, dans les inflexions latérales du tronc, & borné ce mouvement qui est un des plus fréquens qui s'exercent dans la machine animale. De plus, les apophyses articulaires inférieures, au lieu d'être concaves & tournées en devant, comme dans les autres vertèbres de cette classe, présentent une convexité cylindrique, & sont tournées en dehors comme celles des vertèbres des lombes auxquelles elles ressemblent déjà.

Des Vertèbres des lombes.

Lorsque le nombre des vraies vertèbres excède celui qui est ordinaire, cela vient le plus souvent parce qu'il y a six vertèbres des lombes. Quelquefois cependant elles sont six, sans qu'il y ait plus de vingt-quatre vertèbres, parce qu'il en manque une parmi celles du dos. Leur rangée représente bien une pyramide dont la base est en bas, & qui est courbée sur sa longueur, à contre-sens de celles des vertèbres du dos, c'est-à-dire, de manière que sa convexité est antérieure, & sa concavité postérieure. Sans doute cette inflexion a pour usage de contre - balancer les autres courbures de l'épine, & de faire passer le centre de gravité de la partie supérieure du tronc sur l'os sacrum, qui est en même temps une des parties de l'épine & une de celles du bassin.

Non-seulement le corps des vertèbres des lombes a beaucoup de hauteur, mais il a une largeur considérable de droite à gauche, & il est très-étendu de devant en arrière, ce qui étoit absolument néceſſaire pour la ſtabilité de l'épine. Leur apophyſe épineuſe eſt aſſez courte, épaiſſe, large, redreſſée, terminée par une eſpèce de tubéroſité fort ſaillante. Les tranſverſes ſont minces & alongées dans les vertèbres qui ſont entre la première & la dernière, au lieu qu'à ces deux vertèbres elles ſont très-courtes, pour ne pas gêner les inflexions latérales du tronc. Les apophyſes articulaires ſupérieures & inférieures ont beaucoup d'épaiſſeur. Les premières ſont cylindriques concaves, aſſez écartées & tournées directement en dedans, & l'une vers l'autre. Les ſecondes ſont cylindriques convexes, rapprochées & tournées en dehors, c'eſt-à-dire, à l'oppoſite l'une de l'autre. Le trou n'a rien de particulier, ſi ce n'eſt qu'il eſt plus triangulaire qu'aux vertèbres du dos. Les échancrures ſe préſentent comme dans les autres vertèbres. De toutes celles des lombes, il n'y a que la dernière que l'on puiſſe diſtinguer des autres.

De la dernière Vertèbre des lombes.

Ses caractères ſont d'avoir ſon corps coupé obliquement par en bas ; de ſorte qu'il a plus d'épaiſſeur en devant qu'en arrière. Les autres vertèbres lombaires ont bien quelque choſe de ſemblable, mais cela eſt plus marqué à celle dont je parle. La partie ſupérieure de l'os ſacrum, ſur laquelle elle appuie, étant coupée de même, ces deux os forment à l'endroit de leur jonction un angle fort ſaillant, en devant, qui fait partie de la ligne qui ſépare le baſſin ſupérieur d'avec le baſſin inférieur, & qui eſt deſtiné à ſupporter une partie du poids des viſcères contenus dans le ventre. On voit encore que les apophyſes tranſverſes de la dernière vertèbre des lombes ſont courtes & épaiſſes, afin de mieux foutenir les ligamens qui s'y attachent pour l'affujettiffement des pièces qui compofent le baffin, & que fes apophyfes articulaires inférieures font difpofées comme celles des vertèbres du dos, c'eft-à-dire, qu'au lieu de former des cylindres convexes tournés en dehors, elles font un peu plus applaties & regardent en devant.

De l'Os Sacrum.

L'os facrum eft la première & la plus grande des fauffes vertèbres. Il tire fon nom de fes dimenfions, qui furpaffent celles des autres vertèbres, ou de ce qu'il foutient les parties génitales qui paffoient pour facrées parmi les anciens. Sa figure eft triangulaire, ou plutôt femblable à une pyramide applatie fur deux faces, courbée fur fa longueur, & dont la bafe eft en haut & le fommet en bas. On y diftingue une face antérieure concave, une poftérieure convexe, trois côtés, un fupérieur & deux latéraux, & enfin trois angles.

La face antérieure de cet os eft affez liffe. On y voit quelques lignes faillantes & tranfverfales, qui font la trace des cartilages qui féparoient les pièces dont il étoit compofé dans l'enfance. Le nombre de ces lignes varie comme celui de fes pièces primitives. Il eft de quatre, quand elles font au nombre de cinq; de cinq, quand elles font au nombre de fix; & de fix, quand elles font au nombre de fept; ce qui arrive quelquefois, mais rarement, foit que la première pièce du coccix foit jointe à l'extrémité inférieure du facrum, ou que la dernière vertèbre des lombes foit unie à fa partie fupérieure. Ces lignes aboutiffent de chaque côté à autant de trous, qui forment deux rangées, & dont les supérieurs sont plus grands que les inférieurs. Les nerfs sacrés antérieurs, ou plutôt la partie antérieure des nerfs sacrés sort par les trous antérieurs de l'os sacrum, pour se répandre sur les viscères contenus dans le petit bassin, & former par leur réunion un très-gros nerf, connu sous le nom de nerf sciatique.

La face postérieure de l'os sacrum présente beaucoup d'aspérités. Celles qui se trouvent à sa partie moyenne sont les apophyses épineuses des fausses vertèbres dont cet os est formé. Elles sont souvent interrompues à sa partie supérieure & à sa partie inférieure, & laissent une entre-ouverture qui pénétre dans le canal inférieur de cet os. Les aspérités voisines sont faites par les apophyses articulaires. Ensuite viennent deux rangées de trous, une de chaque côté, par lesquels sortent les branches postérieures des nerfs sacrés ; puis deux autres rangées d'aspérités, une de chaque côté aussi, qui appartiennent aux apophyses transverses.

Le côté supérieur de l'os sacrum en est comme la base. On y voit au milieu une grande facette coupée obliquement de haut en bas, & de devant en arrière, sur laquelle appuie la face inférieure du corps de la dernière vertèbre des lombes. Sur les côtés se trouvent deux échancrures, l'une à droite & l'autre à gauche, qui, jointes à celles de la dernière vertèbre des lombes, forment un trou qui communique au-dedans du canal de l'épine, & transmet au-dehors la dernière paire des nerfs lombaires. Plus loin sont deux grosses éminences, une de chaque côté, qui ne sont autre chose que les apophyses transverses de la première pièce de l'os sacrum. En arrière, on rencontre une grande ouverture de forme triangulaire, qui mène à un conduit applati, pratiqué le long de l'os, entre le corps & la portion annulaire des vertèbres qui paroissent l'avoir formé. Enfin deux grosses apophyses s'élèvent sur les côtés de cette ouverture; ce sont les apophyses articulaires supérieures, qui se joignent avec les inférieures de la dernière vertèbre des lombes. Elles sont un peu cylindriques & concaves, se regardent en partie, & sont en partie tournées en arrière.

Les côtés latéraux de l'os sacrum forment deux lignes qui descendent de sa base à son sommet ou à sa pointe. Parmi beaucoup d'aspérités & d'ouvertures irrégulières, qui transmettent des vaisseaux sanguins dans l'intérieur de cet os, on y voit une grande facette figurée comme une oreille d'homme, ou plutôt comme la feuille de la plante connue sous le nom d'*asarum* ou de cabaret, & qui sert aussi à la symphyse du sacrum avec les deux grands os innominés. Les angles supérieurs ont été décrits ci-dessus. L'inférieur est mousse. Il présente une espèce de tête oblongue & applatie sur son sommet, qui sert aussi à la symphyse de cet os avec la première pièce du coccix.

La structure intérieure du sacrum est la même que celle des autres os de l'épine. Il commence par n'être qu'un seul cartilage, comme il n'est qu'un seul os dans l'adulte; mais ce cartilage est divisé en cinq vertèbres réunies ensemble. Les trois premiers s'ossifient en cinq endroits différens; à leur partie moyenne qui en fait comme le corps, à droite & à gauche sur les côtés du grand trou, comme dans les vraies vertèbres, & à la partie antérieure de chacune des parties latérales. L'ossification ne commence dans les deux dernières qu'à trois endroits, ainsi que dans les vraies vertèbres.

Lorsque le cartilage qui unit ces vertèbres, vient à se consolider, elles ne forment plus qu'un seul os, cependant leurs corps restent long-temps désunis. On les trouve quelquefois disjoints, lors même que l'accroissement est entièrement achevé; mais il reste toujours une marque de division entre eux.

L'état de l'os sacrum ne varie pas seulement suivant les différens temps de la vie; il varie aussi suivant les différens sexes. Dans l'homme, cet os a plus de longueur, moins de largeur, & il est moins courbé. Dans la femme, au contraire, il est plus court, plus large & plus courbé, pour donner au détroit supérieur du bassin toute l'étendue dont il est susceptible, & pour augmenter la capacité du bassin inférieur. Les os des iles sont par conséquent plus éloignés l'un de l'autre qu'ils ne le sont dans l'homme, d'où il résulte que le centre de gravité du corps ne tombe pas aussi directement sur la partie supérieure des cuisses, & que les femmes doivent avoir la démarche moins assurée & moins ferme que les hommes. Aussi les voit-on porter en marchant, & sur-tout en courant, la partie du bassin & de la hanche qui répond à la cuisse qui est en l'air, en devant, à la manière des cannes, pendant que les hommes se contentent de porter alternativement les jambes l'une au-devant de l'autre.

Du Coccix.

Le coccix est la seconde & la plus inférieure des deux fausses vertèbres, & la plus petite de toutes celles qui composent l'épine. Il tire son nom de la ressemblance que l'on a cru appercevoir entre cet os & le bec d'un coucou. On l'appelle quelquefois l'os de la queue, *os caudæ*, parce qu'effectivement c'est le coccix qui se prolonge dans la queue des animaux. Sa figure est à-peu-près la même que celle de l'os sacrum. Il est triangulaire & courbé comme lui sur sa longueur. La multiplicité des portions osseuses dont il est formé, met encore plus d'analogie entre eux; elles sont pour l'ordinaire au nombre de trois, mais il n'est pas rare d'en trouver quatre. La premiere a la figure d'une nacelle. On y voit superieurement une face concave & garnie, dans l'état frais, d'un cartilage qui l'unit avec l'angle inférieur de l'os sacrum, en établissant une véritable symphyse entre ces deux os. Inférieurement, il y a une face convexe pour sa jonction avec la seconde pièce. Les extrémités un peu alongées tiennent lieu des apophyses transverses des vraies vertèbres. Enfin elle a une face antérieure concave, tournée vers le bassin, & une postérieure convexe. La seconde portion est faite comme la première, & n'en diffère qu'en ce qu'elle est plus petite. La troisième enfin n'est qu'une protubérance osseuse, alongée de la base à la pointe, & qui tient par en haut à la face inférieure de la seconde : on la trouve quelquefois singulièrement contournée.

Le coccix ne présente pas intérieurement une organisation différente de celle de l'os sacrum & des autres os de son espèce; il n'est encore que cartilagineux dans un enfant qui vient de naître, & s'ossifie assez tard. Lorsque cela arrive, chacune des deux parties dont il est composé devient le centre d'un petit os séparé des autres. Les cartilages de symphyse qui les unissent, s'ossifient aussi quelquefois dans un âge avancé, & alors le coccix ne fait plus qu'un seul os.

. Quoique absolument parlant, il fasse partie de la colonne de l'épine, il est néanmoins certain que

ſon unique uſage eſt de ſoutenir le poids des viſcères contenus dans le petit baſſin, & ſur-tout
celui de l'inteſtin rectum. C'eſt pourquoi il n'eſt
pas extraordinaire que les enfans, chez qui il eſt
encore cartilagieux, ſoient auſſi ſujets à la chûte
& au renverſement de cette partie. Quelques-uns
ont cru qu'il y avoit des occaſions où le coccix
pouvoit mettre obſtacle à la ſortie du fœtus, & ils
ont recommandé en conſéquence de le repouſſer
en arrière au moment de l'accouchement. Ce procédé pourroit avoir des ſuites fâcheuſes par l'extenſion forcée qu'il cauſeroit aux liens qui aſſu-
jettiſſent le coccix : d'ailleurs, il eſt inutile, car
la tête de l'enfant a déjà franchi tous les détroits
à travers leſquels il doit paſſer, lorſqu'elle eſt
arrivée vis-à-vis de cet os. Loin de le repouſſer,
il faut le ſoutenir, pour prévenir le déchirement de
la fourchette.

Du Baſſin.

Le baſſin eſt la partie la plus inférieure, &
comme la baſe du tronc du ſquelette. Il forme une
grande cavité partagée en deux parties par une
ligne médiocrement ſaillante, & de figure à-peu-
près circulaire, que l'on nomme le détroit ſupérieur du baſſin. Des deux portions de cette cavité,
celle qui eſt ſupérieure eſt en même temps la plus
grande & la plus évaſée ; on l'appelle le baſſin
ſupérieur, pour la diſtinguer de l'inférieure, qui
eſt connue ſous le nom de baſſin inférieur ou de
petit baſſin. Quatre os entrent dans la compoſition du baſſin ; ſavoir, les deux grands os innominés, le ſacrum & le coccix.

Les os innominés portent auſſi le nom d'os des
hanches. Leur largeur eſt conſidérable & leur figure

irrégulière. Ils occupent la partie antérieure &
latérale du baffin. Ces os font faits, jufques dans
l'âge adulte, de trois pièces unies enfemble par
des cartilages. Une d'elles eft fupérieure, c'eft l'os
des iles. La feconde eft inférieure & poftérieure ;
on l'appelle l'ifchion. La troifième eft antérieure ;
elle eft connue fous le nom de pubis. Pour décrire
les os innominés avec plus de facilité, je vais fuppofer que ces trois pièces font encore féparées dans
les adultes. Cependant il y a fur chacun d'eux des
parties qui font formées en commun par deux des
pièces dont il s'agit, ou par les trois enfemble, &
qui méritent une defcription particulière ; telles font
la cavité cotyloïde, le trou ovale, la ligne qui fépare
le baffin fupérieur d'avec l'inférieur, l'échancrure
ifchiatique, & l'éminence ilio-pectiné. J'y revien-
drai par la fuite.

De l'Os des Iles.

La figure de cet os eft fort irrégulière. Il eft étroit
& épais inférieurement, large & mince fupérieurement, & courbé en plufieurs fens. On peut y
diftinguer une bafe, une crête, deux faces, une
externe & l'autre interne, & deux bords, l'un
antérieur & l'autre poftérieur. La bafe de cet os
en eft la partie la plus inférieure ; elle eft évafée
pour former une portion de la cavité cotyloïde,
& elle fe rencontre avec celle des deux autres os
voifins, l'ifchion & le pubis. La crête de l'ilion
le termine fupérieurement : c'eft un bord épais, en
quelque forte demi - circulaire, & contourné à
contre-fens par ces deux rencontres, de manière
qu'il repréfente affez bien une S italique. On y
diftingue deux lèvres, l'une interne & l'autre externe,
& un efpace intermédiaire qui les fépare. Cette
crête

crête paroît garnie de cartilage dans les os récemment décharnés ; mais on n'y rencontre que les extrémités des fibres tendineuses des muscles voisins qui viennent s'y terminer.

La face externe de l'os ilion est convexe antérieurement, & concave à sa partie postérieure. Elle est assez lisse ; néanmoins on y voit deux lignes demi-circulaires qui s'étendent depuis le bord antérieur jusqu'au postérieur, presque parallèlement au rebord de la cavité cotyloïde, & quelques aspérités au-dessus & au-dessous de ces deux lignes, pour des attaches musculeuses & ligamenteuses. La face interne est concave en dedans, & convexe en arrière à contre-sens de la face externe. La moitié antérieure de cette face est fort lisse ; l'autre est remplie d'aspérités, parmi lesquelles il y en a deux plus remarquables que les autres, une qui a la figure d'une oreille humaine, & suivant quelques-uns d'une tête d'oiseau, & qui sert à l'attache du cartilage qui unit l'os ilion avec la partie latérale de l'os sacrum ; la seconde qui est fort raboteuse, qui est située à l'extrémité la plus reculée de la crête de l'os, & que l'on nomme la tubérosité de la crête de l'os des iles. Le bord antérieur de cet os a deux éminences nommées épines antérieures de l'os des iles, une supérieure, l'autre inférieure ; & deux échancrures, la première entre les deux épines, & la seconde au-dessous de l'inférieure, & qui laisse passer les tendons réunis du psoas & de l'iliaque, & les vaisseaux cruraux. Le bord postérieur de l'ilion a de même deux épines & deux échancrures, que l'on désigne par les mêmes noms. L'échancrure inférieure & postérieure est fort profonde, & concourt à former celle que l'on nomme ischiatique.

Tome I. I

De l'Os Ischion.

La seconde partie de l'os innominé, appelé os ischion, est d'une figure aussi irrégulière que la première. On y considère un corps & une branche. Le corps est creusé pour former une partie de la cavité cotyloïde, & il s'unit avec la base de l'ilion & avec celle du pubis. L'ischion a deux éminences & quatre échancrures. Les éminences sont, sa tubérosité qui en fait la partie la plus inférieure, & qui paroît garnie d'une légère croûte cartilagineuse, quoiqu'elle ne soit recouverte que de l'extrémité des fibres tendineuses qui s'y insèrent ; & son épine, laquelle se porte en arrière. La première de ses échancrures est au bord inférieur & antérieur de la cavité cotyloïde, pour le passage des vaisseaux sanguins qui vont aux parties qui y sont contenues. La seconde se rencontre entre le bord osseux de cette cavité, & la partie externe de la tubérosité, & sert au passage du tendon de l'obturateur externe. La troisième est entre l'épine & la tubérosité : celle-ci est couverte d'une croûte cartilagineuse, & partagée en trois ou quatre coulisses, sur lesquelles glissent les portions du tendon de l'obturateur interne ; & la quatrième est entre le corps de l'ischion & sa branche, pour concourir à la formation du trou ovalaire.

La branche de l'ischion s'élève intérieurement de la partie inférieure & antérieure de sa tubérosité. Elle est plate, & présente deux faces, une antérieure & une postérieure, & deux bords, un interne, raboteux & épais, & l'autre externe, mince & échancré, tourné vers le trou ovalaire. Cette branche se termine en s'unissant à celle du pubis, vers le milieu de la hauteur du trou en question.

Du Pubis.

L'os pubis peut être divisé de même en corps & en branches. Le corps de cet os est situé transversalement. Il est creusé à son extrémité la plus épaisse & la plus extérieure, pour concourir à la formation de la cavité cotyloïde, & s'unit par cet endroit aux deux autres os voisins. Son extrémité interne est plus mince, applatie & courbée en angle, pour s'articuler avec celui du côté opposé. On y voit une facette oblongue & raboteuse, qui donne attache au cartilage qui fait la jonction de ces deux os. Le corps de l'os pubis est triangulaire, de sorte qu'on y distingue aisément trois faces, une antérieure, une supérieure & une inférieure; trois angles, un antérieur qui se termine vers la partie coudée de l'os par une éminence assez élevée, qu'on nomme l'épine du pubis; un postérieur qui s'unit avec une ligne de la face interne de l'ilion qui fait la séparation du bassin en deux parties, comme il a été dit ci-dessus; & un inférieur, qui non-seulement est échancré pour former le trou ovalaire, mais qui l'est encore vers la portion de l'os voisine de la cavité cotyloïde, pour le passage des vaisseaux obturateurs, lesquels vont aux muscles de la partie antérieure, supérieure & interne de la cuisse. La branche du pubis descend de l'extrémité interne, antérieure ou coudée de son corps. Elle est applatie de devant en arrière, & présente deux bords, un externe, échancré & fort mince, & un interne, raboteux & fort épais, comme la branche de l'ischion.

La cavité cotyloïde se trouve à la partie moyenne inférieure, & à la face externe du grand os innominé. Elle tire son nom de sa ressemblance avec une sorte de mesure en usage chez les anciens. Sa figure est sphérique, & sa profondeur assez considérable. Les trois parties de l'os innominé concourent à la former par leurs portions les plus épaisses. L'ilion répond à sa partie supérieure & externe, le pubis à sa partie supérieure & interne, & l'ischion à l'inférieure. Elle n'est pas couverte de cartilage dans toutes les parties de son étendue. On n'en trouve pas à sa partie moyenne & interne, où elle est plus profonde que par-tout ailleurs. Cet endroit sert à loger les graisses qui soutiennent les glandes synoviales, & à donner attache à un ligament qui va se fixer, par son autre extrémité, à la tête du fémur. Le bord de cette cavité est assez élevé en dehors & en haut, & beaucoup plus bas en devant & en dedans. Il y est même interrompu, dans les os secs, par une échancrure assez considérable, qui appartient à l'os ischion. Mais dans l'état frais, une substance ligamenteuse ferme cette échancrure, & la convertit en un trou qui donne passage aux vaisseaux sanguins & aux nerfs qui vont au-dedans de l'articulation. Le cartilage qui tapisse la cavité cotyloïde est épais à sa circonférence, & mince à sa partie moyenne. Il est surmonté au bord de cette cavité par un bourrelet fibreux, large de trois lignes & assez épais en dehors & en haut, & large de deux lignes seulement, & beaucoup plus mince en dedans & en bas, lequel en augmente sensiblement la profondeur.

Le trou ovalaire est situé à la partie inférieure & antérieure de l'os innominé. Il est formé par le pubis & par l'os ischion. Sa figure répond parfaitement au nom qu'on lui donne. Il est plus large en haut qu'en bas, & la direction de son grand diamètre est oblique de haut en bas, & de dedans en dehors. Ce trou est en grande partie fermé, dans l'état frais , par une membrane forte & fibreuse que l'on nomme le ligament obturateur , & qui non-seulement soutient les parties contenues dans le petit bassin , mais donne encore attache aux deux muscles obturateurs , l'un interne & l'autre externe. Les attaches de ce ligament sont à la partie postérieure ou interne du bord du trou ovalaire du côté externe , & à ce bord même du côté interne. Outre qu'il est interrompu en plusieurs endroits par l'écartement des fibres qui le composent , il est échancré en haut & en dehors pour le passage des vaisseaux obturateurs. La partie du trou ovalaire à laquelle cette échancrure répond , laisse quelquefois sortir une partie de l'épiploon & quelques portions d'intestins de la cavité du bas-ventre. La hernie qui résulte de ce déplacement , porte le nom de hernie du trou ovalaire. Elle est située à la partie supérieure interne de la cuisse , près du scrotum dans les hommes , & près des grandes lèvres du *pudendum* dans les femmes. On a long - temps ignoré cette maladie , que la disposition saine des parties ne permettoit pas de soupçonner , mais dont l'anatomie pathologique a donné des exemples si manifestes , qu'on n'a pu douter de sa possibilité & de son existence. Garangeot est le premier qui l'ait fait connoître dans un excellent Mémoire sur quelques hernies singulières , inséré dans le premier volume *in-*4°. de ceux de l'Académie de Chirurgie. Le trou ovalaire ne paroît avoir d'autre usage que de diminuer la masse des os qui forment le bassin , & de le rendre plus léger.

La ligne qui sépare le bassin en deux parties , se voit à la face interne de l'os innominé , un peu au-dessus de sa partie moyenne. Elle est faite par l'ilion & par le pubis, & se joint en arrière avec l'angle qui résulte de l'union du corps de la dernière vertèbre des lombes & de la première pièce de l'os sacrum. Son usage est évidemment de soutenir le poids des viscères contenus dans le bas-ventre, & de les empêcher de comprimer ceux qui sont enfermés dans le petit bassin, tels que la vessie, l'intestin rectum, & la matrice dans les femmes.

La grande échancrure ischiatique répond à la partie postérieure & inférieure de l'os des hanches. Elle appartient presque entièrement à l'os des îles, quoique l'ischion entre pour quelque chose dans sa composition. C'est par cette échancrure que le nerf sciatique, le plus considérable des nerfs du corps humain, sort du bassin pour se porter aux extrémités inférieures; & que le muscle pyramidal, l'un des rotateurs de la cuisse, & qui vient de la partie latérale antérieure & interne de l'os sacrum, va gagner la partie supérieure & postérieure du fémur.

L'éminence ilio-pectiné est la moins considérable des parties que les pièces qui composent le grand os innominé forment en commun. Elle se voit à sa partie supérieure & antérieure, au-dessus de la cavité cotyloïde. Sa direction est oblique de dehors en dedans, & de derrière en devant. Elle est faite par la rencontre de la base de l'os ilion & de celle du pubis. L'échancrure qui se trouve entre elle & l'épine antérieure inférieure de l'os ilion, sert au passage du tendon du psoas & de l'iliaque interne. Cette échancrure est couverte d'une couche légèrement cartilagineuse, comme celle de l'ischion, sur laquelle glisse le tendon de l'obturateur interne. Une espèce de

membrane capfulaire attachée à leur circonférence, va fe fixer aux tendons qu'elles tranfmet-
tent, & retient l'humeur fynoviale qui eft verfée
dans leur intérieur, pour faciliter le jeu de ces
tendons.

L'os innominé n'eft pas feulement compofé, dans
un enfant qui vient de naître, des trois parties dont
il a été parlé ci-deffus : la crête même de l'os des
iles & la tubérofité de l'ifchion y font encore cartilagineufes. Ces deux parties s'enducriffent peu à
peu, & deviennent deux épiphyfes très-étendues,
qui ne fe foudent avec le refte de l'os que lorfqu'on approche de l'âge adulte, pendant que l'ilion,
l'ifchion & le pubis s'uniffent enfemble de très-
bonne heure. Cet os eft affez mince en quelques
endroits, & plus épais en d'autres, où il eft
couvert de mufcles moins gros, & où il eft expofé
à foutenir de plus grands efforts. Sa fituation eft
facile à trouver. Il préfente quelques différences
dans les deux fexes. Dans la femme, on le trouve
plus large, plus ample, plus évafé ; le bord antérieur de l'ilion & fes deux épines font plus en dehors ;
le lieu par lequel les pubis fe touchent a moins de
hauteur ; l'angle que ces os forment eft plus ouvert ;
enfin les tubérofités de l'ifchion font plus écartées
l'une de l'autre.

Pour les ufages de l'os innominé, ils confiftent
à former la partie inférieure du tronc, à foutenir
le poids de l'épine & de toutes les parties fupérieures du corps, &c. & dépendent en grande partie
de fes connexions avec l'os facrum & avec l'os innominé du côté oppofé.

Ces connexions fe font toutes deux au moyen
d'un cartilage épais & ferré qui unit ces os avec
beaucoup de fermeté, & qui ne leur permet aucune efpèce de mouvement. On peut les regarder

I 4

comme de vraies fynarthrofes. La première eft affermie par un grand nombre de ligamens qui font jetés fans ordre autour des facettes refpectives de l'os facrum & de l'os innominé, & qui font plus forts à la partie poftérieure qu'à l'antérieure. Outre cela, il part de l'extrémité & du bord inférieur de l'apophyfe tranfverfe de la dernière vertèbre des lombes, un ligament qui fe porte tranfverfale-ment à la partie poftérieure & interne de la crête de l'os des iles, & qui ne contribue pas peu à donner à cette articulation la force qu'elle doit avoir, pour que la pefanteur de prefque tout le corps qui appuie fur l'os facrum, ne le détache pas d'avec les os innominés, & ne force pas ces os entre lefquels le facrum eft engagé comme un coin, à s'écarter l'un de l'autre.

Les deux ligamens facro-fciatiques qui fe rencontrent à la partie poftérieure & inférieure du baffin, doivent auffi avoir le même ufage. L'un des deux eft poftérieur & plus étendu : on le nomme le grand ligament facro-fciatique. L'autre eft antérieur & plus petit : il porte le nom de petit ligament facro-fciatique. Le premier commence à la partie poftérieure, externe & prefque fupérieure de la crête de l'os des iles, par une production peu épaiffe, fous laquelle s'engagent les fibres du mufcle grand feffier, & qui fans doute fe continue avec la portion de l'aponévrofe du *fafcia lata* qui couvre ce mufcle. Il defcend enfuite le long de la partie poftérieure & inférieure de la crête de l'os des iles, puis fur la partie moyenne & inférieure de l'os facrum. Ce liga-ment, qui eft fort large d'abord & médiocrement épais, fe retrécit, prend de l'épaiffeur, & fe porte obliquement en dehors, en devant & en bas, juf-qu'à la tubérofité de l'ifchion. Il s'élargit un peu de

nouveau avant de s'y fixer, & après s'être attaché
à sa partie postérieure & interne, il se prolonge
sur cette tubérosité & sur la branche à laquelle
elle donne naissance, jusqu'au bas de celle du
pubis. Il s'y termine en pointe, après n'y avoir
été fixé que par un de ses bords, pendant que
l'autre est en l'air; de sorte qu'il forme une espèce
d'auvent tourné vers le dedans du bassin, ou, si
l'on veut, qu'il représente depuis le lieu où il tient
à la tubérosité de l'ischion, jusqu'à l'extrémité de
la branche de cet os, une faulx dont le bord tranchant ne tient à rien.

Le second ligament sacro-sciatique est situé au-
devant du premier. Il est un peu plus épais. Son
étendue est beaucoup moindre. Il vient de la partie
la plus inférieure de la tubérosité de la crête de
l'os des iles, & de la partie voisine de l'os sacrum,
& se portant de dedans en dehors & de haut en bas,
il croise un peu la direction du premier auquel sa
partie supérieure & postérieure est étroitement attachée, & va embrasser la pointe de l'épine de l'ischion dans tous les sens.

Ces deux ligamens ne contribuent pas seulement à
donner de la fermeté à la jonction des os innominés
avec la partie latérale de l'os sacrum, ils soutiennent
encore le poids des viscères contenus dans le
petit bassin, qu'ils ferment en arrière. Le premier
sert aussi à l'insertion d'une portion du muscle
grand fessier, qui s'attache à sa face postérieure
& externe. Ils ont par conséquent le même usage
que des portions osseuses, dont la pesanteur ajoutée à celle des os qui forment le bassin, rendroit
cette partie du squelette beaucoup plus lourde, &
moins propre aux fonctions que la nature lui a
assignées.

Le cartilage de symphyse qui unit antérieurement

les deux os innominés, ou plutôt les portions de
ces os qui font connues fous le nom de pubis, eſt
un peu plus épais que celui qui ſe trouve en arrière, à l'endroit de leur jonction avec les parties
latérales de l'os ſacrum. Il eſt d'ailleurs différent dans
les deux ſexes. Outre qu'il a plus d'épaiſſeur dans
les femmes, & qu'il forme en arrière & vers le
dedans du baſſin un bourrelet très - marqué, qui
n'eſt pas auſſi ſenſible dans les hommes, il a moins
de hauteur.

On trouve quelquefois en place de ce cartilage
une articulation entourée de ligamens plus épais
à ſes parties antérieure, ſupérieure & inférieure
qu'à ſa poſtérieure, & dans laquelle ſe voient deux
facettes cartilagineuſes de forme ovalaire oblongue,
appartenant à chacun des pubis. Le vide que ces
facettes laiſſent entre elles, eſt humecté par de la
ſynovie, comme celui des autres articulations ;
ce qui montre qu'il s'y fait quelque mouvement. J'ai
pluſieurs fois vérifié cette obſervation, qui eſt du
célèbre William Hunter, & qu'il a conſignée dans
le ſecond volume des *Médical obſervations and inqui-
rier*. L'articulation dont il s'agit ne ſe rencontre pas
toujours, ſoit qu'il y ait à cet égard de la variété
dans les différens ſujets, ou que le peu de mobilité
qu'elle permet, donne fréquemment lieu à la cohéſion
des cartilages qui entourent les pubis, ainſi que cela
arrive en diverſes autres jointures, & notamment à
celles de la clavicule avec l'acromion, & avec la
première pièce du ſternum.

On ne voit point chez les femmes que le cartilage
de ſymphiſe qui unit les pubis, ſoit affermi par un
auſſi grand nombre de fibres ligamenteuſes, que chez
les hommes ; ſeulement on apperçoit au-deſſous un
ligament de figure à-peu-près triangulaire, attaché
par ſes extrémités aux deux os pubis, & qui paroît

avoir plus de rapport avec les parties molles qu'avec les os. Ce ligament est percé à sa partie moyenne & supérieure d'une large ouverture qui tranfmet la grande veine honteuse moyenne, & de deux autres plus petites, situées latéralement, pour le paffage de petites artères qui viennent du dedans du baffin. Sa hauteur est d'environ quatre lignes, & sa largeur plus grande à son bord inférieur qu'à sa partie supérieure.

Le cartilage dont il vient d'être parlé, devient manifeftement plus épais dans les femmes enceintes que dans celles qui ne le font pas, & il devient quelquefois en même temps si lâche, que les femmes reffentent à l'endroit qu'il occupe, des douleurs plus ou moins vives, & même des craquemens très-marqués lorfqu'elles marchent & qu'elles montent ou qu'elles defcendent. Après l'accouchement il conferve une partie de l'épaiffeur qu'il a acquife, de forte que le baffin refte toujours plus ample, & les hanches plus écartées qu'elles ne l'étoient avant.

Ces difpofitions annoncent affez que ce cartilage prête dans l'accouchement, & que les os pubis s'éloignent l'un de l'autre, ce qui favorife la fortie de l'enfant. La même chofe arrive à ceux qui uniffent les parties latérales de l'os facrum avec les os innominés. Cependant cet effet n'a pas également lieu dans toutes les femmes, & il doit varier suivant les dimenfions du baffin, & fuivant la groffeur de l'enfant. Il y a long-temps qu'il est connu. Hippocrate affure qu'il se fait écartement des os du baffin dans les femmes qui mettent un enfant au monde, & que c'eft en partie la caufe des grandes douleurs qu'éprouvent celles qui accouchent pour la première fois. Plufieurs des Auteurs qui font venus après lui ont adopté cette opinion, que la ftructure des parties & les accidens auxquels les femmes font fujettes

avant & après leur groffeffe, rendoient fort vraifemblable. Mais elle a été **confirmée** depuis par des
obfervations qui portent conviction avec elles.
Jacques d'Amboife montra, au mois de février 1559,
aux Ecoles de Chirurgie, les os pubis féparés l'un
de l'autre, & les os des iles défunis d'avec l'os facrum,
& fort mobiles, fur le cadavre d'une femme de vingt-
quatre ans, pendue dix jours après être accouchée,
pour avoir fait périr fon enfant. Spigellius dit avoir
montré dans fes leçons publiques le relâchement de
la fymphyfe des os pubis, & la diduction des os
innominés d'avec l'os facrum, fur le cadavre d'une
femme morte à la fuite d'un accouchement labo-
rieux. Santorini a trouvé les os pubis fi écartés dans
les femmes nouvellement accouchées, qu'il lui a été
facile de mettre fon pouce dans l'intervalle qui les
féparoit ; & les modernes font remplis de faits femblables.

Malgré cela, il y a des auteurs qui nient que les os
innominés puiffent jamais s'écarter. Tels font Fernel
& Dulaurent, premier Médecin d'un de nos Rois,
& Chancelier de l'Univerfité de Montpellier. Celui-
ci ne comprend pas comment les cartilages qui uniffent les os du baffin fe relâchent au point de permettre l'écartement de ces os, & fe refferrent enfuite
comme il convient. Mais il eft facile de donner la
raifon de ce phénomène. La matrice diftendue par
l'enfant qu'elle contient, & qui s'y développe, defcend & comprime les vaiffeaux qui portent le fang
dans le petit baffin. Ce fluide obligé d'y féjourner,
fe détourne dans ceux qui font collatéraux, les
gonfle, les diftend, fe porte en plus grande abondance
aux cartilages de la fymphyfe des os pubis & des os
des iles avec l'os facrum, & les rend plus lâches.

Cependant le poids de la matrice qui agit conftamment fur le détroit des os du baffin, écarte peu à

peu ces os l'un de l'autre, & ils s'éloignent encore davantage lors de l'accouchement, parce que les contractions simultanées du diaphragme & des muscles du bas-ventre, chassent la matrice de haut en bas avec plus de force. On conviendra facilement que les choses se passent de cette manière, si on fait attention que des coins de bois tendres, engagés dans les fentes des rochers, les brisent & en enlèvent des masses considérables, lorsqu'ils viennent à être imbibés de l'eau que l'on jette dessus ; que le bourgeon tendre & délicat qui sort des noyaux de pêche que l'on sait être excessivement durs, suffit pour en écarter les pièces ; que les racines du lierre qui s'introduisent dans les fentes des murailles, les renversent à la longue ; & enfin, pour ne pas sortir de notre sujet, que le polype des narines, tumeur molle & pulpeuse, écarte les os du nez au point de défigurer les malades, de chasser les yeux hors de leurs orbites, &c. Le retour de la matrice à son état naturel, après l'accouchement, donne lieu au rapprochement des os du bassin, & à l'exsiccation de leurs cartilages. La plus grande quantité de sang que le poids de la matrice déterminoit dans les vaisseaux qui se portent à ces cartilages, & l'action constante de ce viscère, les avoit relâchés & écartés ; la moindre quantité de sang qui y aborde après l'accouchement, & le défaut d'action de la part de la matrice leur permet de se dessécher, & de reprendre leur consistance & leur épaisseur ordinaires.

Palfin pense aussi que l'écartement des os du bassin, pendant l'accouchement, est impossible, & que s'il avoit lieu, on ne verroit pas tant d'enfans enclavés au passage, & tant de femmes à qui l'on est obligé de faire l'opération césarienne.

Ce raisonnement n'est pas concluant, & il n'y a personne qui ne voie que, malgré la diduction des os innominés, les enfans peuvent reſter enclavés, ſi leur volume eſt encore trop conſidérable pour qu'ils puiſſent paſſer à travers le baſſin dilaté. Roederer ne croit pas non plus que le baſſin ſe dilate dans les femmes en travail, parce qu'il eſt aſſez large pour laiſſer paſſer la tête des enfans, quel qu'en ſoit le volume. Mais il ne fait pas attention que ce ne ſont pas les os du baſſin nus & dépouillés de chairs qu'il faut comparer avec la tête des enfans, mais les mêmes os couverts de muſcles, garnis de tiſſu cellulaire, & dont l'ouverture eſt diminuée par l'épaiſſeur de la matrice, & par l'inteſtin rectum & la veſſie, & qu'alors le détroit du baſſin n'eſt plus ſi large, par comparaiſon, avec la tête de l'enfant qui doit y paſſer. D'ailleurs cette tête elle-même a beaucoup plus de volume lorſque les os en ſont écartés & remplis par la maſſe du cerveau, & recouverts de leurs tégumens.

La connoiſſance que l'on a de l'écartement des os du baſſin dans l'accouchement, n'eſt pas de pure théorie ; elle peut influer auſſi ſur la pratique. Severin Pineau avoit obſervé pluſieurs fois que des ſages-femmes de campagne, dénuées de toute eſpèce d'inſtruction, faiſoient fortement écarter les cuiſſes des perſonnes qui étoient ſur le point d'accoucher, ſans doute dans la vue d'opérer mécaniquement une diduction qui favoriſât la ſortie de l'enfant. On ſent aſſez combien ce procédé eſt défectueux ; il produit ſon effet d'une manière ſubite, qui ne reſſemble en rien à la lenteur du procédé que la nature emploie. D'ailleurs, il eſt impoſſible de ſavoir au juſte quand il convient de s'arrêter, & par conſéquent il peut produire un écartement trop conſidérable, & donner lieu à des diſtenſions violentes dans les cartilages & dans les ligamens qui les environnent. Les douleurs, la fiévre, l'inflammation, & les abcès conſécutifs, peuvent & doivent en être la suite. On obtiendra le même effet au moyen des embrocations & des fomentations émollientes mises en usage quelque temps avant l'accouchement. Ces secours seront principalement utiles aux femmes qui deviennent mères pour la première fois dans un âge un peu avancé, & dont les parties sont beaucoup moins disposées à prêter que chez celles qui sont jeunes.

On voit quelquefois survenir après l'accouchement, des douleurs très-vives à l'endroit de la jonction des os innominés avec l'os sacrum. Ces douleurs, qui sont l'effet de la violence que le cartilage de symphyse a soufferte, peuvent avoir les suites les plus funestes. Un Chirurgien très-distingué a montré à l'Académie royale de Chirurgie le bassin d'une femme morte quarante-deux jours après être accouchée, où l'os des iles du côté gauche étoit écarté de l'os sacrum de trois lignes. Le péritoine étoit décollé à la circonférence. Les muscles psoas & iliaque étoient abreuvés d'une humidité séreuse d'un blanc grisâtre, dont le foyer se trouvoit à l'endroit de l'écartement des os. Peut-être eut-on prévenu la perte de la malade par des saignées plus nombreuses que celles qui lui ont été faites, & par des fomentations & des cataplasmes émolliens appliqués sur le lieu où les douleurs qui précédèrent cette suppuration intérieure s'étoient fait sentir.

Il est beaucoup plus ordinaire que les femmes nouvellement accouchées éprouvent de la difficulté à marcher, parce que les cartilages & les ligamens qui unissent les os du bassin, ne se font pas resserrés comme il faut, pour donner à la jonction de ces os la fermeté qui leur est nécessaire pour supporter le poids du corps. Les auteurs fourmillent d'exemples de cette espèce, & la pratique m'en a fourni plusieurs. On abrégeroit sans doute le temps que la nature emploie pour le rétablissement des parties, si, au lieu de permettre aux malades de se lever & d'agir, on les retenoit au lit pendant un temps convenable, qu'on leur fît faire usage de bains froids, aussi-tôt que les suites de couche peuvent le leur permettre, & qu'on fît usage, en attendant, des nervins balsamiques appliqués sur les parties relâchées, & soutenus par un bandage capable de favoriser la cohésion des os, en les retenant dans la position qui leur est naturelle.

Ces secours pourront également être utiles aux enfans de l'un & l'autre sexe, dont la démarche est foible & vacillante. Il est certain que les parties peuvent être abreuvées dans les enfans, de manière à permettre aux symphyses des os du bassin de se relâcher. Cela peut même arriver à des hommes faits, si des causes externes & violentes viennent se joindre aux dispositions intérieures. On en trouve un exemple dans les observations anatomiques & chirurgicales de M. Henri Bassius, docteur en Médecine & en Chirurgie en l'Université de Halle de Magdebourg. Un étudiant en Droit, âgé de vingt-un ans, & d'une constitution foible & délicate, eut, en tirant des armes, un écartement sensible d'un des os innominés avec l'os sacrum. Il survint sur le champ des douleurs aiguës à la partie malade, & la jambe se retira. Le malade ne pouvoit se soutenir ni marcher, & il souffroit dans toutes sortes de positions. Les topiques résolutifs & discussifs qui furent mis en usage, dissipèrent les douleurs en quatre à cinq jours de temps, & le malade reprit bientôt ses fonctions & sa manière de vivre ordinaire.

L'écartement des os du bassin est possible, même dans des hommes robustes & bien constitués, lorsqu'ils éprouvent sur ces os une compression subite & violente. M. Philippe, maître en Chirurgie à Chartres,

Chartres, a communiqué à l'Académie royale de Chirurgie un fait qui le prouve, & qui a été inséré avec avantage par M. Louis, dans une excellente dissertation sur l'objet qui nous occupe, publiée dans le quatrième volume in-4°. des Mémoires de cette Compagnie. Un jeune paysan portoit sur son dos un sac de bled du poids de 350 livres, qui devoit être placé sur une charrette. Celui qui devoit le prendre & le tirer à lui, l'ayant laissé échapper, le sac retomba par un de ses angles sur la croupe du paysan qui en étoit chargé. Il souffrit peu d'abord, & continua son travail. La douleur fut légère les deux premiers jours, mais elle augmenta considérablement le troisième & le quatrième, & on fut obligé de le saigner plusieurs fois. Les secours de l'art les mieux administrés, ne purent empêcher qu'il ne mourût vingt jours après son accident. A l'inspection de son corps, il se présenta une saillie de plus de trois pouces, parallèle à l'os sacrum, & qui étoit formée par l'os des iles. Le dedans du bassin étoit très-enflammé, sur-tout du côté droit. Il y avoit beaucoup de pus épanché dans le ventre. La membrane qui recouvre la symphyse du sacrum & de l'os innominé, étoit plus épaisse que dans l'état naturel. Elle étoit décollée d'environ trois ou quatre lignes sur l'os sacrum, & de plus d'un pouce & demi sur l'os des iles. Ces os perdoient aisément leur niveau, quand on les poussoit l'un sur l'autre. Ils étoient plus épais qu'ils n'ont coutume de l'être, ce qui montre qu'ils avoient souffert inflammation & engorgement.

Ces observations font connoître la possibilité d'une maladie dont personne jusqu'ici n'avoit fait mention, & elles enrichissent ainsi le domaine de l'art, dont les secours employés à propos, peuvent être utiles pour en prévenir les suites.

Du Thorax.

Le thorax, ou la poitrine, eſt une cavité formée par le ſternum, par les côtes & par les vertèbres du dos, dont la figure approche de celle d'un cône applati de devant en arrière, & dont la baſe ou la partie la plus large eſt en bas, & le ſommet ou la partie la plus étroite eſt en haut. Cette figure varie beaucoup dans les différens individus. On remarque que les uns ont la poitrine large & élevée, pendant que les autres l'ont étroite & applatie. Ceux qui ſont ainſi conſtitués ſont ſujets à l'hémophtyſie & à la phthiſie pulmonaire qui en eſt la ſuite, ce qui vient de ce que les poumons ne trouvant pas un eſpace ſuffiſant pour l'exercice de leurs fonctions, ne permettent pas au ſang de paſſer facilement à travers leurs vaiſſeaux qui s'engorgent & ſe rempliſſent. On ne peut donc trop blâmer l'uſage des bandes avec leſquelles on enveloppe les enfans nouveau-nés, & qui, portant en même temps ſur la poitrine & ſur le bas-ventre, empêchent les côtes de croître, de s'étendre & de prendre la direction qui leur eſt propre, & le diaphragme de s'abaiſſer vers le ventre, comme il le doit faire à chaque inſpiration. Les corps de baleine que l'on fait ſuccéder à ces bandes, produiſent le même effet. Il y a déja long-temps que Spigellius s'eſt élevé contre leur abus. Les gens de l'art l'ont ſuivi; mais l'habitude l'a toujours emporté chez nous ſur leurs avis ſalutaires. L'Auteur que nous venons de citer, obſerve que les Vénitiens ſont contraires à cet égard aux autres nations Européennes; qu'ils regardent une poitrine large comme une beauté, & qu'ils cherchent à la procurer à leurs enfans, en ne la leur ſerrant jamais pendant qu'ils ſont au maillot, ni lorſqu'ils ſont plus âgés.

Du Sternum.

Le fternum eft fitué à la partie moyenne & antérieure de la poitrine. Sa figure eft oblongue & plate,
de forte qu'il reffemble affez bien à un quarré long
terminé en pointe par une de fes extrémités. On y
diftingue deux faces, deux bords & deux extrémités;
mais comme il eft fouvent compofé de trois pièces,
même dans l'âge adulte, une fupérieure épaiffe &
courte, une moyenne plus mince & plus longue,
& une troifième plus petite que les autres, il eft plus
ordinaire de fuivre cette divifion dans la defcription
que l'on fait de cet os.

La première pièce du fternum a la forme d'un
quarré irrégulier. Sa face antérieure eft légèrement
convexe, & la poftérieure légèrement concave.
Son bord fupérieur a peu d'étendue : il eft fort
échancré. L'inférieur eft un peu plus long ; il fe joint
avec l'extrémité fupérieure de la feconde pièce par
un cartilage de fymphyfe, qui ne s'offifie & ne difparoît que dans un âge avancé. Ce cartilage, quoique
affez ferme & folide, permet cependant quelquefois à la feconde pièce du fternum des mouvemens
très-marqués fur la première, dans l'enfance. Je
l'ai obfervé plufieurs fois, mais jamais auffi fen-
fiblement que fur une petite fille de fept à huit ans,
attaquée d'un afthme fcrophuleux. La difficulté qu'elle
avoit de refpirer rendoit les mouvemens de la poitrine plus grands que de coutume, & je voyois
manifeftement la feconde pièce du fternum fe mouvoir fur la première, en fe portant alternativement
en devant & en arrière, par fon extrémité inférieure.
Les bords latéraux de la première pièce du fternum
font plus alongés. La direction en eft oblique. On y
voit fupérieurement une facette articulaire, concave, affez grande, garnie de cartilage dans l'état

frais, pour la jonction de cet os avec l'extrémité humérale de la clavicule. Un peu au-deſſous on apperçoit une empreinte raboteuſe qui ſert à la ſymphyſe du cartilage de la première côte avec le ſternum, & plus bas, tout près du bord inférieur, une demi-facette articulaire, garnie d'un cartilage, qui, jointe à une demi-facette ſemblable appartenant à la ſeconde pièce du ſternum, forme la cavité dans laquelle eſt reçu, & avec laquelle vient s'articuler le cartilage de la ſeconde côte.

La ſeconde pièce du ſternum eſt beaucoup plus large à ſa partie inférieure qu'à la ſupérieure. Elle repréſente un quarré long. Celle de ſes faces qui eſt en devant, eſt légèrement convexe ſur ſa longueur. On y rencontre pluſieurs lignes ſaillantes & tranſverſales, qui ne ſont que les traces des cartilages, qui, dans l'enfance, uniſſoient les différentes pièces dont elle étoit formée. La face poſtérieure a une concavité qui répond à la convexité de celle qui eſt antérieure. Son extrémité ſupérieure eſt aſſez épaiſſe, & forme un bord alongé qui s'unit au bord inférieur de la première portion. L'inférieure, plus mince & plus large, ſe joint à la troiſième pièce. Enfin ſes bords, un à droite & l'autre à gauche, préſentent quatre facettes articulaires concaves, garnies de cartilages dans l'état naturel pour ſon articulation avec les cartilages des troiſième, quatrième, cinquième & ſixième côtes, & deux demi-facettes, une ſupérieure près l'extrémité ſupérieure, & une inferieure près l'extrémité inférieure, leſquelles contribuent à la formation des cavités deſtinées aux articulations de la ſeconde & de la ſeptième côte.

On trouve quelquefois cette ſeconde pièce du ſternum percée d'un trou aſſez grand pour admettre l'extrémité du petit doigt. Puſieurs, tels que Du Laurent, Riolan & d'autres, penſent que ce trou eſt plus fréquent chez les femmes que chez les hommes; ce que l'expérience ne confirme pas. Il est bouché par une production membraneuse assez épaisse, & dont la nature approche de celle du cartilage. Cette ouverture n'est pas destinée à transmettre des rameaux des vaisseaux mammaires, comme on l'a avancé. S'il y en passe quelques-uns, ils sont très-fins. Hunauld dit dans les Mémoires de l'Académie royale des Sciences pour l'année 1740, qu'elle est formée comme la fontanelle, ou comme le trou qui se remarque au conduit auditif osseux des jeunes enfans, c'est-à-dire, qu'elle dépend de ce que l'ossification commençant en divers endroits à la fois, & s'y continuant de la circonférence au centre, il peut se faire qu'elle soit interrompue avant que le sternum soit entièrement osseux.

La troisième pièce du sternum est long-temps cartilagineuse ; mais dans la suite elle s'ossifie. On lui donne le nom d'appendice xyphoïde, eu égard à sa forme qui, pour l'ordinaire, est alongée, & ne ressemble pas mal à la pointe d'une épée. Cependant il est très-fréquent de la voir terminée par une extrémité mousse, ou par une pointe double. Sa longueur varie autant que sa figure. Veslingius l'a trouvée assez longue pour descendre jusqu'au nombril, & pour empêcher la flexion du tronc. Il y a long-temps qu'on a pensé que l'appendice xyphoïde étoit susceptible de se renverser en dedans ou plutôt en arrière, en vertu d'un coup porté avec force sur le creux de l'estomac. Columbus regardoit déjà cet accident comme impossible, eu égard à la fermeté des liens qui attachent l'appendice en question au bas de la seconde pièce du sternum, & tournoit en ridicule ceux qui étoient d'un avis contraire. Plusieurs ont adopté son opinion ; mais l'expérience paroît la contredire.

Le sternum n'est composé intérieurement que d'un tissu celluleux extrêmement lâche, recouvert de deux lames de substance compacte, assez minces; ce qui fait non-seulement que cet os se fracture aisément, mais encore que la carie y fait des progrès rapides, lorsqu'elle s'en est une fois emparée, parce que l'humeur âcre & corrosive qui la produit, glisse & s'introduit facilement de cellule en cellule. Le sternum est ordinairement fait dans le fœtus de huit pièces, séparées l'une de l'autre par sept cartilages. Ces pièces s'endurcissent de jour en jour, mais restent désunies jusqu'à l'âge de sept ans. Elles commencent ensuite à s'unir & à devenir moins nombreuses. Il n'en reste plus que trois dans l'âge adulte; mais lorsqu'on parvient à la vieillesse, ces trois pièces n'en forment plus qu'une seule, par l'ossification & l'endurcissement des cartilages qui les unissent. Valverda a vu le sternum composé de onze pièces sur un enfant de sept ans, parce que les cinq dernières étoient chacune partagées en deux, par une lame cartilagineuse qui descendoit de haut en bas, suivant la longueur de l'os.

La situation, les connexions & les usages du sternum sont trop faciles à déterminer pour que je m'y arrête. Ses mouvemens, déterminés par ceux des côtes qui l'entraînent avec elles dans l'inspiration & dans l'expiration, sont composés de celui d'élévation & d'abaissement, & d'un mouvement de bascule en vertu duquel son extrémité inférieure se porte en devant pendant qu'il s'élève, & en arrière pendant qu'il s'abaisse. Celui-ci est le plus grand des deux. Il a donné lieu à une expérience très-fautive, par laquelle on cherche, dans des cas douteux, à déterminer si un homme qui paroît mort, conserve quelque mouvement dans les organes de la respiration. On place un verre à boire plein d'eau sur le milieu de la poitrine, & après l'y avoir laissé quelque temps, on regarde si l'eau est agitée de quelque mouvement. Puisque l'extrémité inférieure du sternum est, de toutes les parties de cet os, celle qui se meut le plus sensiblement, on voit d'abord que le verre qui sert à cette expérience devroit être placé au bas de la poitrine, & non pas à sa partie moyenne. Mais il y a tant de causes qui peuvent imprimer du mouvement à l'eau, qu'il est impossible de reconnoître d'une manière bien précise, par ce moyen, si le le sujet respire encore, ou s'il ne respire plus.

Des Côtes.

Les côtes sont des arcades osseuses & cartilagineuses, situées obliquement sur les côtés de la poitrine, dont elles forment la plus grande partie. Leur nombre est ordinairement de vingt-quatre, douze de chaque côté ; mais il n'est pas rare d'en trouver plus ou moins. Galien, Fallope, Picolholmini, Bauhin, Riolan, Ruysch, ont vu des sujets qui avoient treize côtes de chaque côté ; & quoique le premier de ces Auteurs dise qu'il est si rare d'en rencontrer qui n'en ayent que onze, qu'à peine y en a-t-il un sur mille, Columbus & Bartholin en ont vu de cette espèce. Il ne faut même pas que cela soit fort rare, car je me souviens d'en avoir observé plusieurs qui étaient dans ce cas.

Des douze côtes de chaque côté, les sept premières vont aboutir au sternum, & les cinq dernières n'y arrivent pas ; ce qui a donné lieu de donner le nom de vraies côtes aux premières, & de fausses côtes aux secondes.

De la Portion osseuse des Côtes.

La forme en est à-peu-près la même dans toutes.

On y voit en arrière une tête qui est anguleuse dans le plus grand nombre, & qui présente deux demi-faces, une supérieure plus petite, & une inférieure plus large, toutes deux couvertes d'un même cartilage. Ces têtes sont reçues dans les cavités creusées sur les parties latérales des vertèbres, & dont j'ai dit qu'une portion appartenoit à la vertèbre supérieure, & l'autre à la vertèbre inférieure. L'articulation qu'elles forment est du genre des arthrodies, & ne permet que des mouvemens d'élévation & d'abaissement. Il est très-ordinaire que les cartilages qui les recouvrent deviennent adhérens l'un à l'autre ; de sorte qu'il n'est pas possible d'en observer la forme ; & qu'ils n'ont plus le brillant & le poli que présentent ceux qui encroûtent les extrémités mobiles des autres os. Un ligament orbiculaire, composé d'une capsule mince & de fibres très-fortes entoure cette articulation, qui d'ailleurs est affermie par divers autres ligamens. Antérieurement on en voit un, large de trois lignes ou environ, qui du bord supérieur de la tête de chaque côte, monte en devant & en dehors se fixer au bord inférieur de celle qui lui est supérieure, à peu de distance de sa tête. Postérieurement il part de l'extrémité de l'apophyse transversale de chaque vertèbre, un ligament large de trois à quatre lignes, long de cinq à six, qui monte obliquement en devant & en dehors, & qui va s'attacher à la partie convexe de chaque côte, près de sa tubérosité. Chacune de ces apophyses donne encore un ligament qui, de son bord inférieur & un peu postérieur, descend obliquement en dehors & en devant, & se porte au bord supérieur de toutes les côtes, entre leur tête & leur tubérosité, derrière le ligament que j'ai décrit il n'y a qu'un moment.

Les têtes des côtes sont supportées par un col

affez court & rempli d'afpérités, & au-delà duquel
on trouve, à peu de diftance, un tubercule raboteux qui regarde en arrière, & plus bas une facette
obronde, convexe & recouverte de cartilage, pour
l'articulation des côtes avec les apophyfes tranfverfes
des vertèbres du dos. C'eft ce que l'on nomme la
tubérofité des côtes. Leur jonction avec les vertèbres préfente une arthrodie ou une diarthrofe planiforme, qui ne permet que des mouvemens bornés.
Elle eft environnée d'un ligament orbiculaire affez
épais. Plus loin, on voit encore à la partie poftérieure des côtes une ligne faillante qui fe porte obliquement de haut en bas, & de dedans en dehors,
& que l'on appelle leur angle. Il n'y a point d'angle
à la première, & peut-être à la feconde côte. A la
troifième, il eft très-près de fa tubérofité. A la quatrième, il s'en éloigne encore davantage; & la
diftance qui fe trouve entre cet angle & la tubérofité
eft d'autant plus grande, que la côte devient plus inférieure, excepté aux deux dernières, où l'angle
manque comme aux deux premières. Lorfqu'on regarde la partie poftérieure du thorax, les angles
des côtes repréfentent deux lignes obliques, qui s'é-
cartent inférieurement, & fe rapprochent fupérieurement, comme les deux branches d'un compas.
Ces éminences paroiffent être le réfultat de la torfion à laquelle les côtes auroient été expofées, fi on
eût cherché à porter leur tête en haut avec une des
deux mains, & que de l'autre on eût porté leur extrémité antérieure en bas; auffi les côtes en qui elle fe
trouve, font-elles torfes, de forte que lorfqu'on les
pofe fur un plan, il n'y a qu'une de leurs extrémités
qui touche ce plan, & que l'autre fe relève & s'en
éloigne.

Depuis leur tête jufqu'à leur angle, les côtes ont
une épaiffeur affez confidérable, & font comme

cylindriques. Mais depuis leur angle jusqu'à leur
extrémité inférieure, elles sont minces & plates.
On peut alors y distinguer deux faces & deux bords.
L'une des deux faces est convexe, externe & un
peu supérieure, l'autre concave, interne & un peu
inférieure. On ne voit sur l'une & sur l'autre que
quelques aspérités de peu de conséquence. Les bords
se divisent en supérieur & interne, & en inférieur
& externe. Le premier est épais & arrondi, & le
second plus mince & en quelque sorte tranchant.
On y apperçoit du côté de la face interne un long
enfoncement qui s'étend depuis la tubérosité jusqu'au-delà du tiers moyen, & qui est plus profond
en arrière qu'en devant. Quelques-uns qui l'ont cru
destiné à loger les vaisseaux qui rampent entre les
côtes sous les noms d'intercostaux, lui ont donné
celui des sinuosités des côtes, qui ne lui convient
en aucune manière, n'ayant point cet usage. Chaque
bord a deux lèvres, une interne & l'autre externe.
Enfin, l'extrémité inférieure & antérieure des côtes
présente un peu plus de largeur & d'épaisseur que
leur partie moyenne. Elle est creusée d'une légère
cavité dans laquelle s'implantent les cartilages qui
terminent les côtes antérieurement.

La longueur de la portion osseuse des côtes est
différente dans chacune d'elles. La première est très-
courte par rapport à la seconde ; celle-ci l'est moins
par rapport à la troisième ; & celles qui suivent
augmentent successivement de longueur jusqu'à la
neuvième ou à la seconde des fausses côtes, ce qui
étoit nécessaire pour donner à la poitrine la forme
conique que nous lui connoissons. Les trois dernières
fausses côtes deviennent de plus en plus courtes,
jusqu'à la dernière qui l'est plus que les autres. Si
on étoit curieux de connoître la cause de cette disposition, on la trouveroit dans la forme de la poitrine,

qui defcend plus bas en arrière qu'en devant, &
dont le plancher inférieur, formé par le diaphragme,
eft très-oblique. Par-là les poumons font logés dans
un grand efpace ; le corps peut être librement fléchi
en devant ; & ceux des vifcères du bas-ventre dont
la texture eft la plus délicate & la plus expofée à
être dérangée par les agens extérieurs, fe trouvent
protégée par les voûtes que forment les fauffes côtes,
fur les parties fupérieures & latérales de cette cavité.

Les portions offeufes des côtes, retenues par les
liens nombreux dont il a été parlé précédemment,
le font encore par une fubftance fibreufe & membraneufe affez épaiffe, qui, de toute la longueur
du bord inférieur de l'une, defcend fur le bord
fupérieur de l'autre, entre les plans des mufcles
intercoftaux, internes & externes. La dernière qui
ne paroît pas avoir de ligament femblable, en a un
qui en tient la place, lequel eft large d'un pouce,
de figure triangulaire, & qui, du bord fupérieur de
l'apophyfe tranfverfe de la première vertèbre des
lombes, va fe terminer à fon bord inférieur, près
de fon extrémité fupérieure.

La ftructure intérieure de la portion offeufe des
côtes, eft à-peu-près la même que celle du fternum.
On remarque cependant que leur tiffu cellulaire eft
un peu plus ferré, que la fubftance compacte qui le
recouvre a un peu plus d'épaiffeur, & qu'elle eft
compofée de plufieurs couches qui fe féparent aifément. C'eft à raifon de cela que les côtes fe fracturent
fouvent en éclats, & forment des efquilles longues
& pointues qui bleffent les parties voifines. Lorfque
ces efquilles fe portent vers le dedans de la poîtrine,
& qu'elles percent la plèvre & le poumon, elles
donnent lieu à l'inflammation de ce vifcère, & fur-
tout à un emphyfème qui, pour l'ordinaire, devient
exceffif, & qui fait périr les malades. La portion

offeufe des côtes eft entièrement formée dans les enfans nouveau-nés , pendant que les têtes des autres os font encore cartilagineufes , & reftent long-temps dans cet état. Si l'on ne craignoit pas de fe tromper , lorfqu'il eft queftion d'affigner les caufes finales de la ftructure des parties , on diroit que fi les têtes des côtes font offeufes au moment de la naif-fance des enfans, c'eft pour prévenir leur féparation d'avec le refte de ces os dans les mouvemens de la ref-piration, que l'enfant le plus jeune exerce comme les hommes les plus avancés en âge. Les côtes, quoique offeufes, font fragiles dans les enfans nouveau-nés. Chéfelden en a fouvent trouvé de caffées, & l'im-preffion des doigts de leurs nourrices étoit remar-quable à l'extérieur du corps. On ne peut donc attri-buer cet accident qu'à ce qu'ils avoient été foulevés imprudemment , & peut-être foutenus d'une main, pendant que leurs nourrices préparoient leurs langes avec l'autre. Le même auteur dit avoir fouvent ob-fervé que la taille des enfans étoit altérée par la même caufe. La fituation des côtes eft très-oblique; elles ont leurs têtes fort élevées , par rapport à leur extrémité oppofée.

Quelque reffemblance que les portions offeufes des côtes aient entre elles, il y en a cependant quel-ques-unes qui font autrement conformées que les autres , & qui méritent par conféquent une défcrip-tion particulière ; telles font la première, la feconde, la onzième & la douzième.

De la première Côte.

Non-feulement cette première côte eft beaucoup plus courte que les autres, mais elle eft auffi plus large. Sa fituation eft à-peu-près tranfverfale, & fes faces font tournées l'une fupérieurement & l'autre

inférieurement. La première préfente un enfoncement longitudinal qui règne fur le milieu de fa longueur. La feconde eft liffe & fans afpérités. De fes
deux bords, l'un eft intérieur & peu tranchant,
l'autre extérieur & affez arrondi, au contraire de ce
que l'on voit dans la plupart des autres côtes. Cette
différence vient de ce que par la pofition tranfverfale
de la première côte, ce bord, ainfi que la face inférieure, regardent la cavité de la poitrine, dont ils
auroient bleffé les organes, s'ils euffent eu une autre
forme. La tête qui termine cette côte en arrière, au
lieu d'être anguleufe, fe trouve applatie & légèrement convexe, pour répondre à la cavité latérale
du corps de la première vertèbre dans laquelle elle
eft reçue. Enfin, on n'y trouve point d'angle; auffi
n'a-t-elle pas cette torfion que j'ai dit être commune
au plus grand nombre des autres côtes, & qui fait
que lorfqu'on les pofe fur un plan, une de leurs
extrémités touche ce plan, & l'autre s'en éloigne.
La première côte appuie par fes deux extrémités fur
celui fur lequel on la met.

De la feconde Côte.

La feconde côte eft beaucoup moins longue que
la première, mais plus courte que celles qui la fuivent. Sa longueur eft affez grande. Celle de fes faces
qui devroit être en dehors eft en haut, & l'autre en
bas. Cette dernière, qui regarde la cavité de la poitrine, eft polie. Son bord fupérieur eft légèrement
tranchant, & l'inférieur beaucoup plus arrondi. Ses
extrémités font à-peu-près dans le même plan. Elle
n'a pas d'angle, ou du moins il eft tout près de fa tubérofité. Enfin, fa tête n'eft pas arrondie comme à
la première, mais anguleufe comme à toutes les
autres.

De la onzième & de la douzième Côtes.

Ce qui caractérise ces deux dernières côtes, outre qu'elles sont plus petites que les autres, qu'elles sont courbées dans le même plan, & qu'elles n'ont point d'angle, est que leurs têtes, semblables à celles de la première, ne sont point anguleuses, mais arrondies, puisqu'elles répondent à deux cavités pratiquées toutes entières sur les parties latérales de la onzième & de la douzième vertèbre du dos. D'ailleurs, ces côtes n'ont point de tubérosité, & ne s'articulent pas avec les apophyses transverses des deux dernières vertèbres. Aussi sont-elles beaucoup plus mobiles que les autres, & portent-elles le nom de côtes flottantes.

De la Portion cartilagineuse des Côtes.

La portion cartilagineuse des côtes tient à leur extrémité inférieure & antérieure. Elle a beaucoup de longueur aux sept premières que l'on nomme vraies côtes, & fort peu aux inférieures que l'on connoît sous le nom de fausses côtes. Sa contexture, assez semblable à celle des os, présente une lame compacte épaisse qui en forme l'extérieur, & un tissu cellulaire qui en forme l'intérieur ; aussi est-elle sujette à s'endurcir & à s'ossifier dans un âge avancé.

Les cartilages des vraies côtes vont aboutir au sternum. Le premier est plus long que les autres, proportion gardée : il est aussi plus large & plus épais. Ce cartilage s'unit au sternum par une vraie symphyse, & d'une manière différente de ceux qui suivent. La direction selon laquelle il s'y porte, est la même que celle de l'os auquel il appartient, & il descend de haut en bas. L'intervalle qui le sépare du

second , est très-grand ; celui-ci est aussi d'une largeur considérable, & assez écarté du troisième. Il
paroît descendre comme le premier. Le troisieme
se porte dans une direction presque horizonta!e, &
s'éloigne peu du quatrième. Les autres, jusqu'au
dernier, se courbent de bas en haut, près de la portion osseuse des côtes, & montent ensuite pour s'approcher du sternum. Tous ces cartilages se terminent
par une tête assez arrondie , mais cependant un peu
anguleuse, qui entre dans les cavités articulaires qui
se trouvent sur les parties latérales du sternum , &
qui s'articule avec elles. Souvent les cartilages res-
pectifs contractent des adhérences ensemble , par rapport au peu de mobilité de leurs articulations. Ces
articulations, qui sont du genre des arthrodies, sont
entourées d'un ligament orbiculaire assez épais, &
fortifiées antérieurement de fibres ligamenteuses, qui
s'écartent en manière de rayons, & qui se répandent
sur la face antérieure du sternum sur lequel elles se
croisent d'un côté à l'autre. On ne voit pas de fibres
semblables à la face postérieure de cet os. Je trouve
encore qu'il part du bord inférieur du cartilage de la
dernière des vraies côtes, d'autres fibres ligamenteuses, qui vont se répandre sur la face antérieure de
l'appendice xyphoïde. Les supérieures, peu nombreuses, sont plus courtes; elles se portent presque
transversalement sur cette appendice. Les inférieures
sont plus longues & plus obliques.

Les cartilages des fausses côtes se terminent en une
pointe aiguë avant d'arriver au sternum. Le premier
s'attache au bord inférieur de celui de la dernière
vraie côte, par un tissu membraneux & ligamenteux.
Le second se joint au bord inférieur de celui de la
première , & le troisième au bord inférieur de celui
de la seconde. Ces cartilages sont assez larges à leur
origine, & s'unissent ensemble par des languettes

qui vont de l'un à l'autre, ou par leurs bords voisins. Les deux derniers sont plus minces & plus courts : ils ne tiennent pas à ceux qui les précèdent, & se trouvent placés entre la portion charnue des muscles du bas-ventre, ce qui augmente la mobilité des côtes auxquelles ils appartiennent, & que j'ai déjà dit être connues sous le nom de côtes flottantes.

Les usages des côtes sont évidens. Elles forment un espèce de cage dont la solidité met les viscères contenus dans la cavité de la poitrine à l'abri des agens extérieurs, & dont la mobilité détermine le jeu des poumons. Cette cage s'élève & s'agrandit dans tous les sens, & s'affaisse & se retrécit dans les mouvemens de la respiration. L'obliquité des côtes paroît être l'unique cause qui en augmente & qui en diminue les dimensions. Mais cette obliquité ne leur permet pas de se mouvoir de bas en haut sans souffrir une torsion plus ou moins grande. Si elles eussent été entièrement osseuses, elles se seroient rompues, au lieu que les cartilages qui en font partie, & qui sont fort élastiques, les mettent à l'abri de cet accident. Ils servent aussi à remettre la poitrine dans son état naturel, lorsque les muscles inspirateurs cessent d'agir, & ils déterminent l'expiration. Il ne faut cependant pas croire que ce mouvement soit uniquement dû au ressort des cartilages des côtes. Les muscles du bas-ventre y contribuent beaucoup, ainsi que je le dirai dans la suite.

Des Extrémités du Squelette.

Les extrémités du squelette sont au nombre de quatre, deux supérieures & deux inférieures.

Des

Des Extrémités supérieures.

Les extrémités supérieures comprennent l'épaule, le bras, l'avant-bras & la main.

De l'Epaule.

L'épaule est faite de deux os, un large & d'une étendue assez considérable, situé en arrière ; l'autre long & d'une grandeur médiocre, situé en devant. Le premier se nomme l'omoplate, & le second la clavicule.

De l'Omoplate.

L'omoplate est un os de forme triangulaire, situé à la partie supérieure, postérieure & latérale du thorax, depuis la première côte, jusqu'aux environs de la septième. On y distingue deux faces, une antérieure concave, une postérieure convexe ; trois angles, deux supérieurs, l'un postérieur & l'autre antérieur, & un inférieur ; & trois côtés, un supérieur, un postérieur, & un antérieur ou inférieur.

La face antérieure de l'omoplate ne présente qu'une grande concavité, traversée par des lignes saillantes & obliques, qui, du côté postérieur, ou de la base de l'os, vont à son angle supérieur & antérieur. On croiroit que ces lignes sont le résultat de l'empreinte des côtes, & Vésale lui-même est tombé dans cette méprise ; mais si on met l'os en situation, on s'appercevra bientôt qu'elles en croisent la direction, & qu'elles doivent avoir été produites par les portions du muscle sous - scapulaire, qui ont enfoncé l'os dans leurs intervalles. La face postérieure est convexe ; elle est partagée inégalement en deux parties, que l'élévation des bords voisins fait paroître creuses, & que l'on nomme les fosses sus-épineuse & sous-épineuse. Ces deux fosses sont séparées l'une de l'autre par une éminence considérable, connue sous le nom d'épine de l'omoplate, qui, du bord postérieur de cet os, se porte horizontalement vers son angle antérieur & supérieur, & qui s'élève d'autant plus qu'elle s'en approche davantage. Cette éminence a deux faces, une supérieure tournée vers la fosse sus-épineuse, une inférieure qui regarde la fosse sous-épineuse ; & un bord assez épais, sur lequel on voit en arrière une petite facette triangulaire, qui soutient une portion du tendon du muscle trapèze, & qui lui permet de glisser ; & une grande empreinte irrégulière & raboteuse, qui règne sur le reste de sa longueur, & que l'on peut diviser en deux lèvres, une supérieure & l'autre inférieure. Elle se termine par une apophyse qui continue de se porter de derrière en devant, & qui monte en même temps de bas en haut ; c'est l'acromion. Cette apophyse est applatie sur deux faces ; l'une est supérieure & externe ; elle est assez raboteuse : l'autre plus unie est inférieure & interne. On y voit aussi deux bords, un supérieur concave, à l'extrémité duquel se trouve une facette articulaire, oblongue, concave, & garnie de cartilage, dans l'état frais, pour l'articulation de l'omoplate avec l'extrémité humérale de la clavicule, & l'autre inférieure convexe, & pleine d'aspérités.

L'angle supérieur postérieur de l'omoplate n'a rien de particulier. L'antérieur est remarquable par son épaisseur. Il est applati sur son sommet, & forme une cavité ovale, dont la grosse extrémité eft en bas , & dont le grand diamètre s'étend de bas en haut. Cette cavité eft garnie de cartilage dans l'état frais , & reçoit la tête de l'os du bras qui vient s'articuler avec elle. La profondeur & l'étendue en font augmentées par une fubftance fibreufe, qui l'entoure en manière de bourrelet, & dont la largeur eft plus grande en bas qu'en haut. Cette fubftance eft en grande partie formée par le tendon externe du biceps , lequel , après avoir pénétré au - dedans de l'articulation , fe partage en deux bandelettes, qui defcendent le long du bord externe & du bord interne de cette cavité. On trouve au - delà de ces bords , qui font légèrement raboteux , un retréciffement en manière de col, qui a fait donner le nom de tête à cette partie de l'omoplate. Il s'éleve de la partie fupérieure de ce col une apophyfe épaiffe à fon origine , plus mince, &, en quelque forte, applatie à fon extrémité , qui fe courbe de bas en haut , de derrière en devant & de dehors en dedans, & que fa reffemblance avec le bec d'un corbeau , a fait appeler apophyfe coracoïde. La bafe de cette apophyfe a des afpérités qui s'étendent fur fa face fupérieure jufqu'à fa pointe. Il part de fon bord externe un ligament qui en occupe toute la longueur , & dont la forme eft triangulaire , lequel va s'attacher par fon extrémité la plus étroite au bord voifin & refpectif de l'acromion , principalement vers fa face inférieure , en s'avançant au-deffous de l'articulation de cette apophyfe avec l'extrémité humérale de la clavicule. Ce ligament complète la voûte que l'acromion & le bec coracoïde forment au - deffus de la tête de l'humérus. L'angle inférieur de l'omoplate eft arrondi ; il a beaucoup d'épaiffeur , & fa face externe eft pleine de rugofités.

L 2

Des trois bords que préfente cet os , le fupérieur eft le moins épais & le moins étendu. Il eft
interrompu près la bafe de l'apophyfe coracoïde
par une échancrure qui , dans l'état naturel , eft
fermée par un ligament , lequel va d'une de fes
extrémités à l'autre. Ce ligament s'endurcit &
s'offifie quelquefois dans un âge avancé ; & alors,
au lieu d'une échancrure, il y a un trou. L'omoplate a encore deux autres échancrures. , une
entre le bec coracoïde & fa tête , l'autre entre
l'acromion & fon col ; mais elles méritent moins
d'attention que celle-ci , qui laiffe paffer des vaiffeaux fanguins & des nerfs pour les mufcles fus-
épineux , fous - épineux & autres. Le bord poftérieur eft le plus long des trois. La reffemblance
de l'omoplate avec un triangle rectangle , lui a
fait donner le nom de bafe. Son épaiffeur eft
médiocre : néanmoins on y diftingue deux lèvres,
une externe & une interne , & une crête entre
les deux. Il eft inégalement partagé en deux portions , une fupérieure plus petite , & une inférieure plus longue , par la facette triangulaire
qui termine l'épine en arrière. Ces deux portions
font légèrement inclinées l'une fur l'autre , &
reviennent un peu en devant. Le bord inférieur
peut en même temps être nommé antérieur. Il
s'étend obliquement du col de l'omoplate à fon
angle inférieur. Son épaiffeur eft confidérable ;
il préfente deux lèvres , une externe élevée &
remarquable par fes afpérités , & une interne plus
unie , féparée par un enfoncement longitudinal &
mytoyen.

L'omoplate a peu de fubftance celluleufe. Elle
eft mince à fa partie moyenne , où elle eft recouverte
& protégée par un grand nombre de mufcles. Dans
le fœtus , fa cavité glénoïde & fon col , le bec

coracoïde , l'acromion , la sommité de l'épine &
toute sa base , sont autant d'épiphyses cartilagineuses,
qui, par la suite , deviennent osseuses , & qui ne
se réunissent au reste de l'os que dans un âge un
peu avancé. La situation de l'omoplate est telle
que sa face concave est en même temps antérieure
& un peu interne , sa face convexe , postérieure
& un peu externe , & que son angle supérieur
postérieur est plus près de l'épine que son angle
inférieur. Cet os donne attache à plusieurs muscles ;
il protège & défend les parties de la poitrine qui
lui répondent, & sert de base à l'extrémité supérieure dont tous les mouvemens aboutissent à la
cavité glénoïde.

De la Clavicule.

La clavicule est un os long , & à-peu-près cylindrique , courbé comme une *ſ* italique , & situé
obliquement à la partie antérieure supérieure &
latérale du thorax , entre l'acromion & le sternum.
On la divise en partie moyenne qui en fait le corps ,
& en deux extrémités , une inférieure , antérieure
& interne , plus grosse , &, en quelque sorte , plus
arrondie , qui s'articule avec le sternum , & que l'on
appelle l'extrémité sternale de la clavicule ; l'autre
supérieure postérieure & externe , plus mince , applatie , qui se joint à l'acromion , & qui est connue
sous le nom d'extrémité humérale.

Le corps & l'extrémité sternale de la clavicule
ne forment ensemble qu'une même courbure , dont
la convexité est en devant , & la concavité en
arrière. Le corps est plus applati qu'arrondi : on y
voit deux faces , une supérieure & assez lisse , une
inférieure , creusée par une gouttière longitudinale ,
au milieu de laquelle se trouve l'ouverture du

conduit qui tranfmet les vaiffeaux fanguins dans fon intérieur : cette ouverture eft tournée en dehors. Le corps de la clavicule a auffi deux bords ; l'antérieur eft convexe & raboteux, & le poftérieur concave & poli. Son extrémité interne devient de plus en plus épaiffe. Elle fe termine par une tête, dont le fommet eft légèrement convexe, & qui approche de la figure d'un triangle. Cette tête eft garnie d'un cartilage, qui fouvent contracte des adhérences avec celui qui recouvre la cavité du fternum, deftinée à la recevoir. On en trouve quelquefois un au-dedans de la jointure qui unit ces deux os, qui eft du genre des cartilages intermédiaires. Leur articulation eft une vraie arthrodie. Elle eft entourée d'un ligament orbiculaire épais & fort, dont les fibres font plus marquées & plus diftinctes en devant qu'en arrière. Cependant celles de la partie poftérieure peuvent être aifément fuivies, & on les voit defcendre & fe croifer avec celles du côté oppofé. Cette articulation eft affermie par deux autres ligamens. L'un eft commun aux deux clavicules, entre les têtes defquelles il eft tendu tranfverfalement au-deffus du bord fupérieur du fternum. Sa longueur eft d'un travers de doigt, & fon épaiffeur affez confidérable, fur-tout à fes extrémités. L'autre ligament appartient à chacune des deux clavicules. Il tient d'une part, à une éminence oblique & raboteufe, qui fe voit à la face inférieure de ces os, tout près de leur tête ; & de l'autre, au bord fupérieur & interne du cartilage de la première côte. Sa largeur n'eft guère moindre que d'un travers de doigt, & fa longueur un peu plus grande. Il eft fort épais, & retient l'extrémité fternale de la clavicule avec une fermeté qui l'empêche de s'éloigner de la première côte.

L'extrémité externe de la clavicule est fort large. Sa courbure est à contre-sens de celle du corps, & de l'extrémité interne de cet os, de sorte que sa concavité est en devant, & sa convexité en arrière. De ses deux faces, celle qui est supérieure est lisse & sans élévation particulière, & celle qui est inférieure, est traversée par une éminence oblique, assez saillante, qui se porte de derrière en devant, & de dedans en dehors, & qui donne attache à un ligament tendu entre elle & la base de l'apophyse coracoïde. Ce ligament est comme double, & reployé sur lui-même. Sa partie antérieure a une forme quarrée. Elle est attachée à la partie externe de la tubérosité du bec coracoïde, & à l'éminence oblique dont il s'agit. La postérieure est, en quelque sorte, triangulaire. Elle tient à la partie la plus recu'ée de la tubérosité en question; & montant de devant en arrière, elle va se terminer au bord postérieur de l'extrémité humérale de la clavicule, à l'endroit de sa plus grande convexité. Ces deux portions sont unies ensemble en arrière & en dehors. Des deux bords que présente l'extrémité humérale de la clavicule, l'antérieur est fort raboteux, & le postérieur l'est moins. Ce dernier est terminé par une facette articulaire, oblongue, convexe, garnie de cartilage dans l'état frais, & qui est reçue dans la facette concave qui est creusée sur l'acromion. Le cartilage qui la couvre, & celui de la facette de l'acromion, se collent souvent l'un à l'autre en tout ou en partie, & deviennent raboteux. Leur articulation est entourée d'un ligament orbiculaire épais & fort, mais qui ne suffiroit pas pour en prévenir les dérangemens, sans celui dont il vient d'être parlé précédemment. Elle est du genre des arthrodies, comme celle de l'extrémité interne de cet os.

L 4

Lorſque l'extrémité humérale de la clavicule s'écarte de l'acromion, & qu'elle éprouve l'eſpèce de disjonction déſignée ſous le nom de luxation en-deſſus, comme s'il pouvoit y en avoir d'autre, & que la clavicule pût s'abaiſſer au - deſſous de l'acromion, malgré le point d'appui que lui préſente la racine de l'apophyſe coracoïde, ſur laquelle elle eſt, pour ainſi dire, poſée, la partie antérieure & ſupérieure du deltoïde s'applatit, & on croit ſentir au-deſſous du ſommet de l'épaule un enfoncement ſemblable à celui que l'on obſerve lorſque l'humérus eſt ſorti de ſa cavité. Ce cas s'eſt préſenté à moi deux fois. La clavicule, entraînée ſans doute plus fortement par la moitié ſupérieure du trapèze, qu'elle n'étoit retenue par la portion du deltoïde, qui s'attache à ſon bord antérieur, étoit remontée de plus d'un pouce; & ſi je m'en fuſſe tenu aux apparences, & que je n'euſſe pas cherché la tête de l'humérus ſous le creux de l'aiſſelle, j'aurois cru que l'humérus étoit luxé. Hippocrate a connu combien cette mépriſe eſt facile. Il en parle, en expoſant les ſignes de luxation de l'humérus, comme d'une choſe qui mérite attention, & ſur laquelle il ſe propoſe de revenir dans la ſuite. Il y revient effectivement, à l'article de la luxation de la clavicule, & dit que pluſieurs Médecins de ſa connoiſſance, aſſez habiles gens d'ailleurs, ont commis cette faute, & qu'ils n'ont ceſſé de fatiguer leurs malades par des extenſions inutiles, que lorſqu'ils ont déſeſpéré du ſuccès de leurs tentatives.

Galien a éprouvé ſur lui-même que la disjonction de l'extrémité humérale de la clavicule peut être priſe pour la luxation de l'humérus. Un jour qu'il s'exerçoit dans un lieu public, deſtiné à cet uſage, il ſe fit chez lui un écartement des os qui forment le sommet de l'épaule. Celui qui présidoit aux exercices ayant vu ce qui lui étoit arrivé, & que la partie qui est au-dessous de l'extrémité humérale de la clavicule étoit déprimée, se persuada que la tête de l'humérus étoit passée sous l'aisselle, & il tenta d'en faire la réduction suivant les principes de l'art. Mais comme il ne réussissoit pas, Galien crut qu'on ne s'y prenoit pas bien, & il fit approcher d'autres gens à qui il fit faire les mêmes extension & contre-extension d'une manière plus convenable, & lui-même il porta les doigts de l'autre main, aussi profondément qu'il lui fut possible, sous le creux de l'aisselle, afin de repousser en haut la tête de l'os que l'on croyoit déplacé. Mais il ne trouva rien, & pria en conséquence que l'on cessât les extensions, parce que le bras n'étoit pas luxé. Ceux qui en étoient chargés, croyant que la douleur lui ôtoit le courage, l'exhortèrent à s'en rapporter à eux, & ne cessèrent pas de tirer, de sorte qu'ils lui eussent arraché les muscles, ce qu'il dit être arrivé à d'autres, s'il n'étoit survenu quelqu'un de sa connoissance, qui savoit bien que ce n'étoit pas par pusillanimité qu'il vouloit qu'on le laissât. Il dit alors l'espèce de déplacement qui lui étoit arrivé, & demanda ce dont il avoit besoin pour se faire panser. Il se rendit au bain, en attendant que tout fût prêt. Cette maladie fut quarante jours à guérir.

Paré a aussi connu la facilité de la méprise dont il s'agit. « Véritablement, dit-il, la luxation de l'extrémité humérale de la clavicule est difficile à connoître..... Je sais qu'aucuns Chirurgiens s'y sont trompés, estimant que l'humérus étoit luxé ; car alors la sommité de l'épaule est élevée, & le lieu d'où la clavicule est sortie, est enfoncé avec douleur véhémente & grande tumeur, & les malades ne peuvent lever le bras, ni faire aucun mouvement de l'épaule ; & où l'os ne fera réduit, le malade demeure impotent & ne pourra jamais porter la main à fa tête ni à fa bouche ». Ce jugement eft trop févère. Les malades ne reftent pas eftropiés, quoique les os demeurent dans l'état d'écartement où l'accident les a mis. Ceux dont j'ai parlé précédemment n'ont été incommodés que peu de temps, & font revenus à leurs exercices ordinaires, fans gêne ni douleur. Je me fuis contenté d'appuyer fortement avec des compreffes longuettes, mifes en croix fur l'os déplacé, & de relever le bras avec une écharpe. Les lumières de la raifon m'ont fuggéré ce procédé, qui eft en tout conforme à celui qu'Hippocrate indique. Cet Auteur, dont je n'avois pas encore étudié les excellens traités *de Fracturis* & *de Articulis*, ajoute, après l'avoir décrit, qu'il n'y a aucun danger, mais qu'il refte toujours une difformité à l'endroit malade, parce que les os ne fe remettent jamais en entier. Il n'omet pas de dire que la douleur ceffe en peu de jours, fi le bandage eft bien fait. Comment ceux qui ont écrit *ex profeffo* fur les maladies des os, n'ont-ils pas cité ce paffage, qui eft un chef-d'œuvre de jugement & d'exactitude ? Comment ont-ils parlé de ce qu'ils appellent mal-à-propos la luxation de l'extrémité humérale de la clavicule, d'une manière fi peu conforme à l'expérience ?

La clavicule préfente intérieurement les trois fubftances qui fe trouvent dans les os longs. Celle qui eft compacte en occupe l'extérieur, & fur-tout la partie moyenne, où elle eft fort épaiffe. La celluleufe en forme les extrémités, & la réticulaire eft logée dans la grande cavité. Cet os eft entièrement formé dans un enfant qui vient de naître, & n'a point les extrémités cartilagineuses, comme les autres os de son espèce. On observe seulement que ses éminences & aspérités sont moins marquées, & qu'il est moins courbé sur sa longueur. Cette courbure, qui n'est que le résultat des efforts qu'il fait pour s'opposer à ce que l'épaule & la partie supérieure du bras se portent vers le devant de la poitrine, augmente peu à peu, jusqu'à ce qu'on soit parvenu à l'âge adulte. Elle doit être plus grande en ceux qui agissent plus, & chez les hommes que chez les femmes, & sur-tout chez celles qui ont été élevées à ne rien faire, & qui ont été renfermées pendant leur jeunesse dans des corps de baleine. Les mouvemens que la clavicule peut exercer, se bornent à ceux d'élé-vation & d'abaissement, & à ceux en vertu desquels cet os se porte en devant & en arrière. Son extré-mité sternale en est comme le centre. Elle se frac-ture plus aisément & plus fréquemment qu'elle ne se luxe.

Du Bras.

Le bras n'est fait que d'un seul os, que l'on appelle l'humérus.

De l'Humerus.

L'humérus est un des os les plus longs & les plus épais du squelette. Sa forme est à-peu-près cylindrique. Il est étendu sur les parties latérales du thorax, depuis la tête de l'omoplate, jusqu'à la neuvième ou dixième côte. On le divise en partie supérieure, en partie moyenne, & en partie inférieure.

Sa partie supérieure présente trois grosses éminences ; une supérieure, postérieure & interne, de figure orbiculaire, que l'on nomme la tête ; une seconde inférieure, antérieure & externe, raboteuse sur son sommet ; & une troisième tout-à-fait antérieure, beaucoup plus petite, raboteuse aussi, que l'on appelle la grosse & la petite tubérosité de l'humérus.

La tête de l'humérus a une convexité régulière, & forme à-peu-près le tiers d'une sphère. Elle est couverte d'un cartilage épais à sa partie moyenne, & mince sur ses bords, & semblable à cet égard à ceux qui encroûtent les têtes des autres os ; au lieu que ceux qui tapissent leurs cavités articulaires, sont épais sur les bords & minces à leur partie moyenne, ce que l'on reconnoît aisément à leur couleur, qui est d'un blanc mat à l'endroit où ils ont plus d'épaisseur, & d'un blanc mêlé d'une teinte légèrement brune qu'ils empruntent des os qu'ils recouvrent, à l'endroit où ils en ont moins. Tous ces cartilages sont lisses, polis & luisans. Ils paroissent comme une couche de cire dont les os auroient été enduits ; & l'on croiroit, au premier coup-d'œil, qu'ils n'ont aucune organisation. Cependant, si l'on se rappelle que tous les os ont eu une consistance cartilagineuse avant de s'endurcir, que beaucoup de cartilages s'ossifient dans un âge avancé, & que, lorsqu'ils sont exposés à l'air, ils s'exfolient comme les os, on verra bientôt qu'ils doivent être composés de la même manière, & formés de lames placées les unes au-dessus des autres. Quelques-uns pensent qu'ils sont faits d'une multitude de petits filets adossés & liés ensemble, tous perpendiculaires au plan de l'os, & parfaitement semblables par leur position & par leur arrangement, à ceux qui forment la substance émaillée des dents. Une pareille organisation seroit bien propre à leur donner la souplesse qui leur est nécessaire pour rendre les frottemens auxquels ils sont exposés moins sensibles ; mais les expériences sur lesquelles on se fonde , ne me paroissent pas assez décisives pour pouvoir l'admettre.

La tête de l'humérus porte sur une espèce de col très - court , dont l'axe est incliné sur celui du reste de la longueur de cet os , & qui est beaucoup moins marqué en devant & en dehors que par - tout ailleurs. Elle est reçue dans la cavité glénoïde de l'omoplate , avec laquelle elle s'articule par une véritable arthrodie. Cette articulation est entourée d'une capsule assez mince , attachée , d'une part , au bord de la cavité de l'omoplate , & de l'autre , à la partie inférieure du col de l'humérus. La capsule dont il s'agit , est fortifiée supérieurement & antérieurement par un ligament de la figure d'un *y* grec , dont les deux branches sont écartées en dehors & en haut , & rapprochées en dedans & en bas. L'une d'elles est fixée au bord supérieur & antérieur de la grosse tubérosité de l'humérus. Il est placé entre le tendon du susépineux & celui du sous-scapulaire ; mais ce qui donne le plus de force à la capsule qui entoure l'articulation de l'humérus avec l'omoplate , ce sont les tendons des muscles sus-épineux , sous-épineux, petit rond & sous-scapulaire, qui sont collés à ses parties supérieure, antérieure & postérieure , & qui en augmentent considérablement l'épaisseur. Cette capsule se prolonge entre les grandes & les petites tubérosités de l'humérus, le long du tendon externe du biceps, qu'elle embrasse & qu'elle accompagne jusqu'à sa portion charnue , où elle se perd & s'unit au tissu cellulaire voisin. Par ce moyen elle ne souffre aucune interruption à l'endroit où ce tendon pénètre dans son intérieur, pour passer par - dessus la tête de l'humérus, & s'aller fixer à la partie supérieure & interne du bord de la cavité glénoïde de l'omoplate. Les mouvemens que l'humérus peut exercer sur cet os, se font en tous sens : il peut s'abaisser, s'élever, se porter en devant & en arrière, & son extrémité inférieure décrire un grand cercle, en manière de fronde. Cet os tourne aussi quelquefois sur son axe, presque sans changer de position ; mais alors, ou il entraîne l'avant - bras dans des mouvemens de rotation semblables aux siens, ou il est entraîné par lui.

La grosse tubérosité de l'humérus est à l'opposite de sa tête, dont elle est séparée par un rétrécissement qui fait partie du col de cet os. On y voit trois facettes, une sur son sommet, très-petite, une sur sa partie moyenne, un peu plus étendue, & la troisième sur sa partie inférieure & postérieure, beaucoup plus grande, lesquelles répondent à l'insertion des tendons du sus-épineux, du sous-épineux & du petit rond. La petite tubérosité est située entre la grosse & la tête de l'humérus. Elle est séparée de l'une par une portion du col, & de l'autre par une sinuosité assez profonde, qui loge le tendon externe du biceps, & que l'on nomme, pour cette raison, gouttière ou sinuosité bicipitale. On y remarque aussi une facette à laquelle va s'insérer le tendon du muscle sous-scapulaire.

Le corps de l'humérus commence au - dessous des trois grosses éminences dont je viens de parler. Il prend une forme cylindrique qu'il conserve jusqu'à son extrémité inférieure. On n'y voit supérieurement que la continuation de la gouttière

bicipitale, qui descend obliquement le long de sa
partie antérieure, & qui se porte de dehors en
dedans. Les rebords osseux dont elle est formée,
font une continuation de la grande & de la petite
tubérosité. Ils sont garnis d'aspérités pour l'attache des muscles grand pectoral, grand dorsal
& grand rond. La gouttière elle-même est enduite
d'une couche luisante, formée en partie par un
cartilage mince, & en partie par l'entre-croisement
des fibres tendineuses des muscles que je viens
de nommer. Un peu plus bas, on apperçoit, vers
la partie antérieure, externe & moyenne du corps
de l'humérus, une très-grosse impression raboteuse, à laquelle vient se fixer la partie antérieure
du muscle deltoïde. Un des conduits osseux qui
transmettent les vaisseaux sanguins au-dedans de
ces os, répond à la partie moyenne & au bord
externe de cette empreinte. On en trouve un second un peu plus bas, vers la partie interne. Le
corps de l'humérus n'a plus rien de remarquable
qu'une dépression oblique, qui descend de dehors
en dedans, & qui paroît comme le résultat de
la torsion qu'il auroit soufferte, si pendant qu'il
étoit encore mou, quelqu'un avoit tâché de porter
sa tête en dedans, & son extrémité inférieure en
dehors.

Cette dernière partie de l'humérus quitte peu
à peu la forme cylindrique, & s'élargit beaucoup.
On y voit deux faces, une antérieure convexe
& assez large, une postérieure plane & plus étroite,
séparées l'une de l'autre par deux bords qui s'élèvent des condyles, & dont l'un est interne &
l'autre externe. Le second est plus saillant & plus
raboteux que le premier. Ils donnent tous deux
attache à un ligament mince, alongé, de forme
triangulaire, dont la partie la plus large répond

à l'extrémité inférieure de l'humérus, & la plus étroite s'étend jusqu'au bas de la partie moyenne de cet os. Un des bords de ces ligamens est en l'air. On les nomme inter-musculaires, parce qu'ils sont situés entre les muscles, & qu'ils n'ont pas d'autre usage que de leur présenter de larges surfaces sur lesquelles ils puissent s'implanter. L'humérus se termine enfin par quatre grosses apophyses, deux que l'on appelle condyles, quoiqu'elles ne servent pas à ses articulations, & deux autres qui sont véritablement articulaires, & qui portent le nom de petite tête & de poulie cartilagineuse de l'humérus.

Les condyles sont fort écartés l'un de l'autre. Ce sont des éminences raboteuses & semblables à des tubérosités. L'un est situé en dedans & un peu en arrière ; & l'autre en dehors & un peu en devant. Le premier est le plus saillant, & cependant on le nomme le condyle court, pendant que l'autre est appelé le condyle long, sans doute parce qu'il se continue plus loin que le premier sur la partie inférieure de l'humérus. Les deux apophyses articulaires sont placées dans l'intervalle des condyles, contiguës l'une à l'autre, & garnies de cartilages. Elles sont tournées vers la face antérieure de l'os, à-peu-près comme si on les y eût ramenées dans le temps où il n'avoit pas encore acquis toute sa solidité. La petite tête est proche le condyle externe, & la poulie près de l'interne. La convexité de la première est assez régulière. La seconde est formée de deux bords, un interne plus élevé, un externe qui l'est moins, séparés par un enfoncement mitoyen assez considérable. Cette dernière est située fort obliquement, de sorte qu'en arrière elle regarde le condyle externe, & qu'elle s'en éloigne en devant.

Il résulte de cette obliquité, que lorsque l'avant-bras est aussi étendu qu'il le puisse être, il ne forme pas une ligne droite avec l'humérus, & que, lorsqu'il vient à se fléchir, son extrémité inférieure, au lieu de répondre à la partie supérieure & antérieure de cet os, se porte vers sa partie interne. Par le moyen de ce mécanisme, la main tombe naturellement sur la partie antérieure de la poitrine, & peut aisément être dirigée vers le devant de la tête & du cou, sans que l'on soit obligé de faire tourner l'humérus sur son axe. Il y a deux cavités à la partie inférieure antérieure de cet os, l'une au-devant de sa petite tête, l'autre au-devant de sa poulie cartilagineuse. La première reçoit le bord de la tête du radius, & la seconde loge l'apophyse coronoïde du cubitus, pendant la flexion de l'avant-bras. Une semblable cavité pratiquée à la partie postérieure de la poulie, mais beaucoup plus grande, reçoit l'olécrâne pendant l'extension de cette même partie.

L'humérus, ainsi que les autres os de son espèce, contient les trois substances qui se rencontrent au-dedans des os ; c'est-à-dire, que celle qui est compacte en forme l'extérieur, que la celluleuse en occupe les extrémités, & que la substance réticulaire en remplit la cavité intérieure. Ses extrémités sont encore cartilagineuses dans un enfant qui vient de naître. Elles dégénèrent dans la suite en de larges épiphyses qui comprennent supérieurement la plus grande partie de la grosse tête & de ses deux tubérosités, & inférieurement une portion des condyles, la petite tête & la poulie cartilagineuse, & qui ne s'unissent entièrement au corps de l'os, qu'à l'approche de l'âge adulte. Sa situation particulière est telle, que sa tête & son condyle interne, qui lui répond assez exactement, font tournés en dedans & en arrière, & sa grande tubérosité & son condyle externe, en devant & en dehors. Cette situation mérite la plus grande attention, soit dans la réduction des fractures auxquelles l'humérus est sujet, soit dans le traitement des maladies de l'extrémité supérieure, qui exigent que le bras soit appuyé dans toute sa longueur, pour ne pas lui donner une position différente de celle qui lui est naturelle, & ne pas occasionner de distensions douloureuses dans les parties musculeuses & ligamenteuses qui l'environnent. Les connexions de cet os font supérieurement avec l'omoplate, & inférieurement avec les os de l'avant-bras. Ces dernières feront exposées dans un moment. Enfin ses usages font évidens.

De l'Avant-Bras.

L'avant-bras est fait de deux os de longueur & de grosseur à-peu-près égales, situés l'un près de l'autre, & que l'on nomme cubitus ou os du coude, & radius ou os du rayon. Le premier en forme la partie interne & postérieure, & le second la partie externe & antérieure.

De l'os du Coude.

L'os du coude est long & de figure prismatique & triangulaire. Sa grosseur diminue depuis le lieu de son articulation avec la partie inférieure de l'humérus, jusqu'à celui de sa jonction avec les os du carpe. On le divise en extrémité supérieure, en partie moyenne & en extrémité inférieure.

Son extrémité supérieure présente deux grosses apophyses, une en arrière, nommée olécrâne,

l'autre en devant, que l'on appelle coronoïde, séparées par une cavité articulaire connue sous le
nom de grande cavité sigmoïde, pour la distinguer d'une autre qui a moins d'étendue, & que
l'on nomme petite cavité sigmoïde. L'apophyse
olécrâne commence par une tubérosité assez considérable, qui fait la partie la plus saillante du coude,
& se termine par une extrémité pointue qui se
loge dans la cavité de la partie inférieure & postérieure de l'humérus. Celle que l'on nomme coronoïde est beaucoup plus petite. Elle se termine
aussi en pointe, & est reçue dans la cavité de
l'humérus qui est au-devant de la poulie cartilagineuse. Les deux cavités sigmoïdes tirent leur
nom de leur ressemblance avec la lettre *C*, qui
est le *sigma* majuscule des Grecs. La plus grande,
située entre l'olécrâne & l'apophyse coronoïde,
est partagée en deux parties, dont une interne &
l'autre externe, par une ligne saillante qui se
porte du commencement de l'une de ces deux
éminences, au sommet de l'autre. Chacune de
ces parties l'est encore en deux, une antérieure
& l'autre postérieure, par une sorte d'interruption ou d'échancrure qui se voit à leur partie
moyenne. La petite cavité sigmoïde est pratiquée
au côté externe de l'apophyse coronoïde. Elle est
voisine de la grande. Toutes deux sont articulaires, & revêtues d'un cartilage qui s'étend de
l'une à l'autre, & qui enduit aussi le sommet de
l'olécrâne & celui de l'apophyse coronoïde. La
première reçoit la poulie de l'extrémité inférieure
de l'humérus, & la seconde loge le rebord cylindrique de la tête du radius. Cette portion du
cubitus a une obliquité qui répond à celle de la
poulie de l'humérus. On y voit diverses autres
aspérités qui ne méritent pas d'attention, & une

tubérosité située au-devant de l'apophyse coronoïde, laquelle sert à l'insertion du tendon du muscle brachial interne.

La partie moyenne du cubitus en forme le corps. Elle est véritablement prismatique, & présente trois faces & trois angles. De ces trois faces, l'une est interne, l'autre externe, & la troisième postérieure. Les deux premières sont plates, assez larges, surtout l'externe, & séparées par un rebord ou angle très-saillant qui regarde l'os du rayon, & qui donne attache à un ligament situé entre les deux os de l'avant-bras, que l'on nomme le ligament interosseux. Sa face postérieure répond à la convexité de l'olécrâne. Elle est cylindrique & assez étroite. Les bords qui la séparent d'avec les deux autres, sont mousses & arrondis. L'ouverture du conduit par lequel les vaisseaux sanguins pénètrent au-dedans de cet os, se trouve à sa face antérieure & à sa partie supérieure. Elle est dirigée obliquement de bas en haut.

L'extrémité inférieure du cubitus en est la partie la plus étroite. Elle a une forme à-peu-près cylindrique, & se retrécit en manière du col, pour s'élargir de nouveau, & se terminer par une petite tête applatie sur son sommet. Cette tête a un rebord cylindrique convexe qui est fort large du côté de la petite cavité sigmoïde, & elle est surmontée d'une éminence qui répond à l'olécrâne. L'éminence dont il s'agit, en est séparée par une échancrure assez profonde ; c'est ce que l'on appelle l'apophyse styloïde du cubitus. Le sommet de la tête de cet os & son bord cylindrique sont garnis de cartilages, pour l'articulation de l'une avec une partie de la convexité de la première rangée des os du carpe, & pour celle de l'autre avec l'extrémité inférieure du radius. Toute cette extrémité

du cubitus eſt légèrement courbée de derrière en
devant , & de dehors en dedans, pour s'articuler
plus aiſément avec le radius.

La ſubſtance interne du cubitus ne diffère pas de
celle des os de ſon eſpèce. Ses extrémités ſont encore
cartilagineuſes au moment de la naiſſance. Elles
s'oſſifient ſéparément & deviennent des épiphyſes.
La ſupérieure comprend la grande cavité ſigmoïde ,
& une partie de l'olécrâne & de l'apophyſe coronoïde. L'inférieure forme la petite tête , ſon rebord
cylindrique , & preſque toute l'apophyſe ſtyloïde.
Ces épiphyſes ne diſparoiſſent qu'aux approches
de l'âge adulte. L'inférieure s'unit la dernière au
reſte de l'os. La ſituation particulière du cubitus
eſt relative à l'humérus & au radius. L'obliquité
de ſa grande cavité ſigmoïde , & celle de la poulie
cartilagineuſe de l'humérus , lui font faire avec
cet os un angle ſaillant du côté interne , & ren-
trant du côté externe. Quant au radius , il croiſe
un peu ſa direction , de ſorte que ces deux os
ne deviennent parallèles que lorſqu'ils ſortent de
la poſition qui leur eſt la plus ordinaire. Le cubitus s'unit ſupérieurement avec l'humérus & avec
le radius. Inférieurement il a des connexions avec
le dernier de ces os & avec la première rangée
de ceux du carpe. Son principal uſage eſt de ſoutenir le radius , & d'en régler les mouvemens.

De l'Os du Rayon.

L'os du rayon eſt auſſi de figure priſmatique ou
triangulaire. Sa groſſeur augmente depuis ſon articulation avec la petite tête inférieure de l'humérus,
juſqu'à celle qu'il a avec la première rangée des
os du carpe, de ſorte que ſa partie la plus mince

répond à celle du cubitus qui a le plus d'épaisseur, & *vice versâ*. On le divise, comme tous les autres os longs, en extrémité supérieure, en partie moyenne & en extrémité inférieure.

Son extrémité supérieure est terminée par une petite tête applatie & creusée sur son sommet, dont le rebord ou le contour est assez large, sur-tout du côté interne & postérieur. Cette tête est portée sur un col de médiocre longueur, courbé légèrement de dedans en dehors. Elle est garnie, dans l'état frais, d'un cartilage qui s'étend sur tout son contour, & s'articule d'une part avec la petite tête inférieure de l'humérus qu'elle reçoit, & de l'autre avec la petite cavité sigmoïde du cubitus dans laquelle elle est reçue. La connexion du cubitus & du radius avec la partie inférieure de l'humérus, présente une articulation dont l'appareil ligamenteux est également commun à celle que ces deux os ont ensemble. Il consiste dans un ligament capsulaire, deux ligamens latéraux, & un quatrième que l'on nomme le ligament annulaire du radius.

Le premier s'attache aux parties antérieure & postérieure de l'humérus, autour des cavités qui se voient au-devant de la petite tête & de la poulie cartilagineuse de cet os, & autour de celle qui répond à sa partie postérieure, & sur les parties latérales, très-près des éminences dont il s'agit, après quoi il embrasse l'articulation, & va se fixer au cubitus & au radius. Au cubitus, il s'étend au-delà du sommet de l'olécrâne & de celui de l'apophyse coronoïde ; mais sur les côtés, il se termine précisément aux bords de la grande cavité sigmoïde. Ce même ligament passe par-dessus la petite tête du radius, & descend jusqu'au bas de son col qu'il entoure circulairement. Il est fortifié en devant par des fibres affez fortes qui vont fe jeter fur le bord fupérieur du ligament annulaire du radius.

Les ligamens latéraux peuvent être diftingués en externe & en interne. Tous deux defcendent de la partie la plus inférieure des condyles de l'humérus, en s'élargiffant beaucoup de haut en bas. L'interne eft le plus long & le plus épais. Ses fibres rayonnées vont s'attacher à la partie inférieure & un peu intérieure de l'apophyfe coronoïde du cubitus. L'externe fe termine au ligament annulaire du radius, fans aller jufqu'à cet os. Il a des adhérences intimes avec le tendon commun des mufcles fecond radial externe, long extenfeur commun des doigts, extenfeur propre du petit doigt, & cubital externe, qui tient avec lui au condyle externe de l'humérus. Le ligament annulaire du radius entoure la tête de cet os. Il naît des deux extrémités de la petite cavité figmoïde du cubitus. Il eft moins large, mais plus épais à fa partie moyenne qu'ailleurs. Sa confiftance eft prefque cartilagineufe.

L'articulation dont je viens de parler eft fort compofée. Elle en préfente trois différentes. Un ginglyme angulaire parfait, qui ne permet que des mouvemens de flexion & d'extenfion, lorfque le cubitus & le radius fe meuvent enfemble fur l'humérus; une arthrodie entre la petite tête de cet os & celle du radius, lorfque ce dernier eft entraîné dans des mouvemens de rotation fur fon axe, au moyen defquels la paume de la main eft portée en haut & en bas; & un ginglyme latéral entre le rebord cylindrique de la tête du radius & la petite cavité figmoïde du cubitus, dans la même circonftance.

L'extrémité fupérieure du radius préfente encore

au-deſſous de ſon col une groſſe tubéroſité qui regarde ſa face interne , & dont la moitié poſtérieure donne attache au tendon inférieur du biceps, pendant que l'antérieure , garnie d'un cartilage , & entourée d'une membrane capſulaire, permet à ce tendon de gliſſer deſſus comme ſur une poulie.

Le corps du radius commence au-deſſous de cette tubéroſité. Il prend bientôt la forme qui lui eſt propre. On y diſtingue aiſément trois faces , une interne & une externe plates & d'une largeur médiocre , & une antérieure cylindrique convexe, plus étroite que les deux autres. Ces faces ſont ſéparées par autant d'angles , un poſtérieur fort aigu & tourné vers l'os du coude, & deux autres , un interne & un externe mouſſes , & en quelque ſorte arrondis. Le premier donne attache au ligament interoſſeux dont il a déjà été parlé à l'occaſion du cubitus. Ce ligament occupe l'intervalle des deux os. Il eſt un peu interrompu en haut & en bas. Sa ſubſtance eſt fibreuſe. Le plus grand nombre des fibres dont il eſt compoſé, deſcend du radius au cubitus. Il y en a quelques-unes en arrière , qui montent du premier de cet os au ſecond, de ſorte qu'il paroît manifeſtement compoſé de deux plans de fibres qui s'entre-croiſent. Sans doute il concourt à affermir la jonction des deux os de l'avant-bras ; mais ſon principal uſage paroît être de préſenter aux muſcles qui ſont nombreux en cette partie, de larges ſurfaces ſur leſquelles ils puiſſent ſe fixer.

Le corps du radius n'offre d'ailleurs rien de particulier , ſi ce n'eſt qu'il eſt un peu courbé ſur ſa longueur de devant en arrière ; ce qui non-ſeulement laiſſe un grand eſpace pour loger les muſcles, mais lui permet de croiſer le cubitus , ſans

exercer de compreſſion ſur eux. Le conduit par
lequel les vaiſſeaux ſanguins s'y introduiſent ,
monte de bas en haut , & a ſon ouverture à la
face interne de l'os , & vers le bas de ſon tiers
ſupérieur.

L'extrémité inférieure du radius devient un peu
plus épaiſſe. Elle ſe termine par une grande cavité
articulaire , dont la figure eſt ſcaphoïde , & qui
eſt tronquée du côté qui regarde l'angle le plus
ſaillant de cet os. Cette cavité eſt partagée en
deux par une ligne légèrement ſaillante , qui va
du côté interne à l'externe. Elle eſt ſurmontée, du
côté de la face convexe & antérieure , par une
éminence qui préſente une pointe mouſſe , & que
l'on nomme l'apophyſe ſtyloïde du rayon. On la
trouve revêtue d'un cartilage qui n'eſt pas tronqué comme elle , & qui s'étend par une de ſes
extrémités ſur l'apophyſe ſtyloïde , & par l'autre
ſur le ſommet de la petite tête inférieure du cubitus qu'elle couvre ſans adhérence , & à la manière des cartilages intermédiaires. La partie inférieure du radius a une ſeconde cavité articulaire ;
mais beaucoup plus petite. Celle-ci eſt creuſée à
l'oppoſite de l'apophyſe ſtyloïde. Sa forme eſt la
même que celle de la petite cavité ſigmoïde du
cubitus. Elle eſt garnie d'un cartilage dans l'état
frais , & reçoit le bord cylindrique de la petite tête
inférieure de cet os. La grande s'articule avec la
première rangée des os du carpe. Enfin, l'extrémité inférieure du radius préſente trois faces, une
petite & poſtérieure , qui répond à la petite cavité
dont on vient de parler ; une ſeconde plus large
& plane, qui eſt continue avec la face interne de
ſon corps, & une troiſième qui a plus de largeur,
& qui répond à ſa face antérieure & externe.
Cette dernière eſt convexe & partagée en pluſieurs

finuofités garnies d'une couche légère de cartilage dans l'état frais, qui laiſſent gliſſer les tendons des muſcles du poignet & des doigts. La partie inférieure & interne du cubitus a une ſemblable ſinuoſité, mais ſi ſuperficielle, qu'on a beaucoup de peine à la retrouver lorſqu'on ne l'examine pas dans l'état frais.

La ſtructure interne du radius n'a rien de particulier. Ses deux extrémités, encore cartilagineuſes au moment de la naiſſance, deviennent des épiphyſes qui ne s'uniſſent que fort tard au corps de l'os. La ſupérieure comprend la tête & ſon rebord cylindrique. L'inférieure forme les deux cavités articulaires, & preſque toute l'apophyſe ſtyloïde. Elle diſparoît plus tard que l'autre.

La ſituation particulière du radius, relativement à l'humérus, eſt telle, que lorſque l'avant-bras eſt étendu, ces deux os décrivent des lignes parallèles. Cette diſpoſition détermine les efforts que l'on fait avec la main à ſe communiquer directement à l'humérus, qui lui-même les tranſmet bientôt à l'omoplate. Auſſi arrive-t-il ſouvent que lorſqu'ils ſont conſidérables, comme lorſqu'on tombe ſur une des mains, ou ſur toutes les deux à la fois, le radius ſe fracture ſeul. Il ne ſe fait alors preſque point de déplacement, parce que cet os eſt ſoutenu par le cubitus, & la maladie eſt de peu de conſéquence; mais il ſeroit honteux de la méconnoître. Elle cauſe toujours quelque difformité à l'avant-bras, & eſt accompagnée de crépitation lorſqu'on fait mouvoir cette partie. Une chûte de l'eſpèce de celle dont il vient d'être parlé, accompagnée de quelques douleurs & d'engorgement à l'avant-bras, donne des préſomptions de l'exiſtence de cette fracture. Le radius a encore une ſituation relative au cubitus, & j'ai déjà dit que ces deux os s'entre-croiſent quand l'avant-bras est dans sa situation naturelle ; ce qu'il faut bien observer, par rapport à celle qu'il convient de lui donner quand il est fracturé ou seulement blessé.

La jonction inférieure du radius avec le cubitus n'est entourée que d'une membrane lâche. Elle se fait par un ginglyme latéral comme la supérieure, & donne à ces os la facilité de tourner sur leur axe. Les mouvemens qui en résultent sont ceux de pronation & de supination. La main est en pronation, quand sa face interne regarde en bas, & elle est en supination, quand cette même face regarde en haut. On a cru long-temps que ces mouvemens dépendoient uniquement du radius ; & effectivement, quand on examine la manière dont le cubitus est articulé avec l'humérus, on s'apperçoit aisément qu'il est impossible qu'il y contribue en rien, à moins qu'il n'entraîne cet os avec lui. Or, les choses se passent certainement ainsi dans le plus grand nombre des cas ; car, quand on tourne librement le poignet, on voit que le cubitus s'éloigne & s'approche alternativement du corps comme le radius, & par conséquent que cet os & l'humérus sont entraînés dans la pronation & dans la supination. Ce qui concerne l'articulation du radius avec la main, sera exposé ci-après. Le principal usage de cet os est de soutenir la main dont il est, pour ainsi dire, le manche. Aussi a-t-il été désigné sous le nom de *manubrium manûs.*

De la Main.

La main a une forme plate & alongée qui permet d'y distinguer deux faces, une externe convexe, une interne concave ; deux bords, un qui regarde le pouce, & que l'on nomme le grand bord, ou le bord radial, & un second qui regarde le petit doigt, & que l'on appelle le petit bord ou le bord cubital ; & deux extrémités, une tournée vers l'avant-bras, & l'autre vers les dernières phalanges des doigts. Sa situation est telle, que sa face externe & convexe est renversée sur celle de l'avant-bras, & que son petit bord l'est sur le cubitus. On la divise en trois parties ; savoir, en carpe, en métacarpe, & en doigts.

Du Carpe.

Le carpe est la partie de la main qui tient à l'extrémité inférieure de l'avant-bras. Il présente comme elle deux faces, une externe convexe assez unie, & une interne concave qui porte quatre grosses éminences, une à chaque coin. On y distingue aussi quatre bords, un supérieur qui regarde l'avant-bras, un inferieur qui se joint avec les os du métacarpe, & deux autres, un interne & un externe, qui font portion des mêmes bords de la main. Il est composé de huit os disposés sur deux rangées de quatre chacune, & que l'on désigne par les noms de première & de seconde rangées.

Les os qui forment ces rangées n'ont eu long-temps d'autres noms que ceux de premier, second, troisième, &c. de la première & de la seconde rangées, en commençant par celui qui est du côté du pouce. On leur en donne actuellement qui sont relatifs à leur figure, & que voici. Le premier de la première rangée se nomme l'os scaphoïde, parce que l'on croit y appercevoir de la ressemblance avec une nacelle ; le second, semi-lunaire, parce qu'une de ses faces est en croissant ; le troisième, cunéiforme, parce qu'il est placé comme un coin entre le semi-lunaire & la partie supérieure du quatrième os de la seconde rangée ; & le quatrième, os pisiforme, lenticulaire, ou os de rang, parce qu'il a la figure d'un pois, & qu'il se jette au-dedans du carpe, dont il est une des quatre grosses éminences internes. On appelle le premier de la seconde rangée trapèze, par rapport à sa ressemblance avec un quarré irrégulier dont les quatre côtés sont d'inégale longueur ; le second, trapézoïde ou pyramidal, parce que sa figure ne s'éloigne pas beaucoup de celle du premier, & parce qu'il est beaucoup plus épais & plus large du côté de la convexité du carpe que du côté de sa concavité. Il paroît comme une pyramide tronquée. Le troisième se nomme le grand os, eu égard à ses dimensions ; & le quatrième, l'os cunéiforme ou crochu, parce qu'il a une grosse apophyse courbée sur elle-même, en manière de crochet.

Tous ces os sont assez petits. Ils présentent des faces & des facettes. Les faces sont tournées vers la partie externe & la partie interne du carpe, & vers ses bords radial & cubital, & ne sont pas couvertes de cartilage. Les facettes se regardent mutuellement, ou répondent à la cavité scaphoïde du radius, ou aux facettes articulaires des têtes supérieures des os du métacarpe. Elles sont garnies de cartilage, & servent aux diverses articulations que les os du carpe ont entre eux, ou avec l'avant-bras & le métacarpe.

De l'Os Scaphoïde.

Cet os a deux faces & quatre facettes. L'une des deux faces est convexe, & regarde la convexité du carpe. L'autre est concave & regarde sa concavité. Celle-ci est surmontée du côté radial par une grosse avance qui se jette au-dedans du carpe,

& qui eſt l'une de ſes quatre groſſes éminences internes. Des facettes, l'une eſt ſupérieure, la ſeconde
externe, la troiſième inférieure & radiale, & la
quatrième inférieure & cubitale. La ſupérieure eſt
convexe, & fait partie de la convexité de la première rangée des os du carpe, qui eſt reçue dans
la cavité ſcaphoïde de l'extrémité inférieure du
radius. L'externe eſt fort petite, & regarde la face
interne ou radiale de l'os ſemi-lunaire avec qui
elle s'articule. La face inférieure & radiale eſt convexe & d'une aſſez grande étendue. Elle eſt partagée en deux portions pour ſe joindre avec la
facette ſupérieure du trapèze & avec celle du trapézoïde. Enfin la facette inférieure & cubitale eſt
concave, & reçoit une grande partie de la tête
du grand os.

De l'Os Semi-lunaire.

Il eſt un peu moins grand que le précédent. Outre
ſes deux faces, une externe & convexe, & une interne convexe auſſi, mais un peu moins large, il a
quatre facettes, une ſupérieure convexe aſſez eten-
due, qui fait partie de la convexité de la première
rangée des os du carpe; une inférieure concave,
partagée en deux, pour recevoir une partie de
la tête du grand os, & s'articuler avec une portion
de l'os unciforme; une radiale plate & ſemi-lunaire,
qui s'articule avec le ſcaphoïde; & une cubitale,
plate auſſi, mais plus large pour ſon articulation
avec l'os cunéiforme.

De l'Os Cunéiforme.

Celui-ci a trois faces; une externe convexe,
aſſez étendue, & fort raboteuſe; une interne

irrégulière, sur laquelle se voit une facette légèrement convexe, qui s'articule avec la base de l'os
pisiforme, & une cubitale fort étroite qui fait partie
du bord cubital du carpe. On y voit aussi trois facettes; une supérieure très-étroite, qui concourt à
former la convexité de la première rangée, une
radiale très-oblique qui s'articule avec la facette
cubitale de l'os cunéiforme, & une inférieure, plate
aussi, dont l'obliquité n'est guère moindre, & qui
sert à sa jonction avec l'os unciforme.

De l'Os Pisiforme.

L'os pisiforme est plus petit que ceux dont il vient
d'être parlé. Il ne fait qu'un gros tubercule, dont
la base, légèrement concave, s'articule avec la facette
de la face interne du cunéiforme, & dont le sommet
fait une des quatre grosses éminences de la concavité du carpe.

De l'Os Trapèze.

Cet os a trois faces, & un pareil nombre de
facettes. Des faces, celle qui est externe est la
plus étendue : sa figure est véritablement celle d'un
trapèze. L'interne porte une grande éminence oblique, qui est l'une de celles qui se voient au-dedans
du carpe. La troisième, assez étroite, est tournée
du côté du radius, & fait partie du bord radial
du carpe.

Les facettes sont, une supérieure, une inférieure, & une cubitale. La première, légèrement
concave, s'articule avec une partie de la facette
inférieure & radiale du scaphoïde. La seconde
présente une convexité cylindrique, située en travers, courbée & un peu concave sur sa longueur.

Elle s'articule avec l'extrémité supérieure du premier os du métacarpe. La troisième est fort concave & située obliquement. Elle reçoit la facette convexe & radiale de l'os suivant.

Du Pyramidal.

On y voit deux faces, une externe convexe, raboteuse, assez large ; une interne convexe & raboteuse aussi, mais plus étroite ; & quatre facettes, une supérieure, une inférieure, une radiale, & une cubitale. La facette supérieure, un peu concave, s'articule avec une partie de la facette inférieure & radiale du scaphoïde. L'inférieure, au milieu de laquelle se voit un angle saillant qui s'étend de la face externe de l'os à sa face interne, répond à la concavité anguleuse de la tête supérieure du second os du métacarpe. La facette radiale, légèrement convexe, s'unit avec la facette cubitale du trapèze, & la cubitale étroite & plate, avec la facette radiale du corps du grand os.

Du grand Os.

Le grand os présente un corps qui regarde en bas, & une tête qui regarde en haut, & qui sont, en quelque sorte, séparés par un retrécissement à-peu-près circulaire, en manière de col. Le corps a deux faces, convexes & raboteuses toutes deux, mais l'externe plus large que l'interne. Il a aussi trois facettes, une inférieure concave & oblique, laquelle répond à celle de la tête supérieure du troisième os du métacarpe, une radiale qui s'articule avec la facette cubitale du pyramidal, & une cubitale beaucoup plus large, qui s'unit à la face radiale de l'os unciforme.

La

La tête de cet os fait une grosse convexité qui est reçue en partie par l'os scaphoïde, & en partie par le semi-lunaire.

De l'Unciforme.

La grosseur de l'unciforme ne le cède guère à celle du grand os. Il a trois faces & autant de facettes. Des trois faces, la première est extrêmement large, convexe, pleine d'aspérités, & de figure à-peu-près triangulaire. La seconde est interne, moins étendue, & légèrement concave. Celle-ci porte du côté du cubitus & vers sa partie inférieure, une grosse éminence courbée sur elle-même, dont la concavité est tournée vers la partie radiale de la main, & qui est une des quatre grosses éminences internes du carpe, ce qui fait donner à cet os le nom sous lequel on le désigne. La troisième face n'est presque qu'un bord étroit. Elle est cubitale, & fait partie du bord cubital de la main.

Les facettes sont, une supérieure, une inférieure, & une radiale. La supérieure est oblique, & très-légèrement concave. Elle s'articule avec le cunéiforme. Elle touche aussi une portion de l'os semi-lunaire dans une très-petite étendue. L'inférieure un peu convexe, est partagée en deux portions qui répondent aux têtes supérieures du quatrième & du cinquième os du métacarpe. Enfin la radiale plate & large, s'articule avec la facette cubitale du grand os.

Les os du carpe ne sont formés intérieurement que d'une lame assez mince de substance compacte & de substance celluleuse. Ils sont cartilagineux dans un enfant qui vient de naître ; mais ils ont déjà la forme qui leur est propre. L'ossification y commence par la partie centrale, & n'est entièrement achevée qu'à l'âge de huit à dix ans. Les jointures qui les uniſſent, ſont de pluſieurs eſpèces. La première rangée s'articule avec la partie inférieure de l'avant-bras. La ſeconde s'articule avec la première. Les os de l'une & de l'autre ont des connexions entre eux ; enfin ceux de la ſeconde ſont articulés avec les extrémités ſupérieures des os du métacarpe.

La convexité que forme la première rangée des os du carpe, eſt couverte d'un cartilage non interrompu qui paſſe du ſcaphoïde au ſemi - lunaire, & de celui - ci au cunéiforme. Une capſule aſſez lâche, fixée d'une part à ſa circonférence, & de l'autre à celle de la cavité ſcaphoïde du radius, l'unit avec l'extrémité inférieure de l'avant - bras. Cette capſule eſt affermie par deux ligamens latéraux, un radial qui tient à l'apophyſe ſtyloïde du radius, & à l'os ſcaphoïde, & un cubital qui eſt attaché à l'apophyſe ſtyloïde du cubitus & à l'os cunéiforme. Elle l'eſt encore par des fibres ligamenteuſes aſſez fortes, qui vont obliquement de l'extrémité inférieure du radius, au bord ſupérieur du carpe, près ſon bord cubital, en paſſant ſur la face interne & ſur la face externe de l'articulation. Cette articulation participe du ginglyme & de l'arthrodie. Les mouvemens qui s'y exercent le plus ordinairement, ſont ceux de flexion, d'extenſion, d'adduction & d'abduction. Mais elle en permet ſouvent de compoſés, & qui participent de la flexion & de l'adduction, ou de l'abduction, &c.

Les os de la première rangée du carpe, & ſurtout le ſcaphoïde & le ſemi-lunaire, forment une concavité profonde, qui reçoit la convexité de la tête du grand os, & une portion de l'os unciforme, pendant que le reſte de la facette ſupérieure de ce dernier glisse sur la facette inférieure de l'os cunéiforme, & que la facette supérieure du trapèze & celle du pyramidal glissent de même sur la facette inférieure & radiale du scaphoïde. Il résulte de la jonction de ces os une seconde articulation, dont la capsule, quoique entourée de quelques fibres ligamenteuses, est cependant assez peu serrée pour lui permettre des mouvemens qui augmentent la mobilité générale de la main. Cette articulation participe de l'arthrodie, & sur-tout du ginglyme. On observe que la première & la seconde rangées, au lieu d'être dans le même plan, font inclinées l'une fur l'autre, de manière à former un pli transversal sur la convexité du carpe.

Enfin les os du carpe s'articulent entre eux & avec les extrémités supérieures des os du métacarpe, par des diarthroses planiformes, qui ne leur permettent que de glisser légèrement les uns sur les autres ; ce qui arrive plus aisément à ceux de la première rangée, qu'à ceux de la seconde, parce que les ligamens qui les entourent font plus lâches & moins multipliés.

Outre les ligamens que présentent les articulations des os du carpe, on en voit deux autres qui servent à contenir les tendons des muscles du poignet & des doigts, & dont la description doit trouver place ici. Ce font les ligamens annulaires interne & externe. Le premier est tendu transversalement à la face interne du carpe, entre ses quatre grosses éminences, lesquelles appartiennent au scaphoïde, au trapèze, à l'os pisiforme, & à l'unciforme. Il est très-lâche & très-épais. Sa plus grande largeur est à ses extrémités. Il ne fait que deux coulisses, une radiale qui laisse passer le tendon du radial interne, & une autre très-grande pour les tendons du sublime & du profond, dans laquelle

est aussi reçu, du côté radial, celui du long fléchisseur du pouce, qui est assujetti dans une sorte de
capsule particulière. Le ligament annulaire externe
descend obliquement de la partie inférieure du radius, depuis le voisinage du bord qui donne naissance à son apophyse styloïde, le long de sa face
convexe, jusqu'à la face externe & au bord cubital
du carpe, auquel il s'attache très-près du ligament
cubital de son articulation avec l'extrémité inférieure
de l'avant-bras. Sa largeur est d'un pouce & demi.
Il est très-fibreux, & contient six coulisses particulières, trois sur le radius, une commune à cet
os & au cubitus, & deux sur le cubitus. La première reçoit les tendons du long abducteur & du
court extenseur du pouce ; la seconde, ceux des
deux radiaux externes ; la troisième loge le tendon
du long extenseur du pouce ; la quatrième est destinée à ceux de l'extenseur commun des doigts &
de l'extenseur propre de l'index ; celui de l'extenseur
propre du petit doigt glisse dans la cinquième, &
celui du cubital externe dans la sixième.

Du Métacarpe.

Le métacarpe est situé entre le carpe & les
doigts. Il représente une grille inclinée. On y
distingue, comme au carpe, une face externe convexe, une interne concave, & quatre bords, un
supérieur vers le carpe, un inférieure qui regarde
les doigts, un interne ou radial, & un externe
ou cubital. Les os qui le composent sont au nombre de cinq. On ne les désigne pas autrement que
par les noms de premier, second, troisième, &c.
en commençant par celui qui soutient le pouce.
... en est à-peu-près la même. Ils sont
... & peuvent être divisés en extrémité

fupérieure, en partie moyenne, & en extrémité inférieure. Leur extrémité fupérieure eft garnie de plufieurs facettes, au moyen defquelles ils s'articulent enfemble, & avec la feconde rangée du carpe. La partie moyenne de ces os eft, en quelque forte, prifmatique. On y diftingue trois faces, une externe cylindrique convexe, & deux internes plates, tournées du côté du radius & du cubitus, féparées par autant d'angles ; deux externes mouffes, un radial & l'autre cubital, & un interne plus faillant, lequel regarde le dedans & le bord cubital de la main. Enfin l'extrémité inférieure des os du métacarpe préfente une tête dont la convexité fe porte en dedans, applatie fur les parties latérales, & près laquelle on obferve de chaque côté une petite tubérofité qui donne attache aux ligamens voifins.

Du premier Os du Métacarpe.

Cet os eft plus gros & en même temps plus court que les autres. Il eft dans un plan différent du leur, &, en quelque forte, tourné vers le dedans de la main. Son extrémité fupérieure préfente une facette articulaire qui répond à la facette inférieure du trapèze, c'eft-à-dire, qui eft élevée à fa partie moyenne, entre la face interne & la face externe du carpe, & enfoncée fur les parties latérales. Sa tête eft creufée latéralement par deux gouttières qui reçoivent les os féfamoïdes compris dans fon articulation avec la première phalange du pouce.

Du fecond Os du Métacarpe.

Le fecond os du métacarpe eft très-long. Son extrémité fupérieure a trois facettes, une grande

anguleufe, avec laquelle s'articule la facette inférieure du pyramidal ; une feconde radiale très-petite,
qui s'articule avec le trapèze ; & une troifième cubitale, pour fa jonction avec la facette radiale de
l'extrémité fupérieure du troifième os.

Du troifième Os du Métacarpe.

Celui-ci a un peu moins de longueur que le
précédent. Son extrémité fupérieure eft coupée très-
obliquement de haut en bas, & du côté radial au
cubital, de forte qu'elle forme une pointe qui regarde le côté cubital de la partie fupérieure du
fecond os. Elle a auffi trois facettes, une oblongue
pour fon articulation avec la facette inférieure du
grand os , une radiale , & une cubitale, qui répondent aux os du métacarpe entre lefquels il eft
enclavé.

Du quatrième Os du Métacarpe.

Le quatrième os du métacarpe eft bien moins
long que le fecond & le troifième. Sa groffeur eft
moindre auffi. Les facettes que préfente fon extrémité fupérieure , ont peu d'étendue. Celle qui répond au carpe eft partagée en deux parties, pour
fe joindre au grand os & à l'os crochu. Les deux
autres fervent à fes connexions avec le troifième &
avec le cinquième.

Du cinquième Os du Métacarpe.

Outre qu'il eft plus mince & plus court que
les autres, à l'exception du premier, fon extrémité fupérieure eft coupée obliquement de haut

en bas, & de dehors en dedans, & préfente un angle qui fait faillie en dehors, & du côté cubital du métacarpe. On n'y voit que deux facettes, une pour fon articulation avec l'os crochu, & l'autre pour celle qu'il a avec le côté cubital de la partie fupérieure du quatrième os du métacarpe.

La ftructure interne des os du métacarpe n'a rien de particulier. Leurs extrémités font cartilagineufes dans un enfant qui vient de naître, & deviennent enfuite des épiphyfes que l'on trouve quelquefois féparées du corps de ces os, jufqu'à l'âge de quinze ou de dix-huit ans. Leurs articulations entre eux, & avec les os du carpe, préfentent autant de diarthrofes planiformes, qui permettent d'autant moins de mouvemens, qu'ils font affujettis par des ligamens forts & multipliés, à l'exception du premier, qui a beaucoup plus de mobilité, & qui peut être entraîné vers le dedans de la main, renverfé fur fa face externe, & fe porter vers le radius & vers le cubitus, fans qu'il lui foit poffible d'exercer des mouvemens de circonduction, parce que les éminences qu'il préfente croiferoient celles du trapèze. Son articulation avec cet os participe du ginglyme & un peu de l'arthrodie. Celle que les os du métacarpe ont avec les doigts, fera expofée ci-après. Il n'a d'autre ufage que de concourir à la formation de la main.

Des Doigts.

Ils terminent la main & l'extrémité fupérieure. Leur nombre eft de cinq. Les noms fous lefquels on les défigne font très-connus. Le premier s'appelle le pouce, en latin *pollex*, *à pollendo*, parce qu'il a plus de force que les autres, & que fans lui on ne peut presque rien faire avec la main. Le second se nomme l'indicateur, parce qu'il sert à indiquer ou à montrer. Le troisième, qui a plus de longueur que les autres, est le grand doigt. Le quatrième, que l'on garnit souvent d'anneaux & de bagues, est connu sous le nom d'annulaire, & le cinquième sous celui d'auriculaire, attendu son peu de grosseur qui permet qu'on l'introduise dans l'oreille. Chacun d'eux est composé de trois os ou phalanges, excepté le premier qui n'en a que deux. Ces phalanges se distinguent par les noms de première, seconde & troisième.

Des premières Phalanges des Doigts.

Elles ont une forme alongée, & présentent une extrémité supérieure assez épaisse, & creusée d'une cavité articulaire peu profonde, garnie de cartilage, & dont les bords sont remplis d'aspérités pour l'attache des ligamens ; une partie moyenne applatie sur deux faces, une externe convexe, une interne concave, séparées par des angles latéraux fort saillans ; & une extrémité inférieure terminée par une poulie, dont la convexité se porte vers le dedans de la main, & aux côtés de laquelle se voient des tubercules assez élevés & raboteux.

Des secondes Phalanges.

Elles ressemblent beaucoup aux premières ; cependant elles sont plus petites, & leur extrémité supérieure est creusée comme il convient pour s'articuler avec la poulie qui termine inférieurement les précédentes.

Des troisièmes Phalanges.

Celles-ci sont plus petites encore. Leur figure est celle d'une pyramide applatie, & terminée à son sommet par une pointe mousse & arrondie. Ces phalanges ont leur base creusée comme l'extrémité supérieure des secondes, afin de pouvoir s'articuler avec la poulie qui les termine par en bas.

Des Phalanges du Pouce.

La première est plus courte que les premières phalanges des autres doigts ; mais elle est figurée comme elles. La seconde est faite comme la troisième, & n'en diffère que par son épaisseur & sa largeur, qui sont plus considérables.

Les phalanges des doigts n'ont guère que de la substance compacte & de la substance celluleuse, malgré leur forme alongée. Ces os sont cartilagineux à leurs extrémités dans les enfans. Il succède aux cartilages qui les terminent alors, de véritables épiphyses qui, dans la suite, se joignent à leur corps. Les dernières phalanges n'offrent de cartilages, & ensuite d'épiphyses, qu'à leurs bases. Les articulations des premières avec les têtes inférieures des os du métacarpe, sont du genre des arthrodies. Un ligament orbiculaire, un peu plus épais sur leurs parties latérales qu'ailleurs, les entoure. Elles permettent des mouvemens de flexion, d'extension, d'adduction & d'abduction. Celles qui unissent ces phalanges aux secondes, & celles-ci aux troisièmes, sont des ginglymes angulaires très-parfaits, qui ont chacun leur ligament capsulaire & leurs ligamens latéraux, placés , un du côté radial , & l'autre du côté cubital , & ne sont susceptibles que de flexion & d'extension.

On voit enfin au-dedans des doigts, dans l'état frais , une gaîne ligamenteuse très-épaisse à la partie moyenne de chacune de leurs premières & secondes phalanges , très - mince à leurs extrémités & aux troisièmes phalanges , & qui disparoît à l'endroit de leurs articulations , laquelle s'attache à leurs angles latéraux , & sert à contenir les tendons du sublime & du profond.

Des Extrémités inférieures.

Les extrémités inférieures comprennent la cuisse , la jambe & le pied.

De la Cuisse.

La cuisse est faite d'un seul os que l'on nomme fémur. C'est le plus gros & le plus grand de tous les os du squelette.

Du Fémur.

La forme alongée du fémur permet de le diviser en extrémité supérieure , en partie moyenne , & en extrémité inférieure.

Son extrémité supérieure présente trois grosses éminences comme celle de l'humérus ; une arrondie en manière de tête , & supportée sur un col , laquelle est située en haut , en dedans & un peu en devant ; c'est la tête du fémur : une seconde fort large , couverte d'aspérités , terminée supérieurement par une pointe mousse , placée en bas , en dehors & un peu en arrière , que l'on

nomme le grand trochanter ; & une troisième située
en arrière, en dedans & en bas, raboteuse aussi,
laquelle est appelée le petit trochanter. Ces noms
de grand & de petit trochanters, que l'on a
substitués à ceux de grosse & de petite tubérosités,
sous lesquels on auroit pu désigner ces deux dernières éminences, viennent de ce qu'elles donnent
attache aux muscles destinés à la rotation de la
cuisse.

La convexité de la tête du fémur est fort régulière.
Elle forme à-peu-près les deux tiers d'une sphère.
Son étendue est beaucoup plus grande de dedans en
dehors, que de devant en arrière. On la trouve couverte d'un cartilage épais à son milieu & mince
sur ses bords, lequel manque à sa partie moyenne
inférieure, interne & postérieure, où se trouve
une empreinte assez profonde destinée à donner attache à un ligament. Son col a plus d'un pouce de
longueur. Il est fort incliné sur le corps du fémur,
& se termine inférieurement par deux lignes obliques
& saillantes, qui vont du petit au grand trochanter.
Celle qui est postérieure est beaucoup plus élevée
que l'autre.

La tête du fémur s'articule par énarthrose avec
la cavité cotyloïde du grand os innominé. Elle
est retenue dans cette cavité par deux ligamens,
l'un interne, que l'on a long-temps & mal-à-propos
appelé le ligament rond du fémur ; l'autre externe,
qui est le ligament orbiculaire. Le premier peut
avoir un pouce de long. Il est plat, de figure triangulaire, attaché par son extrémité la plus large
au bord antérieur & interne de l'impression raboteuse de la cavité cotyloïde, & par son extrémité étroite à celle de la tête du fémur dont il
vient d'être parlé. Ce ligament est plus court en
arrière & en dedans, & plus long en devant &

en dehors , parce que l'extrémité par laquelle il tient à la cavité cotyloïde , est fort oblique. Une de ses faces est supérieure & antérieure , & l'autre inférieure & postérieure. Cette dernière regarde la tête du fémur. L'usage de ce ligament paroît être non - seulement d'affermir la jonction du fémur avec les os innominés , mais encore d'empêcher que la tête du premier ne sorte de sa cavité en haut & en dehors. Aussi , lorsqu'elle en est chassée par un effort violent , ce ligament est - il souvent rompu , & quoiqu'on parvienne à réduire la luxation , ses extrémités , loin de se souder , se détruisent peu à peu par le frottement , sans qu'il soit possible d'en retrouver les restes. C'est de cette manière qu'on doit expliquer l'absence du ligament dont il s'agit , lorsque par hasard il manque en quelques sujets. Cependant il pourroit se faire que cette absence fût naturelle & indépendante d'aucun accident antérieur. Bernard Gengha dit que , faisant à Rome , en 1662 , la dissection d'une cuisse , il ne se trouva pas de ligament rond dans l'articulation du fémur. Pour lever les doutes que les assistans paroissoient avoir à ce sujet , il ouvrit l'autre cuisse en leur présence , & trouva la même chose. Il observa seulement que le ligament capsulaire étoit plus épais & plus fort qu'à l'ordinaire , ce qui le mettoit en état de suppléer au défaut de l'autre.

Le ligament orbiculaire est fixé , d'une part , à l'os innominé , & de l'autre , à la partie supérieure du fémur. Il tient à l'un autour du bourrelet qui augmente la profondeur de la cavité cotyloïde , & à l'autre au bord de son col , très-loin de sa tête antérieurement , assez loin de cette même tête du côté interne , & beaucoup plus près du côté externe , au voiſinage du trochanter. Son épaiſſeur eſt peu conſidérable à la partie interne & poſtérieure, médiocre à la partie poſtérieure & externe, & très-grande à la partie antérieure, où il eſt manifeſtement fibreux. Cette portion fibreuſe naît de l'épine antérieure inférieure de l'os des iles, & deſcendant en bas, elle s'élargit beaucoup, & va s'attacher à toute la longueur de cette ligne oblique que j'ai dit terminer antérieurement le col du fémur, & deſcendre du grand au petit trochanter.

Les mouvemens que l'extrémité ſupérieure du fémur peut exécuter, ne ſont bornés à aucuns ſens. Cet os ſe porte en devant, en arrière, en dedans & en dehors, pour la flexion, l'extenſion, l'adduction & l'abduction de la cuiſſe. Outre cela il peut exercer des mouvemens de circonduction, ou en fronde, & des mouvemens de rotation, qui ſe font ſur une ligne qui deſcend obliquement du ſommet de ſa tête, au milieu de l'intervalle qui ſépare ſes deux condyles.

Le grand trochanter n'eſt garni d'aſpérités que dans une partie de ſon étendue. Le reſte eſt aſſez liſſe, & couvert dans l'état frais d'une croûte cartilagineuſe fort mince, ſur laquelle gliſſe une partie du tendon du muſcle grand feſſier, qui y eſt aſſujettie, au moyen d'une capſule. Cette éminence s'élève au-deſſus du col, de ſorte qu'il ſe trouve entre eux un enfoncement aſſez marqué, que l'on nomme la cavité du col du fémur. Le petit trochanter n'eſt pas garni de cartilage ; il tient au premier, comme il a été dit précédemment.

Le corps du fémur commence au-deſſous de ces deux apophyſes ; il eſt d'abord aſſez épais ; & après s'être retréci dans ſa partie moyenne, il s'élargit de nouveau à ſa partie inférieure. On y diftingue aifément trois faces , comme à tous les os longs. Une eft antérieure & cylindrique , & les deux autres poftérieures ; une interne , l'autre externe , en quelque forte applaties & plus larges. Les angles qui les féparent font auffi au nombre de trois , deux antérieurs mouffes , l'un interne , l'autre externe , & le troifième poftérieur , beaucoup plus faillant & plus aigu. On le nomme la ligne âpre du fémur , parce qu'il eft garni d'un grand nombre d'afpérités. Son épaiffeur permet d'y diftinguer deux lèvres , une interne , l'autre externe. Cette ligne eft bifurquée fupérieurement & inférieurement. Les branches fupérieures vont aboutir à la partie poftérieure & inférieure des deux trochanters , & font féparées par une empreinte raboteufe fort étendue. Les inférieures fe terminent aux tubérofités qui font près de fes condyles. Le corps du fémur eft courbé de devant en arrière fur fa longueur , & préfente une convexité antérieure , & une concavité poftérieure. Le conduit par lequel les vaiffeaux fanguins pénètrent au-dedans , fe voient à fa partie moyenne inférieure , près de la ligne âpre.

L'extrémité inférieure du fémur eft plus épaiffe que la fupérieure , & en quelque forte applatie fur deux faces , une antérieure très-large & convexe , & une poftérieure étroite , plate & de figure triangulaire , féparées par les deux branches inférieures de la ligne âpre. Elle fe termine par deux groffes éminences que l'on nomme condyles. L'une eft interne , l'autre eft externe. Ces éminences tiennent enfemble antérieurement , & forment une poulie , dont le bord externe eft le plus faillant , & monte le plus haut. La plus grande partie de la convexité des condyles eft en arrière ; celle de l'interne est plus élevée & remonte davantage. Ces condyles sont séparés en bas & en arrière par un grand enfoncement, dans lequel on distingue deux empreintes ligamenteuses, creusées chacune sur chacun d'eux. Celle du condyle externe est en arrière, & celle de l'interne en devant. Enfin on voit à la face interne du condyle interne, & à l'externe de l'externe, une grosse protubérance, dont la surface est raboteuse, & qui tient la place des tubérosités qui se voient à l'extrémité inférieure de l'humérus, & que l'on appelle ses condyles. Les branches inférieures de la ligne âpre viennent y aboutir.

On ne rencontre au-dedans du fémur que l'organisation commune à tous les os longs. Dans un enfant qui vient de naître, son extrémité inférieure, savoir, ses deux condyles, les tubérosités voisines & la poulie antérieure, sont encore cartilagineuses. Son extrémité supérieure forme une large épiphyse qui comprend la tête, le col & les trochanters, mais qui est déjà ossifiée au col & à la racine de ces deux éminences. A mesure que l'ossification fait des progrès, l'extrémité inférieure s'endurcit, en commençant par la partie moyenne, & devient peu à peu une épiphyse qui n'est plus séparée du corps de l'os, que par une lame cartilagineuse de plus en plus mince. De même, le noyau osseux de l'extrémité supérieure augmente : il occupe une plus grande partie du col, la racine & l'interstice des trochanters ; de sorte qu'il reste en cet endroit deux portions cartilagineuses, l'une qui appartient à la plus petite de ces éminences, l'autre qui forme le sommet de la grande, la partie supérieure du col, & la tête. Dans la suite, le col augmente de longueur, & se soude au corps de l'os ; alors les portions cartilagineuses de la partie supérieure du fémur sont trois, une fait la tête, & les deux autres en font les trochanters. Chacune de ces parties s'ossifie peu à peu, & donne naissance à autant d'épyphises. Celles des trochanters sont les premières qui disparoissent, ensuite celle de la tête. L'épiphyse de la partie inférieure reste plus long-temps que les autres. Les traces de leur séparation se retrouvent encore dans la première jeunesse ; mais à la fin elles s'effacent entièrement.

Le corps du fémur présente aussi des différences sensibles dans les enfans ; il est presque droit & ne se courbe de devant en arrière, qu'à mesure que l'on avance en âge. Ce changement paroît être l'effet de la pesanteur du corps & de l'action des muscles fléchisseurs de la jambe, lesquels sont attachés d'une part à la partie postérieure & inférieure du bassin, & de l'autre à la partie supérieure & postérieure du tibia & du péroné. La direction des condyles, dont la convexité se trouve presque tout-à-fait en arrière, peut y contribuer aussi. Cette courbure est très-utile, soit pour laisser aux muscles de la partie postérieure de la cuisse un plus grand espace, dans lequel ils puissent se loger, soit pour donner la facilité de croiser les cuisses l'une sur l'autre, sans que la ligne âpre du fémur exerce sur ces muscles une pression douloureuse.

La disposition du fémur dans les enfans du premier âge, donne quelquefois lieu à une maladie qui ne peut plus arriver, lorsqu'on est parvenu à l'âge adulte, mais qui est remplacée par une autre encore plus fâcheuse. La première est le décollement de l'épiphyse qui forme la tête & une partie du col du fémur, & la seconde est la fracture de

ce

ce col. Elles s'annoncent toutes deux par l'impuif-
fance de mouvoir le membre , par fon raccourciffement , & par la pofition du genou & de la
pointe du pied qui fe portent conftamment en dehors , auxquels il fe joint , pour le plus fouvent ,
des douleurs vives , du gonflement & de la fiévre.
Ces maladies ont été long-temps ignorées. Am-
broife Paré paroît être le premier qui les ait
connues , & fur-tout la fracture ; & quoiqu'il la
décrive avec beaucoup d'exactitude , elle avoit fi
peu excité l'attention des praticiens , qu'on ne fe
doutoit pas qu'elle fût auffi fréquente , & qu'on
n'avoit propofé pour fa guérifon que des moyens
infuffifans , ou même contraires à l'indication qu'elle
préfente. Foubert, Chirurgien du mérite le plus
diftingué , a communiqué à ce fujet à l'Académie
royale de Chirurgie , des obfervations & des
remarques très-inftructives , qui , jointes à celles
qui ont été faites par plufieurs autres membres
de cette Compagnie , ne laiffent rien à defirer fur
le diagnoftic & fur le traitement de la fracture dont
il s'agit.

La fituation des deux fémurs eft telle , qu'ils s'é-
cartent fupérieurement & fe rapprochent inférieurement ; ce qui paroît dépendre de l'inclinaifon de
leur col. Cette obliquité fait que le condyle interne
paroît plus alongé que l'externe , quand on regarde
chacun de ces os féparément , & qu'on les tient
dans une direction droite. Elle eft avantageufe ,
en ce qu'elle laiffe un efpace confidérable pour
les parties de la génération, pour les deux grands
réfervoirs de l'urine & des matières fécales , &
pour les mufcles puiffans qui meuvent la cuiffe
en dedans. Elle fert auffi à nous faire marcher
avec plus de fermeté ; car fi les deux genoux
euffent été éloignés l'un de l'autre , il eût fallu ,

pour que nous puiffions marcher à grands pas ; que le tronc eût décrit une portion d'arc de cercle ; & lorfque nous leverions une jambe , le centre de gravité du corps feroit trop éloigné de la bafe de l'autre. C'eft ce que l'on voit arriver aux femmes , dont les os innominés font plus écartés qu'ils ne le font chez les hommes. L'obliquité du fémur fait qu'il ne décrit point une ligne droite avec le tronc , & qu'une partie de la pefanteur du corps fe perd dans la partie interne de l'articulation du genou. C'eft peut-être la raifon pour laquelle cette jointure fe renverfe fi fouvent en dedans chez les enfans qui font naturellement foibles.

Outre la connexion qui fe trouve entre le fémur & le grand os innominé, l'os de la cuiffe en a inférieurement une autre avec la rotule & avec la partie fupérieure du tibia , dont il fera parlé dans la fuite. Ses ufages font évidens.

De la Jambe.

La jambe eft faite de trois os , deux longs & fitués l'un à côté de l'autre , que l'on nomme le tibia & le péroné, & un plat & d'une épaiffeur médiocre, fitué à la partie antérieure du genou , & que l'on appelle la rotule.

Du Tibia.

Le tibia eft le plus gros des deux os longs de la jambe. Il eft fitué intérieurement par rapport à l'autre. On le divife en extrémité fupérieure , en partie moyenne , & en extrémité inférieure. Son extrémité fupérieure eft fort épaiffe & applatie fur fon fommet, où fe préfentent deux grandes facettes articulaires, séparées par un tubercule mitoyen, & par deux empreintes raboteuses, une antérieure & l'autre postérieure. Ces facettes sont connues sous le nom de condyles du tibia. L'interne est creuse & alongée de devant en arriere. L'externe est plate, &, en quelque sorte, arrondie, & forme un plan incliné qui descend de la partie interne à l'externe. Elles sont toutes deux couvertes, dans l'état frais, par un cartilage qui s'étend jusques sur le tubercule qui se trouve entre elles. Derriere ce tubercule se voit une échancrure assez profonde, qui donne attache à un ligament, & qui les sépare l'une de l'autre. Le pourtour des deux condyles est garni d'aspérités ligamenteuses. A la partie postérieure, inférieure & externe de celui qui est en dehors, on apperçoit une petite facette garnie de cartilage, qui sert à son articulation avec la tête supérieure du péroné. Enfin on trouve à leur partie antérieure, & à peu de distance de leur bord, une grosse tubérosité d'un pouce & demi de longueur, à laquelle s'attache l'extrémité inféreure du principal ligament de la rotule.

Le tibia se retrécit immédiatement au-dessous de ses condyles ; ce qu'il continue de faire jusqu'à la partie moyenne de son corps. Ce corps a une figure prismatique. On y voit trois faces & trois bords : des faces, l'une est interne, l'autre externe, toutes deux applaties & larges ; & la troisième est postérieure, presque cylindrique & plus étroite. Les deux premières sont séparées l'une de l'autre par un bord très-aigu que l'on nomme la crête du tibia ; & elles le sont de la postérieure par deux autres bords, un interne plus mousse, & un externe plus saillant, & qui donne attache au ligament inter-osseux de la jambe. La face poſtérieure eſt traverſée à ſa partie ſupérieure par une ligne oblique, qui ſe porte du condyle externe au bas du tiers ſupérieur de ſon bord interne , & à laquelle pluſieurs muſcles viennent ſe fixer. Le conduit qui tranſmet les vaiſſeaux ſanguins dans ſon intérieur , ſe voit au-deſſous & à peu de diſtance de cette ligne. Il deſcend de haut en bas, & ſon calibre eſt aſſez conſidérable.

L'extrémité inférieure du tibia a un peu plus de volume que ſon corps, mais moins que ſon extrémité ſupérieure. Elle ſe termine par une concavité ſcaphoïde aſſez profonde, traverſée de devant en arrière par une ligne ſaillante peu élevée, & tronquée en dehors & en arrière. Cette cavité eſt articulaire, & garnie de cartilage dans l'état frais. Elle eſt ſurmontée par une éminence qui en fait la partie interne & antérieure, & qui reſſemble beaucoup, par ſa poſition, à l'apophyſe ſtyloïde du rayon. C'eſt ce qu'on nomme la malléole interne. Cette éminence eſt large, épaiſſe & aſſez alongée. On voit à ſa partie poſtérieure une couliſſe revêtue d'une couche mince de cartilage, & qui donne paſſage aux tendons des muſcles jambier poſtérieur & long fléchiſſeur commun des orteils. Plus loin, il y a en arrière une autre couliſſe moins apparente , ſur laquelle gliſſe le tendon du long fléchiſſeur du pouce. A l'oppoſite de la malléole interne, & à l'endroit où la cavité ſcaphoïde du tibia eſt tronquée, on voit un enfoncement triangulaire, dont la partie inférieure & la plus large, forme un rebord creux & cylindrique, enduit de cartilage, dans l'état frais, pour l'articulation des extrémités inférieures du tibia & du péroné. Toute la partie inférieure du tibia paroît être contournée en dehors, à-peu-près comme fi cet os eût été tordu dans le temps où il n'avoit pas encore acquis fa folidité. L'effet de cette difpofition, eft que la malléole interne, au lieu de répondre au condyle interne de la partie fupérieure du tibia, eft beaucoup plus en devant, & que la cavité qui reçoit la malléole externe, formée par le péroné, eft plus en arrière que le condyle externe. On ne peut fe difpenfer d'y avoir égard dans la réduction des fractures du tibia, & dans les bleffures des extrémités inférieures, qui obligent de faire garder pendant long-temps la même fituation aux malades, de peur de ne pas ajufter les extrémités de l'os comme elles le doivent être, ou d'occafionner une diftenfion douloureufe dans les ligamens qui affermiffent les jointures.

Le tibia eft organifé intérieurement comme tous les os de fon efpèce. Ses extrémités font encore cartilagineufes au moment de la naiffance. Elles s'offifient dans la fuite, & deviennent des épyphifes dont la trace refte long-temps après qu'elles fe font unies au corps de l'os. La fituation particulière du tibia eft telle, que cet os occupe la partie interne & antérieure de la jambe. Ses connexions font fupérieurement avec le fémur, en dehors avec le péroné, & inférieurement avec la partie fupérieure du pied. Elles feront expofées dans un moment. Son ufage eft de tranfporter le poids du corps fur la partie fupérieure du pied.

Du Péroné.

Le tibia tire fon nom de fa reffemblance avec un inftrument à vent, qui étoit en ufage parmi les anciens : le péroné emprunte le fien de fa reffemblance avec une forte d'agraffe dont ils fe

O 3

ſervoient. Cet os eſt mince dans toutes ſes parties : on le diviſe, comme tous les os longs, en extrémité ſupérieure, en partie moyenne, & en extrémité inférieure.

L'extrémité ſupérieure du péroné a quelque épaiſſeur. Elle forme une tête de figure très-irrégulière, & couverte d'aſpérités, ſur laquelle on voit, du côté interne, une facette légèrement concave, garnie de cartilage, laquelle reçoit la facette convexe de la partie poſtérieure, inférieure & externe du condyle externe du tibia. L'articulation qui les unit eſt entourée d'un ligament capſulaire & de fibres ligamenteuſes très-fortes, qui deſcendent en devant & en arrière, du tibia au péroné, dans une direction oblique, de dedans en dehors. Celles qui ſont antérieures ſont beaucoup plus ſenſibles, & forment un ligament de figure trapézoïde. Cet appareil montre aſſez que les mouvemens qui s'exécutent dans l'articulation dont il s'agit, ſont très-bornés, & qu'elle eſt de l'eſpèce des diarthroſes planiformes.

La partie moyenne ou le corps du péroné, commence immédiatement au-deſſous de ſa tête ſupérieure, & ne ſe termine qu'au voiſinage de l'inférieure. Elle eſt priſmatique & préſente trois faces applaties, & trois angles qui tournent, en changeant de poſition, ſur la longueur de l'os. Celle des faces qui eſt externe, devient poſtérieure en bas. Celle qui eſt interne devient antérieure, & la poſtérieure devient interne. De même l'angle antérieur devient externe, l'interne devient antérieur, & l'externe devient interne, de ſorte que l'on diroit que l'os a été tordu en ſens contraire par ſes deux extrémités. L'angle interne, quoique médiocrement ſaillant, donne attache au ligament inter-oſſeux, dont il a été parlé à l'occaſion du tibia. Ce ligament, semblable à celui qui se trouve entre les os de l'avant-bras, est situé entre le tibia & le péroné. Il est un peu interrompu à sa partie supérieure & à sa partie inférieure, & présente une organisation fibreuse. Ses usages sont les mêmes que celui de l'avant-bras.

L'extrémité inférieure du péroné forme une tête applatie & alongée, convexe & raboteuse en dehors, lisse & garnie de cartilage dans une assez grande étendue en dedans. Cette tête s'articule avec la partie inférieure & externe du tibia, & descend au-delà de la cavité scaphoïde qui le termine. Elle est directement à l'opposite de la malléole interne, & porte le nom de malléole externe. On voit en arrière, à sa face interne, un long enfoncement qui sert à loger de la graisse; & un peu plus loin, une coulisse cartilagineuse, sur laquelle glisse le tendon des muscles long & moyen péroniers. Sa jonction avec le tibia est de la même espèce que la supérieure. Elle est entourée d'une capsule mince, & affermie par des ligamens qui vont aussi du tibia au péroné, dans une direction très-oblique de dedans en dehors, mais qui sont plus apparens & plus marqués en arrière qu'en devant.

La structure interne du péroné n'a rien de particulier. Ses extrémités, qui étoient cartilagineuses au moment de la naissance, deviennent des épiphyses, & se joignent au reste de l'os. On remarque aussi que son corps est droit; mais dans la suite il se courbe de dehors en dedans & s'approche du tibia. Cette courbe pourroit être l'effet des bandes dans lesquelles on enveloppe les enfans nouveau-nés. Le péroné n'est pas seulement placé au côté externe du tibia; il est aussi en arrière, de sorte qu'un stylet passé entre les deux

os des jambes , feroit derrière les deux tibia &
au-devant des deux péronés. Outre fes connexions
avec le tibia , il en a d'autres avec la partie fupérieure du pied. Ces dernières feront expofées lorfqu'on parlera du tarfe. Ses ufages font de donner
attache aux mufcles qui vont de la jambe au
pied , & de contribuer à l'articulation de ces deux
parties.

De la Rotule.

La rotule a fort peu de volume. Sa figure eft en
quelque forte triangulaire : on peut y diftinguer
deux faces, une antérieure convexe & raboteufe ,
une poftérieure concave & liffe ; trois bords, un
fupérieur , & deux inférieurs & latéraux ; & trois
angles, deux fupérieurs & un inférieur.

Les afpérités que préfente la face antérieure de
la rotule, fervent à l'attache des fibres tendineufes
des mufcles extenfeurs de la jambe, qui vont en
grande partie s'y terminer. La face poftérieure eft
partagée en deux parties par une éminence longitudinale, qui defcend du milieu du bord fupérieur
de l'os à fon angle inférieur. L'une eft interne &
l'autre externe. Celle-ci eft plus large & plus enfoncée que l'interne, par rapport à l'élévation &
à la largeur plus confidérable du bord externe de
la poulie cartilagineufe du fémur. Elles font articulaires & couvertes de cartilages dans l'état frais.
On voit au - deffous une empreinte raboteufe, à
laquelle vient fe fixer l'extrémité fupérieure d'un
ligament qui affujettit la rotule à la partie fupérieure du tibia. Ses bords & fes angles n'ont rien
de remarquable.

La rotule ne contient intérieurement que de
la fubftance celluleufe, couverte d'une couche

médiocrement épaisse, de substance compacte. Cet os est encore cartilagineux dans les enfans du premier âge, & ne commence à s'endurcir qu'au bout de quelques années. Il donne attache aux muscles extenseurs de la jambe, & leur procure la plus grande force possible, en éloignant le lieu de leur insertion du centre de l'articulation du genou, dont il fait partie.

Cette articulation est fort composée. On y voit un grand nombre de ligamens & de cartilages. Les ligamens sont ceux de la rotule, & ceux qui sont communs au fémur & au tibia. Ces derniers peuvent être rangés sous deux classes. La première comprend les ligamens situés hors de l'articulation, & la seconde, ceux qui sont situés au - dedans. Les cartilages appartiennent au fémur, à la rotule & au tibia, ou sont placés dans l'intervalle de ces os.

La jointure est recouverte antérieurement d'une expansion du *fascia lata*, sous laquelle se présente la rotule, retenue supérieurement par les tendons des muscles extenseurs de la jambe, & inférieurement par un ligament qui lui est propre. Les tendons donnent naissance à une aponévrose mince, qui, après avoir passé sur la face convexe de la rotule, descend sur son ligament, où elle disparoît, & sur les côtés de ce ligament, pour aller se terminer à la partie supérieure & antérieure du tibia. Le ligament propre de la rotule est épais, fibreux, large d'un pouce, & long de deux & demi. Il descend de l'angle inférieur de cet os à la tubérosité supérieure du tibia. Sa largeur est moindre à sa partie moyenne, qu'à ses extrémités. Il assujettit la rotule au tibia, & les unit avec une force qui contre - balance l'action des muscles extenseurs de la jambe, & qui permet de ne regarder le premier

de ces os, que comme une appendice de l'autre.
La rotule paroît être au tibia ce que l'olécrâne
est au cubitus ; & la seule différence qui soit
entre ces deux parties osseuses, est que l'une est
mobile, & que l'autre ne l'est pas, ce qui répond
à la multiplicité des mouvemens que le genou
doit exécuter. On trouve encore au-dedans de l'articulation un ligament fort mince, qui appartient à
la rotule, ou plutôt aux graisses voisines de son
angle inférieur, & qui va se fixer à la partie antérieure de la cavité qui sépare les deux condyles
du fémur.

Les ligamens situés au dehors de l'articulation,
sont ceux que l'on nomme latéraux, postérieur
& capsulaire. Les ligamens latéraux sont deux,
l'un interne & l'autre externe. L'interne est attaché
au fémur, au-dessous de la tubérosité qui est près
de son condyle interne. Ses fibres s'écartent en
descendant, & vont se terminer à la partie supérieure interne du tibia, le long de laquelle elles
glissent de derrière en devant, jusqu'à plus de
de deux pouces & demi au-dessous de la partie
supérieure de cet os. Elles forment une espèce de
plancher sur lequel glissent & coulent les tendons
des muscles couturier, grêle interne, & sur-tout
celui du demi-nerveux, qui y est lié par une capsule
membraneuse très-fine. Le ligament externe est
plus étroit & plus court. Il tient par en haut à la
tubérosité externe du fémur, & descend pour embrasser la partie antérieure de la tête du péroné,
où il s'élargit un peu, quoique ses fibres ne soient
pas radiées comme celles de l'interne. Sa longueur est à-peu-près de deux pouces. Il est assez
lâche. Ces deux ligamens ne sont point placés
au milieu de l'articulation ; ils se trouvent un peu
en arrière, ce qui les rend propres, non-seulement

à l'affermir & à diriger les mouvemens de flexion & d'extension, mais encore à la retenir & à l'empêcher de fléchir en arrière. Ils deviennent très-lâches dans la flexion de la jambe, & fort tendus au contraire dans son extension.

Le ligament postérieur a une forme irrégulière. Il descend de la partie postérieure, inférieure & externe du condyle externe du fémur, & après avoir croisé la face postérieure de l'articulation, il se termine à la partie postérieure, supérieure & interne du tibia. Quelques fibres nées du fémur au même endroit, se détachent du bord inférieur de ce ligament, & vont avec moins d'obliquité se jeter sur la partie moyenne du bord supérieur & postérieur du tibia. Ce même ligament reçoit aussi à son bord supérieur des fibres obliques, qui viennent de la partie supérieure du condyle externe du fémur.

Le ligament capsulaire est lâche à la partie antérieure de l'articulation, & plus serré à sa face postérieure. Il est attaché à la partie antérieure & à la partie postérieure du fémur, au - dessus de sa poulie & de ses condyles. Mais sur les parties latérales de cet os, il tient précisément aux bords des condyles. On le trouve fixé à tout le contour de la tête du tibia, ainsi qu'à celui de la face postérieure & articulaire de la rotule, qui en est, pour ainsi dire, embrassée, & il renferme une grande quantité de graisses rougeâtres, au milieu desquelles les glandes synoviales sont sans doute logées.

Les ligamens situés au - dedans de l'articulation sont trois; savoir, celui dont j'ai parlé à l'occasion de la rotule, & deux autres que l'on nomme les ligamens croisés. Ceux-ci sont fort postérieurs; ils sont couverts de graisse en devant, & tiennent en arrière au ligament capsulaire. L'un est antérieur & fort oblique, & l'autre postérieur & presque droit. Le premier tient à l'empreinte du condyle externe du fémur. Il est large en cet endroit, & se retrécit beaucoup, à mesure qu'il descend. Ce ligament se porte en devant, en dedans & en bas, & va gagner la partie antérieure & interne du tubercule, qui sépare les condyles du tibia. Le second est attaché près du condyle interne du fémur. Il se jette en arrière, en bas, & en dehors, & après avoir croisé le précédent derrière lequel il passe, il se termine à l'échancrure qui se trouve entre les deux condyles du tibia. Ces deux ligamens s'entre-croisent, quand on tourne la pointe du pied en dedans, & ils s'écartent l'un de l'autre, quand on la tourne en dehors. Leur usage est de s'opposer au renversement de la jambe de derrière en devant, & de borner son mouvement de rotation de dehors en dedans, pendant qu'ils favorisent celui qui se fait de dedans en dehors.

Le cartilage qui recouvre la poulie & les condyles du fémur, celui qui encroûte la partie supérieure du tibia, & celui de la rotule, ont été décrits en parlant de ces os. Ceux qui sont situés au-dedans de l'articulation, portent le nom de semi-lunaires, eu égard à leur figure, qui ressemble à un croissant. Ils sont épais à leur bord externe par lequel ils tiennent à la face interne du ligament capsulaire, mince à leur bord interne, évidés dans le milieu, concaves supérieurement du côté du fémur, applatis du côté du tibia, & tiennent l'un à l'autre par un ligament étroit, long d'un pouce, plongé dans la graisse, & qui va de la partie antérieure de la convexité de l'un à celle de l'autre. On peut les distinguer par les noms d'interne & d'externe.

Le premier eſt large en arrière & étroit en devant ; & le ſecond eſt large en devant & étroit en arrière , mais d'une manière moins ſenſible. Les extrémités du cartilage ſemi-lunaire interne ſont très-écartées , de manière qu'il forme une cavité alongée de devant en arrière. Celles de l'externe ſont rapprochées , & la cavité qu'il préſente eſt arrondie. Ces extrémités ſont pointues , minces & preſque ligamenteuſes. Elles tiennent au tubercule qui ſépare les condyles du tibia. Enfin , le cartilage ſemi-lunaire interne paroît plus fixe dans le lieu qu'il occupe , & l'externe plus lâche ; ce qui lui permet de gliſſer de derrière en devant, & de devant en arrière.

L'articulation du genou peut exécuter deux mouvemens ; ſavoir , celui de flexion & d'extenſion , & celui de la rotation de la jambe ſur ſon axe. Le premier dépend en partie des cavités pratiquées à la face ſupérieure des cartilages ſemilunaires , qui ſe meuvent ſur les condyles du fémur, & en partie des condyles du tibia , qui gliſſent ſur la face intérieure de ces cartilages , & qui changent de poſition ſuivant le degré auquel la jambe eſt étendue ou fléchie. Le ſecond ſuppoſe dans les condyles du tibia deux mouvemens différens. L'interne & le cartilage qui lui répond , tournent ſur le condyle interne du fémur comme ſur un pivot , & l'externe gliſſe ſur la face inférieure & plate du cartilage ſemi - lunaire externe , de derrière en devant, quand on porte la pointe du pied en dedans, & de devant en arrière , quand on la porte en dehors. Ces mouvemens indiquent trois eſpèces d'articulations réunies en une ; ſavoir , une ginglyme angulaire, qui a lieu dans la flexion & dans l'extenſion de la jambe ; une arthrodie entre le cartilage ſemi-lunaire interne & le condyle voisin du fémur , lorsqu'on porte la pointe du pied en dedans ou en dehors ; & une diarthrose planiforme entre la face inférieure du cartilage semilunaire externe , & le condyle voisin du tibia , dans la même circonstance.

Du Pied.

Le pied termine l'extrémité inférieure. Il a une forme alongée , & présente deux faces, une supérieure convexe, une inférieure concave; deux bords, un interne du côté du pouce , un externe du côté du petit doigt; & deux extrémités , une postérieure qui forme le talon, & une antérieure qui est faite par les doigts ou orteils. On y distingue trois parties qui répondent à celles de la main ; une postérieure que l'on nomme le tarse , une moyenne que l'on appelle le métatarse, & une antérieure qui sont les doigts.

Du Tarse.

Le tarse est fait de sept os ; deux grands , connus sous le nom d'astragale & de calcanéum ; deux moyens , qui sont le scaphoïde & le cuboïde ; & trois petits appelés cunéiformes. Ils forment une voûte dont la convexité est supérieure, & la concavité est inférieure. L'astragale en est la partie la plus élevée ; & comme cet os s'articule avec la partie inférieure de la jambe , & qu'il porte le poids du corps en entier , ce poids se partage entre tous les os du tarse , & ensuite entre ceux du métatarse & ceux des doigts. La concavité de la voûte du tarse laisse à la partie inférieure du pied un espace ; sous lequel les vaisseaux sanguins & les nerfs sont à l'abri de toute compression.

De l'Aſtragale.

C'eſt le plus élevé des os du tarſe. On le diviſe en corps & en tête. Le corps en eſt la partie poſtérieure. Il préſente quatre faces qui ſont articulaires & garnies de cartilages. L'une eſt ſupérieure, la ſeconde inférieure, & les deux autres interne & externe. La première eſt aſſez étendue ; elle repréſente une poulie, dont le bord externe eſt le plus large & le plus élevé, qui ſe porte plus en arrière qu'en devant, & qui eſt reçu dans la concavité ſcaphoïde, formée par le tibia & par le péroné. La ſeconde face eſt concave ; elle s'articule avec la partie antérieure du corps du calcanéum. Le bord qui la ſépare d'avec la première, eſt creuſé par une gouttière oblique de dedans en dehors, légèrement cartilagineuſe, ſur laquelle gliſſe le tendon du long fléchiſſeur du pouce. Les deux autres ſont aſſez plates. Elles ſont revêtues d'un cartilage qui eſt continu avec celui de la face ſupérieure. Ce cartilage deſcend très-bas, ſur l'externe, & beaucoup moins ſur celle qui eſt interne ; la partie inférieure de cette dernière eſt garnie d'aſpérités ligamenteuſes.

La tête de l'aſtragale en fait la partie ſupérieure & interne. Elle eſt ſéparée de ſon corps par un retréciſſement en manière de col, qui eſt plus marqué du côté inférieur & externe, que du côté ſupérieur & interne, & ſur lequel on voit pluſieurs impreſſions raboteuſes qui ſervent d'attache à des ligamens. La convexité qui la termine, eſt enduite de cartilage, & s'articule avec la face poſtérieure du ſcaphoïde. Elle eſt ſurmontée d'un rebord applati inférieurement, & qui préſente de ce côté une facette articulaire & cartilagineuſe, qui ſe joint à la petite apophyſe du calcanéum.

Du Calcanéum.

Cet os fait la partie la plus reculée du tarse & du pied. Ses dimensions excèdent celles du précédent. On le divise en corps & en deux apophyses, une antérieure & externe fort grosse, & l'autre supérieure & interne beaucoup plus petite.

Le corps du calcanéum est assez alongé de devant en arrière, & de haut en bas. On y voit six faces, une antérieure, une postérieure, une supérieure, une inférieure, & deux latérales. La première seule est articulaire ; elle est convexe, couverte de cartilage, & s'unit avec la partie inférieure du corps de l'astragale. La seconde est partagée en deux parties ; une supérieure enduite d'une croûte légèrement cartilagineuse, & entourée d'une capsule membraneuse, qui lui assujettit la face antérieure de la partie la plus inférieure du tendon d'Achille ; & la seconde fort raboteuse, sur laquelle ce tendon vient s'implanter. La face supérieure présente une convexité cylindrique de peu de largeur. L'inférieure, plus étendue, est couverte d'aspérités ligamenteuses. Elle se termine en arrière par deux tubérosités, une interne plus grosse, une externe qui l'est moins. Les deux faces latérales sont les plus larges, sur-tout l'interne qui est fort enfoncée, & qui fait partie de la concavité qui se remarque à la face inférieure du pied. L'externe offre inférieurement un tubercule oblique, derrière lequel se voit une coulisse cartilagineuse, pour le passage du muscle long péronier.

La grosse apophyse du calcanéum est continue à la partie externe de son corps. Elle en est séparée supérieurement par un enfoncement qui répond à la partie inférieure & externe du corps de l'astragale,

gale & forme avec le col de cet os une concavité deftinée à loger des graiffes. La facette qui la ter- mine eft irrégulièrement concave. Elle eft garnie de cartilage , & s'articule avec la face poftérieure du cuboïde.

La petite apophyfe s'élève de la partie fupé- rieure & interne de cet os. Sa face inférieure ne contribue pas peu à former le grand enfoncement qu'il préfente du côté interne. La fupérieure eft revêtue de cartilage , & s'articule avec la facette inférieure du rebord de la tête de l'aftragale.

Du Scaphoïde.

Le fcaphoïde eft fitué au-devant de l'aftragale , au bord interne du tarfe & du pied. Il eft en quel- que forte applati , & préfente deux faces , une poftérieure concave , une antérieure convexe , toutes deux articulaires & garnies de cartilages, & un contour ovale. La face poftérieure reçoit la tête de l'aftragale. L'antérieure eft reçue dans une forte de concavité qui eft pratiquée à la partie poftérieure des trois os cunéiformes. Elle eft partagée en trois facettes , une interne plus grande , & deux autres plus petites. Le contour du fcaphoïde eft régulier du côté de la convexité du pied ; mais, du côté de fa concavité, il pré- fente intérieurement un tubercule raboteux & affez élevé , & extérieurement une facette carti- lagineufe qui s'articule avec une partie du cuboïde.

Du Cuboïde.

Celui-ci répond à la grande apophyfe du cal- canéum. Il eft fitué au bord externe & à la partie antérieure du tarfe. On y voit fix faces , une supérieure , une inférieure , une interne , une externe, une postérieure & une antérieure. La face supérieure est assez large. Elle fait partie de la convexité du pied. On n'y voit que quelques aspérités ligamenteuses. L'inférieure a beaucoup plus d'étendue. Elle est traversée obliquement par un grand tubercule qui se porte de derrière en devant & de dehors en dedans, au - devant duquel se voit une coulisse cartilagineuse pour le passage du tendon du muscle long péronier. La face interne a deux facettes cartilagineuses pour l'articulation de cet os avec le contour du scaphoïde & avec la face externe du moyen os cunéiforme. L'externe est étroite & un peu raboteuse. La postérieure, légèrement convexe & articulaire, se joint avec la face antérieure de la grosse apophyse du calcanéum. Enfin, l'antérieure est cartilagineuse & partagée en deux parties, qui s'articulent avec les extrémités postérieures du quatrième & du cinquième os du métatarse.

Des Os Cunéiformes.

Les os cunéiformes sont placés au - devant du scaphoïde. Ils sont d'inégale grosseur. Le premier, qui répond au bord interne du pied , est le plus considérable , & le second est le plus petit. Leur figure est assez semblable à celle d'un coin ; mais le premier est disposé de façon que sa base regarde la concavité du pied , au lieu que les deux autres ont leur base en haut , & leur tranchant en bas.

Du grand Os Cunéiforme.

Le grand os cunéiforme est assez irrégulier. Sa base est arrondie & raboteuse. Son bord tranchant est comme tors. On y distingue en outre quatre faces ; une antérieure convexe , qui a la forme d'un croissant, & qui s'articule avec le premier os du métatarse ; une postérieure concave , en quelque sorte triangulaire, qui porte sur une partie de la face antérieure du scaphoïde , & qui s'articule avec elle ; une interne très-étendue , convexe & garnie d'aspérités ; & une externe plate , sur laquelle se voient ordinairement deux facettes inégales , cartilagineuses & articulaires , dont la plus grande , qui est postérieure s'unit au petit os cunéiforme, & la plus petite qui est antérieure , s'unit à la base du second os du métatarse.

Du petit Os Cunéiforme.

Le petit os cunéiforme est situé au côté externe du grand. Outre sa base & son tranchant, il a quatre facettes couvertes de cartilages & articulaires ; une antérieure triangulaire & légèrement concave, pour sa jonction avec le second os du métatarse ; une postérieure triangulaire aussi & un peu concave, qui s'articule avec le scaphoïde ; & deux autres , une interne & une externe , applaties , pour ses connexions avec le grand & avec le moyen os cunéiformes.

Du moyen Os Cunéiforme.

Le moyen os cunéiforme est le plus extérieur des trois. Il tient le milieu , pour la grosseur , entre ceux dont il vient d'être parlé. Sa base est en haut & son tranchant en bas. On y voit quatre facettes cartilagineuses & articulaires, une postérieure de forme triangulaire , un peu concave, qui appuie sur le scaphoïde; une antérieure, de même forme, légèrement convexe, par laquelle il a des connexions avec le troisième os du métatarse, & deux autres, une interne & une externe, partagées chacune en deux, pour ses articulations avec le petit os cunéiforme & le cuboïde en arrière, & avec les bases du second & du quatrième os du métatarse en devant.

Les os du tarse n'ont qu'une lame de substance compacte, au-dessous de laquelle se trouve de la substance celluleuse. Ils sont entièrement cartilagineux dans un enfant qui vient de naître, à l'exception de l'astragale & du calcanéum, au milieu desquels on trouve un noyau osseux de peu de volume. Peu après ils commencent à s'ossifier par la partie centrale, & prennent avec le temps la forme & la consistance que nous leur voyons. Le calcanéum seul porte en arrière une épiphyse qui comprend le lieu de l'insertion du tendon d'Achille, & celui sur lequel ce tendon pose à sa dernière extrémité. Cette épiphyse ne s'y réunit que lorsqu'on approche de l'âge adulte. Les connexions des os du tarse sont assez multipliées. Ils s'articulent les uns avec les autres, avec la partie postérieure des os du métatarse & l'astragale avec la partie inférieure du tibia & du péroné. Cette dernière articulation est celle qui mérite le plus d'attention. Elle a deux ligamens latéraux qui naissent de la partie inférieure, & principalement du bord antérieur de chacune des deux malléoles, & un ligament capsulaire.

Le ligament interne est assez court & épais. Il marche obliquement de haut en bas, & de devant en arrière, & va se fixer à la partie supérieure & latérale interne de l'astragale, où il s'élargit beaucoup. Ses fibres antérieures sont plus longues que les autres. On peut lui rapporter quelques filets ligamenteux qui naissent de la partie postérieure de la malléole interne & qui vont presque transversalement à la partie supérieure de l'astragale. Il est couvert par un ligament large & épais qui naît de l'extrémité inférieure de la malléole, & qui, s'élargissant beaucoup par en bas, va s'attacher à la partie voisine & interne de l'astragale, & ensuite à toute celle de la face interne du calcanéum. Ce dernier concourt sans doute à affermir la jonction du pied avec la jambe ; mais son principal usage paroît être de défendre & de protéger les tendons du jambier postérieur, du long fléchisseur commun des orteils, & du long fléchisseur du pouce, & les vaisseaux sanguins & les nerfs qui vont au pied à leur passage sous la voûte du calcanéum, & de former la coulisse qui les y transmet.

Le ligament latéral externe de l'articulation de la jambe avec le pied, est plus long & plus épais que l'interne. Il est aussi plus lâche. Ses attaches sont presque uniquement à la partie antérieure de la malléole externe, d'où il descend en arrière pour se fixer à la partie latérale externe & supérieure du calcanéum. Il a aussi un trousseau très-épais de fibres, qui, de la partie interne de la malléole externe, vont presque transversalement s'attacher à la partie postérieure de l'astragale.

Le ligament dont il vient d'être parlé, est couvert par un autre, qui est plutôt destiné à contenir les tendons du pied, qu'à en affermir la jointure, & qui pourtant peut contribuer à cet usage. C'est celui que l'on nomme le ligament annulaire du pied. Il est fourchu à sa partie supérieure & simple à l'inférieure. Celle-ci tient à la partie externe de la grosse apophyse du calcanéum.

P 3

Le ligament dont elle eſt l'origine monte en s'élargiſſant ſur la convexité du pied, & s'y diviſe en deux branches, une qui ſe porte à la partie inférieure du tibia, où elle eſt en quelque ſorte continue avec un autre ligament d'un pouce environ de largeur, tendu tranſverſalement à la partie antérieure inférieure de la jambe, entre le tibia & le péroné, au-deſſus des malléoles, & qui eſt connu ſous le nom de ligament annulaire de la jambe; l'autre, qui deſcend en dedans, & qui ſe fixe à la partie interne de la tête de l'aſtragale, & à la partie voiſine du ſcaphoïde.

Le ligament capſulaire de l'articulation de la jambe & du pied, eſt attaché d'une part au tibia & au péroné, & de l'autre à tout le contour de la face ſupérieure & des deux faces latérales de l'aſtragale. Il eſt lâche, & renferme intérieurement des graiſſes rougeâtres qui ſoutiennent les glandes ſynoviales. Cette articulation eſt une ginglyme angulaire, & ne permet d'autres mouvemens que ceux de flexion & d'extenſion.

Celle qui unit l'aſtragale au ſcaphoïde, offre une petite tête qui eſt reçue dans une cavité ſuperficielle, & peut être rangée ſous la claſſe des arthrodies. Elle eſt aſſez peu ſerrée pour permettre, concurrement avec la jonction du calcanéum & du ſcaphoïde, qui eſt fort lâche auſſi, des mouvemens très-marqués, au moyen deſquels la pointe du pied ſe porte un peu en dedans & en dehors, mais ſur-tout en haut & en bas. Les autres articulations des os du tarſe, ſoit entre eux, ſoit avec les parties poſtérieures des baſes des os du métatarſe, ne ſont que des diarthroſes planiformes, qui ont peu de mobilité, eu égard à la force & à la tenſion des ligamens qui les entourent. Ces ligamens ſont fort multipliés. On ne

voit rien de bien organifé dans ceux qui embraffent l'articulation du calcanéum avec l'aftragale ;
mais ceux qui uniffent le premier de ces os avec
le cuboïde & avec le fcaphoïde font très-forts. Il
y en a un qui, du bas de la grande apophyfe,
fe porte à la partie poftérieure de l'éminence oblique de la face inférieure du cuboïde ; puis on en
voit plufieurs autres, qui, de la partie fupérieure,
externe & inférieure de cette même apophyfe,
vont aux parties voifines du cuboïde, & un troifième inférieur & interne, attaché d'une part au
bord antérieur de la petite apophyfe, & de l'autre
au bas du fcaphoïde, au-deffous & derrière fa
tubérofité.

La jointure de la partie antérieure du fcaphoïde
avec le grand os cunéiforme, eft fortifiée de
plufieurs faifceaux ligamenteux, parmi lefquels
celui qui répond à la partie inférieure de ces
deux os, eft le plus remarquable. Il tient en arrière à la grande tubérofité du premier, & en
devant à celle du fecond. Ce ligament qui eft fort
épais, ne le cède en rien, fi ce n'eft par fa longueur, à celui qui va de la grande apophyfe du
calcanéum à la partie poftérieure & inférieure du
cuboïde.

La partie inférieure & externe du fcaphoïde,
& celle du premier os cunéiforme, donnent naiffance à des fibres ligamenteufes très-fortes, qui
fe portent de dedans en dehors, & de derrière en
devant, dont les premières font longues, & dans
une direction prefque longitudinale, & les autres
plus courtes & fituées en travers, lefquelles fe
terminent à la partie inférieure de la bafe ou de
la partie poftérieure du troifième os du métatarfe.
Ces deux derniers os, & les deux qui les avoifinent, reçoivent encore une fubftance ligamenteufe

fort épaisse , qui va de l'éminence oblique du cuboïde , à la partie inférieure de la base des quatre derniers os du métatarse , & qui forme une espèce de gaîne dans laquelle le tendon du muscle long péronier est renfermé.

Enfin, il y a un grand nombre de ligamens qui unissent les os cunéiformes entre eux, & qui les joignent au cuboïde & aux os du métatarse. On en voit aussi venir de la partie antérieure du cuboïde, lesquels entourent son articulation avec les deux derniers os du métatarse ; mais ils n'ont rien de particulier , si ce n'est qu'ils sont très-serrés en comparaison des autres.

Du Métatarse.

Le métatarse est situé entre le tarse & les doigts ou orteils. Il représente une grille inclinée comme le métacarpe. On y distingue deux faces , une supérieure convexe, une inférieure concave ; deux bords , un interne du côté du pouce, & que l'on appelle le grand bord , & un externe du côté du petit orteil , que l'on appelle le petit bord ; & deux extrémités, une postérieure qui est tournée vers le tarse , & une antérieure qui l'est vers les doigts. Les os qui le composent sont au nombre de cinq. On les désigne par les noms de premier, second, troisième, &c. en commençant par celui qui regarde le pouce. La forme en est à-peu-près la même. Ils sont alongés & peuvent être divisés en base , en partie moyénne & en tête. Leur base est en arrière ; c'est la partie la plus épaisse de ces os. Elle est garnie de facettes cartilagineuses pour leur articulation avec les os du tarse , & pour celles qu'ils ont entre eux. Leur partie moyenne est prismatique & triangulaire. Elle présente trois faces, une supérieure étroite & cylindrique , & deux inférieures, larges, applaties, une interne, l'autre externe , séparées par autant d'angles , deux supérieurs mousses , & un inférieur beaucoup plus élevé , qui est en dehors. Enfin les têtes des os du métatarse ont leur convexité tournée en bas, du côté de la plante du pied. Elles sont applaties sur les parties latérales où se voient de petites tubérosités ligamenteuses , une de chaque côté.

Du premier Os du Métatarse.

Le premier os du métatarse est plus court que les autres ; il est aussi beaucoup plus gros. Sa base est remarquable par une facette articulaire légèrement convexe , qui a la forme d'un croissant dont les extrémités regardent la face supérieure & la face inférieure du pied, & qui repond à la facette antérieure du grand os cunéiforme , & par une grosse tubérosité vers son extrémité inférieure , à laquelle vient se terminer le tendon du muscle long péronier. On y voit aussi quelquefois en dehors, une facette cartilagineuse de peu d'étendue pour son articulation avec la base de l'os du métatarse voisin. La tête en est fort grosse. Elle est creusée inférieurement de deux gouttières qui reçoivent deux os sésamoïdes.

Du second Os du Métatarse.

Celui-ci est le plus long de tous. Sa base est coupée obliquement de dedans en dehors , & de devant en arrière. Elle a trois facettes articulaires , une qui s'unit au petit os cunéiforme , & deux autres, une interne & une externe , pour sa jonction avec le second & avec le troisième os du métatarse.

Du troisième & du quatrième Os du Métatarse.

Ils diffèrent peu du second, & se ressemblent beaucoup entre eux. Leur base, taillée obliquement, offre aussi trois facettes, une en arrière pour leur jonction avec le moyen os cunéiforme, & avec la face antérieure du cuboïde, & deux latérales, par lesquelles le troisième s'unit au second & au quatrième, & le quatrième au troisième & au cinquième.

Du cinquième Os du Métatarse.

La base du dernier os du métatarse le distingue des autres. Elle est épaisse, coupée plus obliquement, ne présente que deux facettes articulaires ; une en arrière qui est supportée par le cuboïde, & une en dedans pour sa connexion avec le quatrième os, & se termine en dehors & en arrière par une tubérosité très-alongée, à laquelle vient se fixer le tendon du moyen péronier.

La structure des os du métatarse n'offre rien de particulier. Leurs extrémités, encore cartilagineuses dans un enfant qui vient de naître, se changent en épiphyse qui ne s'unissent que fort tard à leur partie moyenne, & dont les traces paroissent encore dans un âge avancé. Ils s'articulent par leurs bases avec les os du tarse, & les uns avec les autres, & par leurs têtes avec les premières phalanges des orteils. Leurs connexions postérieures se font par diarthroses planiformes. Elles sont affermies par des ligamens serrés, dont il a déjà été fait mention en parlant du tarse. Ceux qui attachent la base de l'un à celle de l'autre, ne méritent pas de description particulière. Ils sont aidés par un grand ligament transversal qui tient à la partie inférieure de leur tête, & au-dessus duquel passent les tendons des muscles inter-osseux, pendant que ceux des muscles lombricaux & fléchisseurs communs des orteils, passent au-dessous. Les connexions antérieures des os du métatarse seront exposées ci-après. L'usage de ces os est de concourir à la formation du pied.

Des Doigts ou Orteils.

Les doigts ou orteils sont la dernière partie du pied & de l'extrémité inférieure. Ils sont au nombre de cinq. On les désigne par les noms de premier, second, troisième, &c. Le premier se nomme encore le pouce ou le gros orteil, & le dernier s'appelle le petit orteil. Chacun est composé de trois os ou phalanges, excepté le premier qui n'en a que deux. Ces phalanges se distinguent par les noms de première, seconde & troisième. Elles ont la même disposition & la même figure que les phalanges des doigts de la main, mais elles sont beaucoup plus petites. Il arrive souvent que les secondes, qui sont très-courtes, s'unissent aux premières, & sur-tout aux troisièmes; ce qui vient de l'espèce d'immobilité où les parties du pied sont tenues par la chaussure.

On ne trouve au-dedans des phalanges des doigts du pied que de la substance compacte & de la substance celluleuse. Elles sont cartilagineuses à leurs extrémités dans les enfans. Les cartilages qui les terminent alors, deviennent, avec le temps, des épiphyses, qui se réunissent enfin à leur partie moyenne. Leurs articulations avec les têtes des os du métatarse font de véritables arthrodies qui permettent des mouvemens en tout fens, & particulièrement ceux de flexion, d'extenfion, d'adduction & d'abduction & qui font affermies par des ligamens orbiculaires. Celles des premières avec les bafes des fecondes, & de celles-ci avec les bafes des troifièmes, font des ginglymes angulaires. On y trouve un ligament capfulaire & des ligamens latéraux, qui empêchent qu'il ne puiffe s'y exécuter d'autres mouvemens que ceux de flexion & d'extenfion. Enfin il règne le long de la face inférieure des deux premières, une gaîne ligamenteufe deftinée à contenir les tendons des mufcles fléchiffeurs communs des doigts, & femblable à celle qui fe voit à la partie interne des doigts de la main.

Des Os Séfamoïdes.

J'ai dit, en parlant du premièr os du métacarpe, & enfuite de celui du métatarfe, que leur tête préfentoit deux gouttières creufées vers le dedans de la main, & vers la face inférieure du pied, deftinées à recevoir les os féfamoïdes qui fe trouvent dans leur articulation avec la première phalange du pouce, ce qui feroit huit os de cette efpèce, deux à chaque main & autant à chaque pied. Mais le nombre en eft plus confidérable. On en rencontre affez fouvent au côté interne de l'articulation du fecond os du métacarpe avec la première phalange du doigt indicateur. Le côté externe de la jonction du dernier os du métacarpe avec la première phalange du petit doigt, en contient quelquefois un autre. Il y en a un en arrière fur chacun des deux condyles du fémur , près la partie la plus reculée de ces éminences. Le tendon du long péronier renferme un os de cette espèce, à l'endroit où il paſſe ſous l'éminence oblique du cuboïde. Celui du jambier poſtérieur en a un à ſa dernière extrémité , & près de ſon inſertion à la partie inférieure de la tubéroſité du ſcaphoïde. Enfin on en voit quelquefois un dernier à l'extrémité de l'apophyſe tranſverſe de la première vertèbre des lombes , lequel eſt reçu dans une ſinuoſité particulière de cette apophyſe.

Leur figure , quoique plus ou moins alongée , & , pour le plus ſouvent , différente dans chacun d'eux , a été comparée à celle d'un grain de ſéſame dont ils ont emprunté le nom. On y diſtingue toujours une face convexe & légèrement raboteuſe , & une autre élevée dans ſon milieu , applatie ſur ſes bords , aſſez ſemblable à la face poſtérieure de la rotule , garnie de cartilage comme elle , & qui eſt véritablement articulaire. Ils ſont renfermés dans l'épaiſſeur des tendons , & ſe trouvent le plus ſouvent aux endroits où ces organes ſont expoſés aux frottemens & à des preſſions fortes & ſouvent répétées. Ces os n'exiſtent pas dans un enfant qui vient de naître ; ils ſe développent peu à peu, en commençant par avoir une conſiſtance cartilagineuſe , qu'ils conſervent ordinairement juſqu'à l'âge adulte.

On pourroit croire qu'ils ſont formés accidentellement , & qu'ils n'entrent point dans les vues de la nature. Peut-être cependant ont-ils quelque utilité, comme , par exemple , d'éloigner les tendons , dans l'épaiſſeur deſquels ils ſe trouvent , du centre des articulations que ces tendons doivent mouvoir , & d'augmenter ainſi la force des muſcles auxquels ils appartiennent. Peut-être auffi ceux que l'on trouve dans la jointure des premiers os du méta-carpe & du métatarfe avec la première phalange du pouce de la main & du pied, forment-ils une gouttière, le long de laquelle les tendons fléchiffeurs de ces doigts vont à leur deftination , fans être expofés à aucune preffion.

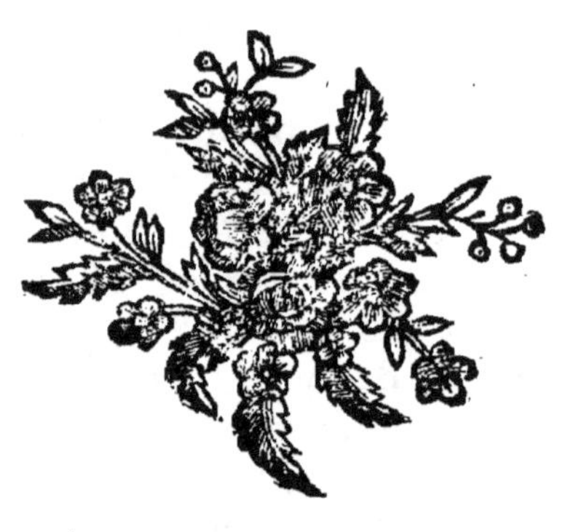

DE LA MYOLOGIE.

DES MUSCLES EN GÉNÉRAL.

LES muscles font des maffes fibreufes, rouges, mollaffes, fufceptibles de contraction & de relâchement, répandues dans toutes les parties de la machine animale, & defquelles dépendent la plupart des mouvemens qui s'y exécutent. On en diftingue de deux fortes. Les premiers font folides & pleins. Ils ont pour l'ordinaire une forme oblongue, & s'étendent d'une partie à l'autre. Les feconds font creux. Les fibres dont ils font compofés font courbées fur elles-mêmes, & fe rejoignent par leurs extrémités, ou plutôt elles n'ont ni commencement ni fin. Les mufcles pleins font plus épais à leur partie moyenne, qu'on en appelle le corps, qu'à leurs extrémités, que l'on défigne, fouvent mal-à-propos, fous les noms de tête & de queue, de partie fupérieure & inférieure, de point fixe & de point mobile, d'origine & d'infertion. Ces extrémités, fibreufes auffi, font ordinairement de confiftance plus ferme, & de couleur blanche & refplendiffante. On leur donne le nom de tendons, lorfqu'elles ont la forme d'une corde, & celui d'aponévrofes, lorfqu'elles font étendues en manière de toile. Il y a beaucoup de mufcles qui ont des parties tendineufes & des parties aponévrotiques ailleurs qu'à leurs extrémités, & d'autres qui n'en

ont point de fenfibles, & qui paroiffent entièrement charnus.

Les fibres dont le corps des mufcles eft formé,
font appelées fibres charnues ou fibres motrices.
Elles font difpofées en manière de faifceaux que
l'œil diftingue aifément. Mais ces faifceaux fe divifent en d'autres plus petits, & ceux-ci en de
plus petits encore, fans qu'il foit poffible d'arriver aux dernières fibres qui entrent dans leur
compofition. Les plus petites que l'on puiffe appercevoir, paroiffent pliffées fur leur longueur,
& difpofées en manière de zigzags. On ne fait
quelle en eft la nature. Quelques-uns les croient
folides, d'autres penfent qu'elles font creufes:
Ceux-ci veulent que la cavité qu'elles contiennent,
ne foit pas interrompue ; d'autres, qu'elle foit
partagée en plufieurs loges qui communiquent enfemble. Il y en a qui difent qu'elle eft remplie
d'une efpèce de duvet : en un mot, il y a prefqu'autant de fentimens fur les fibres élémentaires
des mufcles, qu'il y a de perfonnes qui s'en font
occupées.

Quoi qu'il en foit, ces fibres font toutes envi-
ronnées d'un tiffu cellulaire fort fin & renfermées comme dans une efpèce de gaîne. Ce tiffu
n'eft pas fenfible entre les plus petites, mais il le
devient entre celles qui fuivent, & plus encore
entre les faifceaux qui réfultent de leur réunion.
Il eft manifeftement la continuation de celui qui
eft répandu par tout le corps. Comme lui, il
fe remplit de graiffe dans les perfonnes qui ont
de l'embonpoint, & quelquefois en affez grande
abondance, pour que la partie fibreufe des mufcles
en foit, pour ainfi dire, fuffoquée. La férofité
dont l'infiltration produit l'anafarque, s'y introduit auffi. Enfin, on le trouve diftendu par l'air
dans

dans les animaux que l'on tue pour l'usage de nos
tables, & que l'on a coutume de souffler après les
avoir saignés, pour rendre leur viande plus légère.
Ce tissu, après avoir séparé les élémens des muscles, paroît se répandre sur leur surface, & former
sur chacun d'eux une sorte d'enveloppe, que l'on
a prise pour une membrane qui leur étoit particulière, & que l'on a nommée la membrane commune
des muscles.

La chair des muscles est parsemée d'artères, de
veines, de vaisseaux lymphatiques & de nerfs. Les
artères y sont fort nombreuses. Elles entrent par
plusieurs troncs dans ceux qui ont une certaine
étendue. On voit une partie de leurs rameaux ram-
per à la surface de ces organes, au-dessous de la
membrane, ou plutôt de la couche de tissu cellulaire dont ils sont couverts, & l'autre partie s'in-
troduire dans leur intérieur, & se partager en un
grand nombre de ramifications. Ce sont elles, ainsi
que les veines, qui donnent aux muscles la couleur
rouge que nous leur voyons ; car cette couleur disparoît en ceux dans les artères de qui l'on a fait
passer une grande quantité d'eau pour les laver, ou
que l'on a tenus long-temps en macération. Comme
les muscles bien injectés non-seulement se teignent
en rouge, mais se changent un une masse de la nature de l'injection dont on s'est servi, on a pensé
que les artères se terminoient dans la cavité de leurs
fibres motrices. Mais il y a apparence que cet effet
est dû à l'extravasion qui se fait de la substance
injectée dans le tissu cellulaire dont elles sont envi-
ronnées.

Les veines des muscles ne sont pas moins nombreuses que les artères ; elles ont la même marche
& les mêmes distributions. Seulement on remarque qu'elles sont un peu plus grosses. Sans doute

il y a auſſi des vaiſſeaux lymphatiques : on ſait que ce genre de vaiſſeaux a ſon origine dans le tiſſu cellulaire, & ce tiſſu eſt ici fort abondant. D'ailleurs, il y a des parties charnues, telles que le cœur, où ces vaiſſeaux ont été apperçus par de fort habiles gens, & l'on voit ſouvent arriver des écoulemens lymphatiques à la ſuite de plaies qui intéreſſent les extrémités ; & ces écoulemens, qui ſont certainement formés par des vaiſſeaux de l'eſpèce de ceux dont il s'agit, prouvent, en quelque ſorte, qu'il y en a de répandus dans les muſcles qui font la plus grande partie de l'épaiſſeur de nos membres. Les nerfs des muſcles ſont plus évidens. Ils ſont, pour l'ordinaire, fort gros, & y entrent par pluſieurs troncs. On les voit s'y diſtribuer à la manière des arteres & des veines, ſans qu'il ſoit poſſible de les ſuivre juſqu'à leurs dernières ramifications. Le nombre en eſt ſi conſidérab!e, que quelques-uns ont penſé que le tiſſu cellulaire & filamenteux qui unit les fibres charnues, en étoit principalement formé.

La ſtructure des tendons & des aponévroſes diffère peu de celle de la chair des muſcles : on y découvre également des fibres diſpoſées en manière de zigzags, ſéparées par des productions celluleuſes, & parſemées de vaiſſeaux ſanguins ; & ſans doute il y a auſſi des vaiſſeaux lymphatiques & des nerfs. Cependant il faut convenir que les vaiſſeaux y ſont moins nombreux, & qu'on ne peut ſuivre les nerfs juſques dans leur intérieur. On ne ſait ſi leurs fibres ſont la continuation de celles qui ſont connues ſous le nom de motrices, ou ſi elles ſont d'une nature différente. Pluſieurs tant anciens que modernes, ont embraſſé la première de ces deux opinions ; d'autres ſoutiennent la ſeconde. Il eſt difficile de ſe décider sur une chose de cette nature ; cependant, si on fait attention que les fibres tendineuses ne sont point irritables, qu'elles n'éprouvent point de contractions, qu'elles ne paroissent presque point différentes de celles qui constituent les ligamens, & qu'elles dégénèrent quelquefois en un tissu vraiment celluleux, on sera tenté de croire qu'elles diffèrent essentiellement de celles qui sont charnues, & qu'elles n'y sont que collées à leurs extrémités.

L'arrangement des fibres motrices & des fibres tendineuses n'est pas le même dans tous les muscles. Il y en a chez qui elles sont disposées parallèlement les uns aux autres ; tels sont les muscles plats du bas-ventre, le couturier, &c. & d'autres chez qui les fibres motrices ont une direction oblique par rapport à celle de leurs tendons, comme les muscles jumeaux, le demi - nerveux & le demi-tendineux. En quelques-uns les fibres de toute espèce sont disposées en manière de rayons, comme cela se voit aux muscles de la mâchoire, connus sous le nom de crotaphytes, & en d'autres elles se rapprochent vers une des extrémités, pendant qu'elles sont plus ou moins écartées à l'extrémité opposée. Enfin, on voit des muscles aux deux extrémités desquels les fibres se rapprochent, après avoir été écartées à leur partie moyenne. Cet arrangement différent des fibres, a fait diviser les muscles en simples & en composés. Les simples sont ceux en qui l'on ne trouve qu'un seul ordre de fibres & deux extrémités, & les composés sont ceux qui ont deux ou plusieurs ordres de fibres, & qui présentent plusieurs extrémités, deux ou trois supérieures & une inférieure, comme les biceps & les triceps, tant du bras que de la jambe ; une supérieure,

& deux ou plusieurs inférieures , comme le radial externe & le muscle grand dentelé. Parmi ces derniers, il y en a que l'on appelle muscles penniformes , parce que leurs fibres tombent obliquement sur les côtés d'un tendon qui traverse leur longueur, comme les barbes d'une plume sur la tige qui leur est commune.

Les noms que l'on donne aux muscles sont très-différens. Ils se tirent de leurs usages , de leur situation , de la partie qu'ils occupent , de leur figure , de leur origine & de leur insertion seule; de la partie à laquelle ils appartiennent, du nombre de leurs ventres , de leurs têtes & de leurs queues, de leur grandeur , ou enfin de quelqu'une de leurs propriétés. Les adducteurs , les abducteurs , les releveurs , les abaisseurs , les *opponens* , les sphincters , sont ainsi nommés par rapport à leurs usages. Ceux que l'on appelle antérieurs , postérieurs , internes, externes , profonds , sublimes , & autres , empruntent leurs noms de leur situation. La partie qu'ils occupent en a fait appeler quelques-uns anconnés , brachiaux, buccinateurs, cervicaux , &c. Les noms de deltoïdes , de lombricaux, d'orbiculaires , de trapèze , viennent de leur figure. Ceux d'aryténoïdiens , d'hyoglosses , de coracobrachiaux , de leur origine & de leur insertion. Leur origine & la partie à laquelle ils appartiennent, en ont fait appeler quelques-uns palatins, stylo-pharyngiens ; l'origine seule a fait donner aux péroniers , aux ptérigoïdiens , aux zigomatiques , les noms sous lesquels on les désigne. Ceux d'épineux & de demi-épineux viennent de l'insertion seule ; ceux de coccigiens & de pectoraux, de la partie à laquelle ils appartiennent; ceux de biceps, de triceps, du nombre de ventres , de têtes & de queues que l'on y remarque; ceux de circonflexes & d'obliques, de la manière dont ils s'étendent d'une partie à l'autre ; ceux de grêles, de longs, de larges, de grands, de petits, de leur grandeur : enfin, quelques propriétés particulières à certains muscles, ont fait appeler complexus ceux dont la contexture est compliquée ; jumeaux, ceux qui font femblables ; azigos, un muscle que l'on a cru long-temps être feul, &c. &c. Il y a auffi des muscles qui reçoivent des furnoms relatifs à leur grandeur, à leur figure, à leur marche, à leur nombre, à leur ufage, &c. tels que ceux d'externes, d'inférieurs, de courts, de longs, de quarrés, de grêles, de defcendans, d'obliques, de tranfverfes, de premier, de fecond, troifième, &c. d'adducteurs, d'abducteurs. Quelques-uns enfin portent avec leur nom celui de la partie à laquelle ils appartiennent, comme les mufcles droits du bas-ventre, de la cuiffe, de la tête, du cou, & celui du lieu auquel ils font fitués, comme les mufcles biceps du bras, du cou, de la tête, &c.

L'action des mufcles confifte dans leur contraction & dans leur relâchement. Leur contraction les rend plus courts, ou tend à les rendre tels, & les fait mouvoir ou retenir les parties auxquelles ils s'attachent. Leur relâchement les fait revenir à l'état où ils étoient avant de fe contracter. Lorfque les parties auxquelles ils appartiennent, ont de la pefanteur, & qu'elles font fituées de manière à pouvoir obéir à cette force, elles éprouvent un mouvement réel, & tel que celui qui réfulteroit de la contraction de quelques mufcles. C'eft ce qu'on voit arriver à la tête qui eft retenue dans fa fituation par le mufcle fterno-cléidomaftoïdien, & par les fplénius, complexus & autres extenfeurs, & qui fe porte dans le fens de la flexion, lorfqu'ils viennent à fe relâcher. La même chofe arrive au bras quand il a été éloigné du corps par l'action du deltoïde & du sus-épineux , & qu'il n'est pas soutenu. Si ces muscles cessent de se contracter , il tombe par degrés , & se rapproche du corps. Les fibres charnues ou motrices sont seules susceptibles de se contracter & de se relâcher. Celles qui sont tendineuses , n'ont aucune action par elles-mêmes ; ce sont des cordes au moyen desquelles les premières exercent leur action sur la partie qu'elles doivent mouvoir.

Les mouvemens opérés par les muscles , sont de trois espèces. Les uns sont volontaires , les autres involontaires, & les derniers mixtes. Les mouvemens volontaires sont ceux qui dépendent de la volonté & qui lui sont subordonnnés , tels que ceux qui s'exercent dans presque toutes les parties du corps. Les involontaires ne dépendent point de la volonté. Ils s'exécutent sans que nous le sachions , & sans que nous puissions nous y opposer , ni les traverser : ceux du cœur , des artères & des veines, & ceux de l'estomac & des intestins sont de ce genre. Enfin les mouvemens mixtes sont en partie indépendans de la volonté , & lui sont en partie subordonnés , comme ceux de la respiration , qui se succèdent sans que nous le sachions & que nous y prenions garde , mais qu'il est possible d'accélérer, de retarder , & même de suspendre pendant quelque temps à son gré. La cause qui opère ces mouvemens est absolument inconnue : on sait cependant qu'elle réside dans le cerveau & dans les nerfs ; car , lorsqu'une de ces parties est privée de ses fonctions, les muscles ne peuvent plus exercer les leurs.

Il est fort difficile de classer les muscles. On a presque toujours suivi dans leur dénombrement, l'idée que l'on s'étoit formée de leurs usages. Ceux que l'on a cru servir aux mêmes parties , ont été rangés ensemble. Ainsi on a dit : les muscles du bas-ventre, ceux de l'épaule, du bras, de l'avant-bras, du poignet, &c. Mais cette méthode est vicieuse, en ce qu'elle borne & restreint les usages des muscles, & qu'elle ne permet pas d'embrasser d'un coup-d'œil tous ceux auxquels ils sont destinés. Par exemple, le biceps brachial, un de ceux qui meuvent l'avant-bras, peut aussi mouvoir le bras sur l'avant-bras, le bras sur l'épaule, l'épaule sur le bras, & le radius sur le cubitus. Le biceps crural, l'un des fléchisseurs de la jambe sur la cuisse, peut aussi fléchir la cuisse sur la jambe, la porter en arrière sur le bassin, renverser le bassin sur la cuisse, &c. Il vaut donc beaucoup mieux ne suivre, dans la distribution des muscles, d'autre ordre que celui que la nature prescrit, & les décrire les uns après les autres, à mesure qu'ils se présentent, ainsi que l'a fait Albinus dans son excellente Histoire des muscles. Mais pour cela, il faut supposer que le corps est divisé en un certain nombre de régions. Celles qui sont admises par le célèbre Anatomiste dont on vient de parler, sont trop nombreuses. Pour rendre la connoissance des muscles plus facile, on peut les réduire à vingt-six, qui sont, la partie antérieure du bas-ventre ; les parties antérieures & latérales du tronc ; la partie postérieure du tronc ; le tour de la tête de l'humérus ; la partie antérieure & la partie postérieure du bras ; la face interne & la face externe de l'avant-bras ; le dedans & le dehors de la main ; les fesses, la face externe, la partie antérieure, la partie interne, la partie postérieure de la cuisse ; la partie antérieure & la partie postérieure de la jambe ; la face supérieure & la face inférieure du pied ; la partie antérieure du cou ; le voisinage de l'articu-

lation de la mâchoire inférieure ; la partie postérieure du cou ; la partie antérieure , les parties
latérales & la partie postérieure de l'épine , & le
contour de la cavité de la poitrine.

DES MUSCLES EN PARTICULIER.

Des Muscles situés à la partie antérieure du bas-ventre.

LES muscles situés à la partie antérieure du bas-
ventre , sont ceux que l'on nomme communément
les muscles du bas-ventre. Ils sont au nombre de
dix, cinq de chaque côté ; savoir, deux grands
obliques, obliques descendans ou obliques externes ; deux petits obliques, obliques ascendans ou
obliques internes ; deux transverses, deux muscles
droits , & deux pyramidaux. Les six premiers sont
larges , charnus en arrière , & aponévrotiques en
devant. Ils se réunissent à la partie antérieure &
moyenne du ventre , vers une ligne qui s'étend de la
partie inférieure du sternum à la partie supérieure
du pubis ; ce qui distingue ceux du côté droit
d'avec ceux du côté gauche. C'est ce que l'on
appelle la ligne blanche. Cette ligne est formée
de l'entrelacement des fibres tendineuses ou aponévrotiques des six muscles dont il vient d'être
parlé. On la trouve percée à sa partie moyenne
d'une ouverture assez large dans le fœtus , en qui
elle laisse passer les vaisseaux ombilicaux. Cette
ouverture se retrécit peu après la naissance, pour
disparoître enfin tout-à-fait. On la connoît sous le
nom d'anneau ombilical. Elle permet quelquefois

à des portions d'intestin ou d'épiploon de sortir du ventre, & donne lieu à des hernies, que l'on appelle ombilicales, ou exomphales. Cependant ces sortes de tumeurs arrivent pour le plus souvent au voisinage de l'ombilic, & sont faites par l'exténuation & l'amincissement des aponévroses qui constituent la ligne blanche. La portion de cette ligne qui est supérieure à l'ombilic, est assez large ; celle qui lui est inférieure, est beaucoup plus étroite. Les quatre autres muscles du bas-ventre qui restent, savoir, les muscles droits & les pyramidaux, ont une forme alongée. Les premiers sont très-longs, & les autres fort petits.

De l'Oblique externe.

L'oblique externe est le plus extérieur & le plus large des muscles du bas-ventre. Il est étendu sur ses parties latérales & antérieures, depuis les huit & quelquefois les neuf dernières côtes, jusqu'à la partie antérieure & supérieure du bassin, & depuis la région des lombes, jusqu'à la ligne blanche. Ses attaches aux côtes se font par huit ou neuf languettes charnues, continues par leurs bords voisins, anguleuses, & séparées les unes des autres à leurs extrémités, & terminées par des fibres tendineuses, lesquelles s'entre-croisent en manière de digitations ; les cinq supérieures avec des languettes semblables, appartenant à un muscle nommé grand dentelé, & les trois ou quatre inférieures, avec celles d'un autre muscle, que l'on appelle le grand dorsal. Ces languettes sont d'inégales largeur & longueur. La première, la seconde & la dernière sont plus larges que les autres. La première est la plus courte ; celles qui suivent deviennent de plus en plus longues, jusqu'à la cinquième inclusivement. Les trois autres diminuent d'une manière sensible. Si on en excepte la dernière, elles se fixent aux côtes par deux portions, une antérieure & supérieure, courte, dont les fibres tendineuses ont fort peu de longueur, & une postérieure plus longue, terminée par un tendon de plus d'un pouce. La première tient à la face externe des côtes, le long d'une ligne oblique de derrière en devant, & de haut en bas, à laquelle se fixent également les languettes du grand dentelé, & celles du grand dorsal; & les secondes, au bord inférieur des mêmes côtes, auxquelles elles se portent, en s'enfonçant profondément au-dessous des muscles que je viens de nommer.

De toutes ces attaches, les fibres du grand oblique descendent en devant, avec une obliquité différente. Les premières s'éloignent moins de la direction transversale que les autres. Celles-ci sont de plus en plus obliques. Les inférieures approchent de la perpendiculaire. Les premières & les secondes dégénèrent bientôt en une large aponévrose, qui se termine presque en entier à la ligne blanche, mais dont la partie inférieure, après s'être attachée au pubis, passe, sans tenir à rien, au-devant des muscles psoas & iliaque interne, & des vaisseaux cruraux, jusqu'à l'épine antérieure & supérieure de l'os des iles, où elle finit.

La partie de cette aponévrose qui aboutit au pubis, se divise, à un pouce & demi au-dessus de cet os, en deux bandelettes, une antérieure, supérieure & interne, l'autre inférieure, postérieure & externe, dont l'écartement forme une ouverture oblique, qui descend de dehors en dedans & en devant, de plus d'un pouce de long, plus large en haut qu'en bas, & qui donne passage aux vaisseaux spermatiques, & au muscle crémaster dans l'homme, & au ligament rond de la matrice dans la femme.

Elle permet aussi quelquefois aux viscères contenus dans le bas-ventre, de se déplacer & de former une hernie que l'on appelle inguinale, parce qu'elle se fait près de l'aine. C'est l'anneau des muscles du bas-ventre, & pour parler plus exactement, l'anneau du grand oblique. Les bandelettes dont elle est composée, portent le nom de piliers de l'anneau. L'interne est plus épais & plus large que l'autre. Il s'attache à la partie antérieure. & supérieure du pubis, du côté opposé au sien, de manière que celui du côté droit passe au-devant de celui du côté gauche. L'externe se rapproche un peu de l'interne en descendant, & va se fixer derrière & au-dessous de lui, à la partie antérieure, supérieure & interne du pubis, de son côté. Ces deux piliers, ainsi que toute la partie inférieure de l'aponévrose du grand oblique, sont bridés & retenus par des fibres aponévrotiques aussi, qui commencent à paroître vis-à-vis l'épine antérieure & supérieure de l'os des iles, & qui cessent d'être visibles au-dessous de l'extrémité supérieure de l'anneau. Ces fibres naissent en partie de l'os des iles, & en partie de la face antérieure de la partie voisine de l'aponévrose du grand oblique. Elles marchent de dehors en devant & en dedans, & sont courbées de haut en bas, de sorte que la concavité de leur courbure regarde la partie supérieure du ventre.

La partie de l'aponévrose du grand oblique, qui s'étend depuis le pubis jusqu'à l'épine antérieure & supérieure de la crête de l'os des iles, ne tient à rien qu'à l'enveloppe aponévrotique du muscle de la cuisse, qui est connu sous le nom de *fascia lata*. Le rebord qu'elle forme est épais ; ce qui paroît venir de ce qu'elle est, pour ainsi dire, repliée sur elle-même, de devant en arrière, & de bas en haut. Ce bord a l'apparence d'un ligament, & porte effectivement le nom de ligament inguinal, ou de Poupart, de celui d'un Anatomiste François, auquel on en attribue la découverte. Quelques-uns l'appellent le ligament de Véfale ou de Fallope, quoique ni l'un ni l'autre de ces Anatomistes n'en ait fait mention. On le nomme aussi l'arcade crurale, parce que le vide qui se trouve derrière lui, a la forme d'une arcade. Outre les parties qui y passent dans l'état naturel, il laisse quelquefois échapper des portions d'intestin ou d'épiploon, dont la sortie hors du ventre donne lieu à des hernies qui paroissent à la partie supérieure & antérieure de la cuisse, dans un lieu très-différent de celui qu'occupent les hernies inguinales, & que l'on désigne sous le nom de crurales.

Les fibres inférieures de la portion charnue du muscle grand oblique, dont j'ai dit que la direction approche de la perpendiculaire, ne vont point se porter à la partie antérieure du ventre; elles descendent des deux dernières côtes au tiers antérieur de la crête de l'os des iles, à la lèvre externe de laquelle elles se terminent par des fibres tendineuses, fort courtes en arrière, & plus longues en devant.

Le grand oblique est situé au-dessous des tégumens. Il n'est couvert par d'autres muscles, que par quelques fibres du grand pectoral, qui passe au-devant de sa partie supérieure, & par le bord antérieur du grand dorsal, qui avance sur son bord postérieur. Il a encore des connexions avec le grand dentelé, le grand dorsal, les muscles intercostaux externes, auxquels il semble se continuer, & le petit oblique qu'il cache presque en entier.

Ses usages sont d'abaisser & de porter en arrière les côtes auxquelles il est attaché, de maintenir le tronc dans une direction doite; de l'empêcher de se renverser du côté qui lui est opposé ; de le redresser lorsqu'il est courbé ; de le fléchir de son côté, en portant le thorax sur le bassin, & le bassin sur le thorax, suivant que l'une de ces deux parties est plus disposée à obéir à son action que l'autre, & de le faire tourner légèrement sur son axe, lorsque ses portions supérieure & moyenne agissent seules. Si les deux muscles obliques externes agissent ensemble, ils opèrent la flexion directe du tronc en devant.

De l'Oblique interne.

L'oblique interne est situé derrière celui dont il vient d'être parlé. Son étendue est un peu moins considérable. Il est fixé d'une part au bord supérieur & antérieur du bassin, & à la partie inférieure de la poitrine, & se porte de l'autre, de la région des lombes à la partie postérieure de l'os sacrum, & à la ligne blanche. Ses attaches postérieures sont aux apophyses épineuses des dernières vertèbres des lombes, à la partie postérieure & moyenne de l'os sacrum, & à la partie la plus reculée de la crête de l'os des iles, par une aponévrose qui est entre celle du grand dorsal, & celle qui est commune aux muscles sacro-lombaire & long dorsal, & continue à celle du bord inférieur du muscle petit dentelé postérieur inférieur. Il se fixe ensuite aux trois quarts antérieurs de la crête de l'os des iles, par des fibres tendineuses assez courtes, jusqu'à son épine antérieure & supérieure, au-delà de laquelle il a encore des attaches aux deux tiers de la face postérieure de la portion de l'aponévrose du grand oblique, qui forme l'arcade crurale.

L'aponévrose, par laquelle il commence en arrière, vient se terminer au bord inférieur de l'extrémité tant osseuse que cartilagineuse de la dernière côte, où elle n'occupe guère moins d'un pouce d'étendue. Le reste de ce muscle devient bientôt charnu, & les fibres dont il est composé, marchent dans des directions différentes. Les postérieures montent obliquement en devant ; les moyennes deviennent de moins en moins obliques, & se portent enfin dans une direction horizontale, & les antérieures vont de haut en bas. Les premières se terminent par des fibres tendineuses très-courtes, au bas de l'extrémité cartilagineuse de la cinquième des fausses côtes, au bord inférieur du cartilage de la quatrième, dans l'étendue d'un pouce, & à celui de la troisième, dans celle de deux. Les secondes forment une large aponévrose, qui, après s'être attachée au bord inférieur du cartilage de la seconde fausse côte, va gagner la ligne blanche. Lorsque cette aponévrose est arrivée auprès du muscle droit, elle se partage en deux feuillets ; un antérieur plus épais, qui passe entre la face antérieure de ce muscle, dont il couvre les deux tiers supérieurs, & l'aponévrose du muscle oblique interne, à la face postérieure de laquelle il s'unit ; l'autre postérieur plus mince & moins étendu, qui passe derrière le muscle droit, se colle à la face antérieure de l'aponévrose du transverse, & s'attache en outre au bord inférieur de la portion cartilagineuse de la première des fausses côtes, & de la dernière des vraies, jusqu'à l'appendice xyphoïde, à laquelle il tient aussi. On dit que ces deux feuillets arrivés à la ligne blanche, se continuent avec l'aponévrose du muscle grand oblique du côté opposé, en perçant cette ligne de derrière en devant ; de sorte que le muscle petit oblique d'un côté, feroit avec le grand oblique de l'autre un muscle digastrique,

dont les portions charnues tiendroient ensemble
par une aponévrose mitoyenne. Mais cette circonstance me paroît impossible à vérifier. Ce qu'il
y a de certain, c'est que les deux feuillets en question forment, par leur écartement, une graine dans
laquelle les trois quarts supérieurs du muscle droit
sont renfermés. Les dernières fibres du muscle petit
oblique, celles qui viennent de l'épine antérieure & supérieure de la crête de l'os des iles &
de la face postérieure de l'arcade crurale, & que
j'ai dit se porter de haut en bas, deviennent tendineuses aussi ; mais l'aponévrose qu'elles forment,
au lieu de se séparer en deux feuillets, comme
celle de la partie moyenne de ce muscle, passe
en entier devant la partie inférieure du muscle
droit, & après s'être collée à celle du muscle oblique externe, elle va en partie s'attacher au pubis, & en partie se porter du côté opposé. Riolan
avoit déjà remarqué qu'elle restoit simple. Douglas & Albinus ont vu depuis qu'elle se portoit
au-devant du muscle droit. Cette observation n'a
pas échappé à M. Bertin, qui en parle fort au
long dans les Mémoires de l'Académie Royale des
Sciences. Il est étonnant que Winflow, dont le
Traité des muscles est un des meilleurs ouvrages
d'anatomie que l'on connoisse, n'en fasse aucune
mention.

L'oblique interne couvre le transverse, comme il
est couvert par l'oblique externe. Il descend moins
bas que ce dernier muscle, & ne contribue en rien
à la formation de l'arcade crurale, ni à celle de
l'anneau ; de sorte que les vaisseaux spermatiques
& le ligament rond de la matrice passent au-dessous
de lui. Il donne à l'endroit de ce passage quelques
fibres, qui, dans l'homme, accompagnent le cordon
des vaisseaux spermatiques jusqu'à quelque distance

du testicule, & qui constituent le petit muscle connu sous le nom de crémaster.

Ses usages ressemblent assez à ceux de l'oblique externe. Cependant il paroît entraîner plus directement la partie antérieure de la poitrine en bas & en arrière, & la partie interne de cette cage osseuse en bas & en dehors. Il écarte aussi les fausses côtes les unes des autres, & d'avec les vraies. Lorsqu'il agit avec le muscle oblique externe du côté opposé, il fait, pour ainsi dire, tourner le tronc sur son axe, parce que la direction de ces deux muscles est telle, qu'ils représentent une corde tendue obliquement depuis la partie inférieure du thorax, jusqu'à la partie supérieure du bassin.

Du Transverse.

Le muscle transverse tire son nom de la direction de ses fibres, qui sont presque toutes transversales. Il est situé derrière le petit oblique, auquel il ne le cède en rien pour son étendue. Ce muscle est fixé en arrière aux six dernières côtes, aux apophyses transverses des quatre vertèbres supérieures des lombes, aux deux tiers antérieurs de la crête de l'os des iles, & à la face interne de la moitié supérieure de l'arcade crurale. Ses attaches aux côtes sont peu tendineuses, si on en excepte celle de la dernière, qui forme un tendon aponévrotique d'un bon pouce de long. Elles répondent à la face interne & au voisinage du bord inférieur de la portion cartilagineuse, & un peu de la portion osseuse des côtes, & se font par des languettes légèrement anguleuses à leurs extrémités, qui s'entre-croisent en manière de digitations avec celles de la portion rayonnée du diaphragme. La partie du transverse qui tient aux vertebres, forme une

une large aponévrose qui passe au-devant de la masse charnue commune au sacro-lombaire & au long dorsal, & devant le muscle quarré ou triangulaire des lombes. Cette aponévrose est fort étroitement collée en arrière à celle du petit dentelé postérieur inférieur, & ensuite à celle de l'oblique interne, le long du bord externe du muscle quarré, après quoi elle s'avance & descend un peu, & ne produit des fibres charnues que plus d'un pouce au-delà. Les autres attaches du transverse, soit à la crête de l'os des iles, soit à l'arcade crurale, sont si peu tendineuses, qu'on les croiroit entièrement charnues.

Les fibres de ce muscle ont une direction transversale de derrière en devant, & ne commencent à devenir aponévrotiques que lorsqu'elles approchent du bord externe du muscle droit. Cependant elles ne le deviennent point par-tout à égale distance de ce muscle. L'aponévrose qui les termine, commence plus tôt à sa partie moyenne, & plus tard à sa partie supérieure; de sorte que les fibres charnues du transverse qui, à la vérité, sont trèscourtes en cet endroit, s'avancent derrière le muscle droit, & ne deviennent tendineuses que lorsque celles d'un côté sont prêtes à rencontrer celles du côté opposé. Ainsi cette aponévrose représente un croissant dont la concavité regarde la ligne blanche, & dont la convexité est tournée en dehors. Les fibres inférieures du muscle transverse, au lieu de se porter de derrière en devant, dans une direction horizontale, descendent un peu de dehors en dedans.

L'aponévrose du transverse se termine entièrement à la ligne blanche, à l'exception d'une trèspetite partie qui me paroît se fixer à la face antérieure de l'appendice xiphoïde, & d'une autre qui va aboutir à la partie supérieure & antérieure du pubis. Les trois quarts supérieurs de son étendue se glissent derrière le feuillet interne & postérieur de l'oblique descendant, avec lequel ils contractent de fortes adhérences, & passent derrière le muscle droit; mais le quart inférieur se porte au-devant de ce muscle & au-devant du pyramidal. Il résulte de-là que, depuis le milieu de l'intervalle qui sépare le nombril d'avec le pubis, la face postérieure du muscle droit touche immédiatement la substance cellulaire du péritoine qui recouvre la vessie. Pour s'en assurer, on peut couper le muscle droit vers le milieu de sa longueur, & le renverser sur le pubis. Par ce moyen, on voit sans obstacle, & dans la situation qui leur est naturelle, les parties qui sont placées derrière la portion inférieure de ce muscle, telles que les artères & les veines épigastriques, l'ouraque, le tissu cellulaire qui recouvre la portion inférieure du péritoine, la vessie, &c.

Les principales connexions du transverse sont avec l'oblique interne & avec le diaphragme. Lorsqu'il agit avec celui du côté opposé, il retrécit le ventre en manière de sangle, & ramène les unes vers les autres celles des côtes auxquelles il est attaché.

Du Muscle droit.

Le muscle droit est ainsi nommé par rapport à sa figure alongée & à la rectitude des fibres qui le composent. Il est couché à la partie moyenne & antérieure du ventre, près de celui du côté opposé, & s'étend depuis la partie inférieure de la poitrine, jusqu'à la partie antérieure & supérieure du bassin. Ses attaches supérieures sont à la face antérieure du cartilage xyphoïde, au bord inférieur du cartilage de la septième des vraies côtes, près son articulation avec le sternum, à celle de la sixième à plus d'un pouce de cet os, & ensuite au bord inférieur de la portion osseuse de la cinquième, dans une étendue de plus de deux pouces, par un tendon alongé & terminé en pointe, qui se glisse au-dessous du grand pectoral. Sa largeur est assez considérable en cet endroit; mais il se rétrécit bientôt, & devient en même temps un peu plus épais. Il se porte ensuite de haut en bas, & lorsqu'il arrive près du pubis, il se termine par un tendon large de plus d'un pouce, épais du côté interne, mince du côté opposé, & de longueur médiocre, lequel s'attache à la partie antérieure & supérieure de la jonction de deux os du pubis, & ensuite au bord supérieur du pubis de son côté, derrière le muscle pyramidal.

Presque toute la longueur de ce muscle est renfermée dans une gaîne faite en devant & en haut, par l'aponévrose de l'oblique externe & le feuillet antérieur de l'interne, & fortifiée par des fibres qui appartiennent au grand pectoral. En devant & en bas, cette gaîne est faite de l'aponévrose de l'oblique externe, de la totalité de celle de l'interne & de celle du transverse; & en arrière, du feuillet postérieur de l'aponévrose de l'oblique interne, & de l'aponévrose du transverse.

Les fibres charnues dont le muscle droit est composé, sont interrompues en divers endroits par des traverses tendineuses, qui s'étendent de l'un de ses bords à l'autre, dans une direction qui approche de la transversale, mais qui représente des zigzags fort irréguliers. Ces traverses sont ce que l'on appelle les énervations tendineuses du muscle droit. Elles sont au nombre de cinq, trois dans la partie du muscle qui est au-dessus du nombril, & deux dans celle qui est au-dessous, mais plus près de cette partie que du pubis, & qui n'occupent qu'une portion de sa largeur du côté interne. Elles sont fort apparentes à sa face antérieure & fort étroitement collées avec sa gaîne, & paroissent peu à sa face postérieure, qui ne tient à cette gaîne que par un tissu cellulaire & graisseux, & par quelques vaisseaux sanguins & quelques nerfs, qui vont de l'une à l'autre.

Les énervations du muscle droit ont été connues de Carpi. Il a cru qu'elles servoient à diviser ce muscle en plusieurs parties; parce que, disoit-il, une fibre courte se contracte mieux qu'une longue. Beaucoup d'auteurs ont adopté son opinion, jusqu'à Riolan, qui l'a rejetée sans en dire la raison. D'autres ont pensé qu'elles ne partageoient le muscle droit en plusieurs parties, que parce que le gonflement qui résulteroit de la contraction d'un muscle aussi long, pourroit meurtrir les viscères contenus dans le ventre; mais en suivant cette idée, elles devroient être placées à la partie postérieure de ce muscle, où cependant elles manquent, & se trouver au-dessous de l'ombilic comme au-dessus, parce que la matrice & la vessie n'exigent pas moins de ménagemens que les autres parties.

L'adhésion des énervations du muscle droit à la gaîne qui le renferme, est d'une nature telle, que si on enlève cette gaîne avec précaution, on voit qu'une grande partie de ses fibres va se continuer avec les fibres tendineuses du muscle, & qu'il y a une vraie continuité de substance entre ces deux parties. Il s'ensuit premièrement, que les fibres aponévrotiques des deux muscles obliques,

se joignant avec celles du muscle droit, ces muscles
n'en font qu'un de chaque côté, qui a trois ventres, ou, pour mieux dire, qui est vraiment trigas-
trique. Secondement, que les muscles droits deviennent les tendons des muscles obliques, & déterminent
l'action & la force de ces muscles sur la poitrine &
sur le bassin. Troisièmement, que les deux obliques
deviennent eux-mêmes des auxiliaires des muscles
droits, & déterminent l'action de ces muscles sur
des endroits auxquels ils n'ont aucune adhésion.

Pour mieux comprendre ceci, supposons une
fibre droite étendue du thorax au pubis; que l'on
y fasse aboutir une grande quantité d'autres fibres
obliques, qui viennent des différentes parties de
la poitrine : elles agiront sur elle, & la force avec
laquelle cette fibre tirera le pubis, sera composée
de la sienne & de celle des fibres obliques. De
même, par le moyen de leurs intersections, les
muscles droits deviennent les tendons d'une infi-
nité de fibres qui appartiennent aux muscles obliques externes. Ces intersections déterminent aussi
l'action des muscles obliques internes sur la poitrine ; car une partie des fibres de ces derniers
muscles va se rendre aux muscles droits, & devient,
par ce moyen, auxiliaire de la portion de ces
muscles, qui s'étend du nombril au pubis, pendant
que leur portion supérieure peut être regardée
comme un tendon qui leur est commun. Ainsi les
obliques internes peuvent agir sur la partie antérieure de la poitrine, quoiqu'ils n'y parviennent
pas. Enfin, les muscles droits, attachés aux obliques externes & internes, peuvent dans leur contraction comprimer tout le ventre, & le resserrer
en quelque façon comme les cordons d'une bourse
en resserrent l'ouverture. Ces vérités sont confirmées
par l'expérience ; car, dans les flexions latérales du

tronc sur le bassin, il est facile de sentir l'action simultanée de tous les muscles du bas-ventre.

Albinus a vu deux fois le muscle droit se continuer en quelque façon jusqu'à la partie supérieure de la poitrine, comme cela arrive chez les quadrupèdes. C'étoit une portion musculaire continue au muscle droit, & qui pourtant en étoit distincte. Elle naissoit de la partie antérieure de l'extrémité du cartilage de la septième & de la sixième côte, & de l'aponévrose de l'oblique externe, & se terminoit à la partie supérieure du sternum. Cette portion musculeuse étoit d'abord épaisse, tendineuse, & large de deux pouces ; mais après avoir pris un peu plus d'épaisseur, elle devenoit plus mince & finissoit par une expansion tendineuse, dont une partie aboutissoit au muscle grand pectoral. J'ai vu deux ou trois fois la même chose. Il faut que cette singulière disposition se soit aussi présentée à Vésale ; car il a fait graver le muscle droit étendu depuis le pubis jusqu'à la partie supérieure du sternum.

Du Muscle Pyramidal.

Le pyramidal est un petit muscle situé au-devant & au bas du muscle droit, & couvert par les aponévroses qui forment la partie inférieure & antérieure de la gaîne de ce muscle, dont il est aussi séparé par un feuillet aponévrotique très-mince. Il est étendu entre le pubis & la ligne blanche, & représente une pyramide dont la base est en bas, & le sommet en haut.

Ses attaches inférieures sont à la partie supérieure & antérieure du pubis, par des fibres tendineuses fort courtes. Il n'a guère moins d'un pouce de largeur en cet endroit. Ce muscle monte obli-

quement en dedans, vers la ligne blanche, à laquelle
ses fibres se terminent les unes au-dessus des autres,
par des extrémités tendineuses. Sa longueur la plus
ordinaire est d'environ deux pouces.

Le muscle pyramidal présente beaucoup de variétés. Il manque souvent d'un & des deux côtés ;
mais alors la partie inférieure de l'oblique interne a
plus d'épaisseur qu'à l'ordinaire. Quelquefois il y en
a deux d'un côté & un seul de l'autre. J'ai aussi rencontré des sujets qui en avoient deux de chaque
côté ; mais cela est fort rare : enfin, sa longueur
varie tant, qu'on l'a quelquefois vu monter jusqu'au
voisinage du nombril, pendant qu'en d'autres occasions il s'élevoit peu au-dessus du pubis.

On attribue communément la découverte de ce
muscle à Fallope ; cependant il étoit connu de
Vésale, qui le regardoit comme une partie du
muscle droit, & qui l'a nommé *superiùs principium
recti abdominis*. On dit aussi, d'après le premier de
ces auteurs, qu'il est le succenturiateur du muscle
droit. Mais Fallope étoit fort éloigné de penser
qu'il eût les mêmes fonctions. L'usage du pyramidal est, dit-il, de tirer la ligne blanche en bas,
afin de comprimer les parties qui lui répondent.
Si on se donne la peine d'examiner l'oblique interne, on verra que ses fibres montent vers le nombril. Pourquoi donc ce muscle comprimeroit-il
de haut en bas, & de dedans en dehors, tout ce
qui est au-dessus de cette partie, pendant que ce
qui est au-dessous n'éprouveroit pas une compression semblable ? La nature auroit mal disposé les
choses, si elle n'eût placé le pyramidal à la partie
inférieure du ventre, pour suppléer au défaut de
l'oblique interne, dont les fibres descendent obliquement de haut en bas, & sont peu nombreuses.
On voit par-là que Fallope regardoit le muscle

pyramidal comme le coadjuteur de l'oblique interne, & non pas comme celui du muscle droit. Glisson est le seul des Anatomistes qui me soient connus, qui ait bien saisi le sens des expressions de cet auteur. Il a remarqué aussi que l'absence du muscle pyramidal est compensée par une plus grande épaisseur de la partie inférieure de l'oblique interne.

Outre les usages particuliers à chacun des muscles du bas-ventre, ils en ont qui leur sont communs. Ils soutiennent les viscères que cette cavité contient, & leur procurent un ballottement doux & continuel, qui favorise la progression des matières qui parcourent le canal intestinal, & celle des différentes liqueurs qui circulent dans leurs vaisseaux. Ce dernier effet vient de ce qu'ils se contractent & se relâchent alternativement avec le diaphragme, dans les deux mouvemens de la respiration. Lorsque ce muscle entre en contraction & qu'il s'abaisse vers la cavité du bas-ventre, ceux dont il s'agit cèdent à son action, ou plutôt à celle des viscères, qui, poussés de haut en bas, les chassent en devant. Lorsqu'au contraire il vient à se relâcher, les muscles du bas-ventre se contractent à leur tour, & forcent les viscères & le diaphragme à remonter de bas en haut. Il y a aussi beaucoup de circonstances dans lesquelles ces muscles agissent en même temps que le diaphragme. Cela arrive lorsqu'on fait des efforts pour se débarrasser des gros excrémens, ou pour expulser un enfant de la matrice. Leur arrangement les rend propres à comprimer également toutes les parties du ventre; car on observe que l'aponévrose des uns répond à la partie charnue des autres, de sorte qu'ils ont par-tout la même épaisseur & la même force.

Des Muscles situés sur les parties antérieures & latérales de la poitrine.

Ces muscles sont le grand pectoral, le sous-clavier, le petit pectoral & le grand dentelé. Le premier est principalement destiné aux mouvemens du bras, & les trois autres à ceux de l'épaule.

Du grand Pectoral.

Le grand pectoral est situé au-dessous des tégumens, & occupe les parties latérale, antérieure & supérieure de la poitrine. Il est étendu depuis les deux tiers internes de la clavicule, le devant du sternum, jusqu'à l'articulation du cartilage de la sixième des vraies côtes avec cet os, le bord supérieur de presque tout ce cartilage, & la partie supérieure du muscle grand oblique du ventre, jusqu'au bord antérieur de la gouttière bicipitale de l'humérus.

Ce muscle est attaché au bord inférieur & antérieur de la portion de la clavicule dont il vient d'être parlé, par des fibres tendineuses très-courtes. Celles qui le fixent au sternum sont un peu plus longues & un peu plus faciles à appercevoir. Elles se croisent au milieu de cet os avec celles du côté opposé. Les fibres qui viennent du cartilage de la sixième côte sont plus long-temps tendineuses, mais le nombre en est peu considérable ; de sorte qu'en cet endroit le grand pectoral est assez mince. Enfin, les dernières sont plus minces, & ont des fibres tendineuses plus longues que les autres. Elles forment une aponévrose qui descend au-devant de la partie supérieure des muscles oblique externe & droit du bas-ventre ; & qui concourt à la formation de la gaîne dans laquelle ce dernier eſt renfermé.

La direction des fibres du grand pectoral eſt différente. Celles qui viennent de la clavicule, deſcendent de dedans en dehors, & forment la partie antérieure du tendon qui le fixe à l'humérus. Celles qui naiſſent de la partie ſupérieure du ſternum, ſe portent vers l'aiſſelle, dans une direction horizontale. Les autres montent avec plus ou moins d'obliquité. Elles paſſent derrière les premières, & forment la partie poſtérieure & ſupérieure du tendon commun.

Ce tendon paroît comme ployé ſur lui-même. Sa longueur eſt à-peu-près d'un pouce & demi à ſa face poſtérieure, & d'un demi-pouce ſeulement à ſa face antérieure. Il s'attache à l'humérus dans plus de deux pouces d'étendue. Quelques-unes de ſes fibres ſe gliſſent dans la gouttière bicipitale où elles rencontrent des fibres ſemblables, qui appartiennent aux tendons des muſcles grand rond & grand dorſal. Quelques autres nées de ſa partie inférieure, deſcendent le long de la partie antérieure & interne du bras, & ſe joignent à celles que produit la partie inférieure du tendon du deltoïde, pour la formation de l'enveloppe aponévrotique, ſous laquelle les muſcles du bras ſont logés.

Le grand pectoral couvre le ſous-clavier, le petit pectoral, quelques portions des muſcles intercoſtaux internes & externes, une partie du muſcle grand dentelé, & une partie des muſcles oblique externe & droit du ventre. Son bord ſupérieur touche au bord antérieur du deltoïde, & n'en eſt ſéparé que par une ligne graiſſeuſe aſſez mince & par la veine céphalique. La portion de ce muſcle qui eſt attachée à la clavicule, eſt ſouvent ſéparée de celle qui l'est au sternum, par une ligne graisseuse semblable.

Ce muscle est principalement destiné aux mouvemens du bras qu'il entraîne diversement, suivant les différentes positions dans lesquelles ce membre se trouve, & suivant que ses deux portions agissent en même temps, ou que l'une d'elles se contracte sans l'autre. Lorsque le bras est dans sa situation naturelle, il le porte légèrement en devant & en haut. Lorsqu'il est en arrière, il le ramène en devant. Lorsqu'il est tourné en dehors, il lui fait faire un mouvement contraire ; enfin, lorsqu'il est éloigné du corps, il l'en rapproche.

La contraction de sa partie inférieure seule porte le bras en devant & en bas, & le serre contre les côtes. Elle abaisse en même temps l'épaule & la maintient abaissée. Son action a sur-tout lieu lorsqu'on marche avec des béquilles, qu'on se sert d'une canne, ou que l'on fait effort avec la main pour se relever d'un siége un peu bas, ou pour appuyer avec force de haut en bas, comme pour imprimer un cachet. Dans tous ces cas, elle transporte, pour ainsi dire, une partie de la pesanteur du corps sur l'extrémité supérieure. Cette même portion n'agit pas d'une manière moins sensible, lorsqu'étant suspendu par les mains, on veut élever le corps en haut. Elle entraîne alors la poitrine sur le bras.

La même chose arrive lorsque les autres muscles qui meuvent le bras, le retiennent dans une situation fixe, & le sternum & les côtes peuvent être élevés par l'action de cette partie du muscle grand pectoral. Haller dit qu'ayant une douleur de rhumatisme sur la région de ce muscle, il se souvient que sa respiration en étoit gênée. Il dit aussi avoir éprouvé un soulagement remarquable dans des difficultés de respirer, lorsqu'il rejetoit ses épaules en arrière, & qu'il tenoit ses bras fermes. Les asthmatiques prennent souvent cette position, qui sans doute leur procure une respiration plus libre & plus facile. Cet usage est rejeté par Winslow, & omis par Albinus, parce qu'il n'a pas toujours lieu ; mais il n'en est pas moins réel.

La partie supérieure du muscle grand pectoral entraîne le bras en devant & en haut, de manière à favoriser le mouvement par lequel on porte la main sur l'épaule du côté opposé.

Le muscle qui répond au grand pectoral, est d'une force extrême dans les oiseaux, parce qu'il est destiné à mouvoir leurs ailes. On voit par-là qu'il est impossible aux hommes de s'élever & de se soutenir en l'air comme eux, quelques machines qu'ils emploient, parce qu'ils manquent de l'organe nécessaire pour mettre ces machines en action.

Du Sous-Clavier.

Le sous-clavier est un muscle longuet & grêle, couché entre la clavicule & le cartilage de la première côte.

Il est attaché à la face inférieure de toute la partie moyenne de la clavicule par des fibres obliques, dont les plus longues viennent du voisinage de l'extrémité humérale de cet os, & forment son bord inférieur ; & les plus courtes naissent du voisinage de l'extrémité sternale de la clavicule, & forment son bord supérieur. Il descend obliquement en devant & en dedans, & se termine par un tendon d'un pouce de long, qui se fixe à la face supérieure du cartilage de la première côte, à un pouce de l'insertion de ce cartilage au sternum.

Le sous-clavier est caché par la portion du grand pectoral qui tient à la clavicule. Ce muscle abaisse la clavicule & l'approche de la première côte, & entraîne en même temps de haut en bas, l'omoplate qui s'articule avec elle. Ne peut-il pas aussi, en quelques occasions, élever la première côte, & contribuer à la respiration ? Winslow ne le croit pas. Les raisons qu'il en donne, sont que le cartilage de cette côte ne s'articule pas avec le sternum, mais qu'il y est soudé d'une manière très-ferme, & qu'il est plus épais & moins souple que les autres. Cependant comme il n'y a que la portion charnue des muscles qui soit susceptible de contraction, & que le sous-clavier a la sienne tournée vers la clavicule, pendant que son tendon l'est vers la première côte à laquelle il est fixé, il est vraisemblable qu'il agit de haut en bas, & qu'il meut la première côte. Son action consiste moins à élever cette côte, qui a peu de mobilité, qu'à faire monter toute la charpente de la poitrine. Peut-être n'a-t-il d'autre usage que de la retenir, & de s'opposer à la force avec laquelle les muscles expirateurs tendent à l'abaisser. Quoi qu'il en soit, le mouvement qu'il opère doit être de peu d'étendue, & proportionné à sa hauteur perpendiculaire, laquelle répond à la distance qui sépare la clavicule d'avec la première côte. On l'a quelquefois vu manquer, & n'être suppléé que par des substances ligamenteuses. Dans d'autres cas, il s'est trouvé double.

Du petit Pectoral.

Le petit pectoral est aussi nommé le petit dentelé antérieur, *serratus minor anticus*, parce qu'il est composé de plusieurs languettes séparées & distinctes à leurs extrémités, qui le font paroître comme dentelé. Il eſt ſitué obliquement à la partie ſupérieure, antérieure & latérale de la poitrine, & s'étend des trois côtes qui ſuivent la première ou la ſeconde, à l'apophyſe coracoïde.

Ce muſcle eſt attaché au bord ſupérieur de la portion oſſeuſe de la ſixième ou de la cinquième des vraies côtes, puis à la face externe de la portion oſſeuſe & de la portion cartilagineuſe des deux côtes ſuivantes, en montant le long d'une ligne oblique qui s'étend de haut en bas, & de devant en arrière, par des fibres tendineuſes, plus longues vers ſon bord ſupérieur & antérieur que vers l'autre. Il eſt aſſez mince à ſa partie inférieure ; mais il s'épaiſſit & devient plus étroit à meſure qu'il monte vers le creux de l'aiſſelle, où il ſe termine par un tendon applati, qui paroît de bonne heure à ſa face externe & à ſon bord inférieur, & qui va ſe terminer au ſommet & à la face ſupérieure de l'apophyſe coraccoïde, près de l'inſertion de la tête interne du biceps, & de l'extrémité ſupérieure du coraco-brachial, à cette même apophyſe.

Le petit pectoral eſt entièrement couvert par le grand. Il cache une portion des muſcles intercoſtaux externes. Sa portion charnue regardant les côtes, pendant que ſon tendon ſe porte à la partie ſupérieure & antérieure de l'omoplate, il eſt évident que ſon principal uſage eſt d'abaiſſer l'épaule. Cependant on penſe avec raiſon que lorſque l'omoplate eſt retenue d'une manière ferme, ſon action ſe porte ſur la charpente de la poitrine, & qu'il entraîne les premières côtes de bas en haut. Winſlow dit qu'il ne peut avoir cette fonction, parce que le grand dentelé eſt attaché aux mêmes côtes que le petit pectoral, & qu'il les tiendroit abaiſſées pendant que ce muſcle feroit effort pour les élever. Mais le grand dentelé n'eſt pas le ſeul muſcle par qui l'épaule ſoit élevée, & les portions de ce muſcle qui ſont fixées à la ſeconde, troiſième, quatrième & cinquième côtes, ont une direction qui ne leur permet pas de les abaiſſer.

Du grand Dentelé.

Le grand dentelé eſt un muſcle de figure fort irrégulière, terminé inférieurement & antérieurement par des languettes ſéparées les unes des autres, leſquelles s'entre-croiſent pour la plupart avec celles de la partie ſupérieure du muſcle oblique externe du ventre, en manière de digitations, & qui lui ont fait donner le nom ſous lequel on le déſigne.

Il occupe la partie latérale de la poitrine, & ſe trouve couché entre les huit premières côtes & la lèvre interne de la moitié poſtérieure du bord ſupérieur de l'omoplate, & celle de toute la baſe de cet os. On peut le diviſer en trois portions, une ſupéeure, une moyenne & une inférieure.

La première eſt très-épaiſſe & aſſez courte. Elle va de la première côte, où elle s'attache, près du plus poſtérieur des ſcalènes qui s'y fixent, & enſuite de la ſeconde à la lèvre interne du bord ſupérieur de l'omoplate, ou plutôt à la face interne de l'angle ſupérieur & poſtérieur de cet os. Sa direction eſt oblique de bas en haut & de devant en arrière. La ſeconde portion eſt très-mince. Elle eſt fort courte auſſi, & s'étend depuis la ſeconde côte à laquelle elle tient derrière la première, & depuis la troiſième & la quatrième, à toute la longueur de la lèvre interne de la baſe de l'omoplate. Ses fibres marchent dans une direction preſque horizontale, & qui s'éloigne peu de celle des côtes ſur

lefquelles elle eft fituée. Cependant celles qui viennent de la feconde côte paroiffent defcendre un peu
vers l'omoplate. La troifième portion eft très-épaiffe,
& compofée de languettes fort longues, lefquelles
viennent de la cinquième, fixième, feptième, &
huitième côtes. La première eft la plus courte ; les
autres deviennent fucceffivement plus longues jufqu'à la dernière. Les trois premières font les plus
larges. Elles font difpofées en manière de rayons,
& fixées par des fibres tendineufes très-courtes au
bord fupérieur, & enfuite à la face externe des
côtes, le long de la ligne oblique qui donne attache
aux languettes du mufcle oblique externe, & elles
s'entre-croifent avec ces languettes, en manière de
digitations, comme il a été dit précédemment. Quelques-unes de leurs fibres paroiffent même fe continuer avec celles de l'oblique externe. Elles vont
avec différentes directions, vers l'angle inférieur
de l'omoplate, où elles fe raffemblent & fe terminent. Les premières font à-peu-près parallèles aux
côtes. Les autres, qui font plus inclinées de haut en
bas, croifent ces os.

Le grand dentelé eft en partie couvert par le
fous-fcapulaire, le grand pectoral & le grand dorfal.
Il cache la plupart des intercoftaux externes,
dans une grande étendue. Lorfque les trois portions dont il eft compofé agiffent en même temps,
& que l'omoplate n'eft pas retenue par fes autres
mufcles, elles la portent en devant. Mais lorfque cet os eft fixé en arrière par le concours du trapèze, du rhomboïde & de l'angulaire, elles élèvent & portent en dehors quelques-unes des côtes
auxquelles ce mufcle s'attache, & fur-tout les deux
premières, la feptième & la huitième, dont il croife
la direction.

La portion supérieure du grand dentelé seule abaisse l'angle supérieur de l'omoplate, & avec lui la tête de cet os. La moyenne & l'inférieure au contraire relèvent l'un & l'autre par une espèce de bascule, en amenant son angle inférieur en devant. Elles lèvent par conséquent l'épaule, & la maintiennent dans cette situation avec une force proportionnée à la multiplicité & à la longueur de leurs fibres, ce qui permet de soutenir des fardeaux très-pesans sur cette partie. Quelques-uns qui croient que la direction des fibres du grand dentelé croise celle des côtes, pensent que la gêne que l'on éprouve alors dans la respiration, vient de ce qu'elles sont fortement abaissées, & de ce que l'inspiration ne se fait pas avec la facilité ordinaire. Mais si on en excepte quelques fibres supérieures de la portion moyenne de ce muscle, qui vont obliquement de haut en bas, de la seconde côte à la partie supérieure de la base de l'omoplate, toutes les autres sont parallèles aux côtes, ou ont une obliquité semblable à la leur, & sont plus propres à les maintenir élevées, & à s'opposer à l'expiration qu'à l'inspiration.

Quand toutes les portions du grand dentelé se contractent en même temps, la dernière, qui est la plus forte, entraîne l'angle inférieur de l'omoplate en devant, & renverse l'angle supérieur & postérieur de cet os en arrière. Alors la première portion du muscle exerce toute son action sur les deux premières côtes, qu'elle élève. Si le petit pectoral vient à se contracter aussi, la troisième, la quatrième & quelquefois la cinquième côtes, sont également élevées, & l'inspiration se fait avec force. Les usages du grand dentelé varient beaucoup, suivant que son action se combine avec celle des différens muscles qui s'attachent à l'omoplate, & de ceux qui entourent la poitrine.

Des muscles situés à la partie postérieure du tronc.

Ces muscles sont au nombre de six, & servent aux mouvemens de différentes parties ; les deux premiers & le quatrième à ceux de l'épaule, & le cinquième à ceux du bras. Ce sont le trapèze, le rhomboïde, le petit dentelé postérieur supérieur, l'angulaire, le grand dorsal & le petit dentelé postérieur inférieur.

Du Trapèze.

Le trapèze est situé sous les tégumens de la partie postérieure du cou & sous ceux du dos. Il a la forme d'un quarré irrégulier, dont les quatre côtés sont de longueur différente ; ce qui lui a fait donner le nom qu'il porte. On diroit aussi qu'il représente la moitié d'un coqueluchon, & c'est la raison pour laquelle on l'a appelé anciennement *musculus cucullaris*. Il est étendu depuis l'occiput, le ligament cervical postérieur, l'apophyse épineuse de la dernière vertèbre du cou, & toutes celles du dos, jusqu'au bord postérieur du tiers huméral de la clavicule, & à presque toute la longueur de l'épine de l'omoplate.

Il s'attache à la partie moyenne & latérale de l'arcade occipitale supérieure, où il n'occupe guère moins d'un pouce & demi de largeur, & sur laquelle il s'étend quelquefois jusqu'au bord de l'apophyse mastoïde. Ensuite, il tient à une substance ligamenteuse, nommée le ligament cervical postérieur, qui descend le long de la partie postérieure & moyenne du cou, & qui sépare les muscles qui font à droite de ceux qui font à gauche. Ce ligament, dont la forme eft à-peu-près triangulaire, eft fixé par le plus petit de fes bords à l'épine occipitale externe, & par un des deux autres, au milieu des fourches que forment les apophyfes épineufes des vertèbres du cou. Son troifieme bord eft, pour ainfi dire, en l'air, & fe confond avec le tiffu cellulaire qui eft au-deffous des tégumens de la partie poftérieure du cou. Au-delà de la partie inférieure de ce ligament, le trapèze tient à l'apophyfe épineufe de la derniere vertebre du cou, puis à toutes celles des vertebres du dos, & dans l'intervalle de ces apophyfes, aux ligamens qui les uniffent. Toutes ces attaches font tendineufes, les fupérieures plus long-temps que les autres; enfuite celles de la partie inférieure du cou & de la partie fupérieure du dos, lefquelles repréfentent une ligne demi-elliptique affez étendue; puis celles de la partie inférieure du dos, qui forment une demi-lofange.

Le fibres du trapèze fe rendent à l'épaule dans différentes directions. Celles qui defcendent de l'occipital & de la moitié fupérieure du cou, vont au bord poftérieur du tiers huméral de la clavicule. Leur extrémité tendineufe, vers cet os, n'a guère plus d'un pouce de long. Celles qui viennent de la moitié inférieure du cou & des premières vertèbres du dos, marchent dans une direction horizontale vers l'angle que forme la dernière extrémité de l'acromion. Leur tendon a près d'un pouce & demi de longueur. Enfin les dernières montent avec plus ou moins d'obliquité vers le bord fupérieur de toute l'épine de l'omoplate, jufqu'à la facette triangulaire qui termine cette épine. Celles-ci font moins long-temps tendineufes à leur extrémité, excepté les dernières, qui glissent sur la facette en question, sans y être assujetties par une capsule.

La partie supérieure du trapèze couvre une portion des muscles *splenius* & *complexus* ; celle qui est moyenne couvre presque tout le rhomboïde ; celle qui est inférieure couvre une portion du grand dorsal ; enfin son bord antérieur couvre le muscle angulaire. L'épaule est portée en haut par toutes les parties de ce muscle. La supérieure élève l'extrémité humérale de la clavicule ; la moyenne entraîne l'acromion en arrière ; l'inférieure abaisse toute l'épine de l'omoplate, & par conséquent fait faire à cet os une bascule, en vertu de laquelle sa tête monte, pendant que son angle supérieur va en arrière, & que son angle inférieur est porté en devant. Lorsque les parties moyenne & inférieure du trapèze se contractent en même temps que le rhomboïde, elles font reculer l'omoplate en arrière, & l'approchent de la partie moyenne de la colonne dorsale. La partie supérieure de ce muscle agit sur la tête & sur le cou, qu'elle renverse en arrière, & qu'elle fait tourner sur son axe, comme pour porter la face du côté opposé au sien. Elle s'oppose aussi à la flexion de la tête en devant, & concourt avec plusieurs autres à résister aux efforts qui tendroient à la renverser de ce côté.

Du Rhomboïde.

Le rhomboïde a aussi la forme d'un carré ; mais moins irrégulier que le trapèze, & dont les côtés opposés sont de même longueur, & parallèles entre eux. Il est situé au-devant du trapèze, & couché obliquement entre la partie inférieure du ligament cervical postérieur, l'apophyse épineuse de la der-

nière vertère du cou , & celles des quatre ou
cinq vertèbres supérieures du dos , & la base de
l'omoplate.

On le trouve naturellement divisé en deux portions, une supérieure plus étroite & plus épaisse,
laquelle vient du cou, & une inférieure plus large &
plus mince qui vient du dos. Quelques-uns les distinguent sous les noms particuliers de petit & de
grand rhomboïdes , ou de rhomboïde du cou & de
rhomboïde du dos.

Le rhomboïde du cou est attaché par des fibres
tendineuses fort courtes à la partie inférieure du
ligament cervical postérieur , & à l'apophyse épineuse de la dernière vertèbre du cou. Il descend ensuite, en se retrécissant un peu , jusqu'à la partie
interne de la moitié inférieure de la portion de la
base de l'omoplate , qui est au-dessus de son épine ,
endroit où il se fixe , en couvrant un peu le bord
supérieur du rhomboïde du dos.

Celui - ci vient de la dernière apophyse épineuse du cou & des quatre supérieures du dos ,
par des fibres tendineuses , d'à-peu-près un pouce
de longueur. Il descend se fixer le long du bord
postérieur de l'omoplate , jusqu'à son angle inférieur. Ses fibres tendineuses , du côté de cet os , sont
très-courtes.

Les deux rhomboïdes couvrent le petit dentelé
postérieur supérieur. Ils élevent la base de l'omoplate,
& la rapprochent de la partie moyenne de la colonne dorsale , &, par conséquent , ils abaissent le
col de cet os & l'épaule. Quand ils agissent de
concert avec le trapèze , ils tirent l'omoplate directement en arrière sans l'élever ni l'abaisser. Ces
muscles sont congénères du petit pectoral & du
sous-clavier , & antagonistes du trapèze & du grand
dentelé.

Du petit Dentelé poſtérieur ſuperieur.

Le petit dentelé poſtérieur ſupérieur eſt un muſcle extrêmement mince, en partie aponévrotique & en partie charnu, dentelé à ſa partie inférieure, & ſitué obliquement entre la partie inférieure du ligament cervical poſtérieur, l'apophyſe épineuſe de la dernière vertebre du cou, & celles des deux ou trois vertèbres ſupérieures du dos, & la ſeconde, troiſième, quatrieme, & quelquefois la cinquième côtes, au voiſinage de leur courbure. Il eſt couché au-devant du rhomboïde.

Le petit dentelé s'attache au ligament cervical & aux apophyſes épineuſes des vertèbres qui viennent d'être déſignées, par une aponévroſe mince, qui devient bientôt charnue, & deſcend obliquement de dedans en dehors vers les côtes auxquelles il ſe termine. La première dentelure qu'il forme, eſt fixée par des fibres tendineuſes, courtes, au bord ſupérieur de la partie poſtérieure de la ſeconde côte, derrière le ſcalène qui s'attache à cette côte. La ſeconde & la troiſième s'attachent de même à la troiſième, quatrième & cinquième côtes, mais plus en dehors. La quatrième, quand elle s'y trouve, eſt plus petite que les autres, & dans une direction qui approche plus de la perpendiculaire.

Ce muſcle bride & contient un grand nombre d'autres muſcles couchés à la partie poſtérieure de l'épine, & qui ſervent à la tête & au dos. Il ne peut avoir d'autre uſage que celui d'élever & de porter en dehors les côtes auxquelles il eſt attaché. On le met, avec raiſon, au nombre des muſcles qui ſervent à la reſpiration.

De l'Angulaire.

L'angulaire est situé au-devant du bord antérieur du trapeze. Il a une forme alongée, & s'étend obliquement des apophyses transverses des vertèbres supérieures du cou, à l'angle supérieur & postérieur de l'omoplate. Il a été long-temps connu sous le nom de releveur de l'omoplate, auquel on a substitué celui d'angulaire, qui est tiré de son attache inférieure, parce qu'au lieu de relever cet os de l'épaule, comme on le croyoit, il sert au contraire à abaisser l'un & l'autre.

Ce muscle est divisé supérieurement en quatre languettes, qui sont séparées les unes des autres dans plus de deux pouces d'étendue, & qui se terminent par des tendons d'un demi-pouce de long. Ces languettes vont s'attacher au bord inférieur des tubercules antérieurs des apophyses transverses des quatre vertèbres supérieures du cou. La première est plus grosse, plus longue & plus long-temps charnue que les autres. La dernière tarde beaucoup à se réunir à celles qui la précèdent. Le corps charnu qu'elles forment s'amincit & s'élargit par en bas, & se termine par un tendon applati qui se fixe au bord supérieur de l'omoplate, vers la face externe de son angle supérieur & postérieur.

L'angulaire est non-seulement caché, mais encore courbé vers le milieu de sa longueur, par le bord antérieur du trapèze. Il a quelques connexions avec le scalène & avec le splenius du cou. Ce muscle relève l'angle supérieur de l'omoplate; ce qu'il ne peut faire sans abaisser son col & l'épaule. Il paroît propre à agir sur la colonne cervicale, qu'il incline en arrière & de son côté, en la tirant vers l'épaule.

Du grand Dorsal.

Le grand dorsal est un des muscles les plus étendus qui se voient dans la machine animale. Sa largeur est telle, qu'on lui donne quelquefois le nom de tres-large du dos, *musculus latissimus dorsi*. Ce muscle occupe la partie inférieure du dos, les lombes & la partie postérieure de l'os sacrum, presque immédiatement au-devant des tégumens qui couvrent ces régions.

Il est attaché en arrière & en bas aux apophyses épineuses des cinq, six, sept ou huit vertèbres inférieures du dos, à celles de toutes les vertèbres des lombes, aux apophyses épineuses & aux autres aspérités de la face postérieure de l'os sacrum, à la moitié postérieure de la lèvre externe de la crête de l'os des iles, & au bord supérieur & à la face externe des quatre dernières fausses côtes, par des fibres aponévrotiques assez longues au dos, beaucoup plus longues aux lombes, à l'os sacrum & à la partie postérieure de la crête de l'os des iles, mais qui le sont moins à la moitié antérieure de la partie de cette crête à laquelle il répond ; il est aussi attaché aux fausses côtes par des tendons courts, lesquels appartiennent à des portions charnues, séparées les unes des autres, puis réunies ensemble, pour ne former qu'un plan continu.

Le grand dorsal se porte, de tous ces endroits, vers la partie postérieure du creux de l'aisselle, où il se retrécit, & où il se termine par un tendon applati, de deux pouces de long, qui se fixe au-devant de celui du grand rond, à la partie antérieure du bord postérieur de la gouttière bicipitale, au-dessous de la petite tubérosité de la partie supérieure de l'humérus. Ce tendon envoie

au fond de la gouttière dont il s'agit , quelques
fibres qui la tapiſſent, & qui s'y rencontrent avec
celles du grand pectoral. Il en fournit auſſi d'autres
qui partent de ſon bord inférieur , & qui concourent à la production de l'aponévroſe , ſous
laquelle les muſcles du bras ſont renfermés. Une
bandelette aponévrotique , large d'une ligne &
demie , & longue de plus de deux pouces , deſcend au-devant de ſa face antérieure, depuis le
bas de la petite tubéroſité de l'humérus, juſqu'à
la partie inférieure du lieu où s'inſère le tendon
du grand rond, & les tient tous deux appliqués
à la longueur de l'os. Ils ſont auſſi joints l'un à
l'autre, du côté par lequel ils ſe touchent , au
moyen d'une large capſule membraneuſe qui y
eſt attachée , & au-dedans de laquelle on trouve
une petite quantité d'humeur ſemblable à de la
ſynovie.

- Les fibres du grand dorſal ont une direction différente. Celles qui tiennent aux vertèbres du dos , ſe
portent horizontalement de dedans en dehors , &
de derrière en devant , & paſſent derrière l'angle
inférieur de l'omoplate. Elles y ſont fortifiées par
une portion charnue aſſez mince , qui vient de cet
angle , & qui ſe réunit à la partie antérieure. Cette
portion eſt tendineuſe à ſes deux extrémités. Les
fibres qui viennent du dos, des lombes & de l'os
ſacrum, montent de derrière en devant , avec plus
ou moins d'obliquité. Enfin celles qui naiſſent de la
crête des os des iles & des fauſſes côtes , ont une
direction de bas en haut , qui approche de la perpendiculaire. Les languettes que forment ces dernières , s'entre-croiſent en manière de digitations
avec les quatre languettes inférieures du muſcle
oblique externe. Celle qui tient à la ſeconde côte ,
eſt couverte par la ſuivante ; celle-ci l'eſt par la

troisième, la troisième par la quatrième, & cette dernière par le bord antérieur du muscle.

La partie supérieure du grand dorsal seule, est couverte par la partie inférieure du trapèze. Ce muscle couvre entierement le petit dentelé postérieur inférieur, une portion des deux obliques du ventre, du grand dentelé & des intercostaux externes. Il abaisse le bras, il le porte en arrière & le fait tourner sur son axe de devant en dedans, & de dedans en arrière, comme pour porter la main sur la partie inférieure du dos & sur les fesses. Aussi le désigne-t-on quelquefois sous le nom obscène de *musculus scalptor ani*. Lorsqu'il agit de concert avec le grand pectoral, il approche le bras des côtes, & l'y tient fortement appliqué. Il abaisse en même temps l'épaule, & la maintient dans cette situation. Quand on est suspendu par les mains, & que l'on fait effort pour s'élever, il entraîne le tronc sur le bras avec le secours du même muscle. Il y transporte aussi une partie de la pesanteur du corps, dans beaucoup de circonstances, par exemple, lorsqu'on marche sur des béquilles, quand on se sert d'une canne basse, quand on appuie sur un cachet, quand, étant assis sur un siége fort bas, on cherche à se relever, au moyen des deux mains.

Ses attaches à l'angle inférieur de l'omoplate le rendent propre à aider le grand rond dans ses fonctions. Celles qu'il a à la crête de l'os des iles, deviennent nécessaires pour lever la tête d'un côté, lorsque l'on est couché sur l'autre ; car les muscles destinés à ce mouvement, ne trouveroient pas un point d'appui assez fixe à la clavicule, à laquelle un d'eux s'attache, pour que toute leur action se portât sur la tête. Aussi est-il facile de sentir sa coopération dans le cas dont il s'agit, en mettant.

la main fur fon bord inférieur. Il peut auffi é'ever les quatre dernières côtes, lorfque le bras eft affujetti par fa pofition ou par fes autres mufcles, & il agit fur elles avec d'autant plus de force, qu'il y eft attaché très-loin de leur articulation, & par conféquent du centre de leur mouvement.

Du petit Dentelé poftérieur inférieur.

Le petit dentelé poftérieur inférieur eft fitué obliquement au bas du dos, entre les apophyfes épineufes de quelques vertebres inférieures du dos & des trois fupérieures des lombes, & les quatre dernières fauffes côtes. Il eft entièrement caché par la partie moyenne du grand dorfal, au-devant de laquelle il fe trouve. Sa largeur eft affez confidérable, & il a peu d'épaiffeur.

Ce mufcle eft attaché poftérieurement aux deux ou trois vertebres inférieures du dos & à celles des lombes, par une large aponévrofe, qui tient fortement à celle du grand dorfal, & dont le bord inférieur eft continu au bord fupérieur de celle du mufcle ob'ique interne du ventre. Il monte un peu, en fe portant obliquement en dehors & en devant, devient charnu, & fe divife en trois languettes on dentelures, placées les unes fur les autres. La première, très-large, fe fixe par des fibres tendineufes de peu de longueur, au bord inférieur de la feconde des fauffes côtes, dans une étendue de trois pouces & demi. Son bord inférieur couvre le bord fupérieur de la feconde. Celle-ci moins large, ne tient au bord inférieur de la troifième fauffe côte, que dans une étendue de deux pouces. Elle couvre le bord fupérieur de la troifième. Cette dernière eft étroite, en comparaifon des deux autres. Elle n'a qu'un pouce de large. Elle fe divife en deux portions pour la quatrième & la cinquième fauffes côtes. Les fibres qui la compofent ont une direction plus tranfverfale que celles de la feconde, & celles-ci montent moins que celles de la première.

Le petit dentelé poftérieur inférieur couvre en arrière les principaux mufcles de l'épine. Il a peut-être pour ufage de les contenir & d'en augmenter la force, en les bridant ; cependant il doit auffi entraîner les quatre dernières fauffes côtes en arrière, en dehors & en bas. On ne fait dans lequel des deux temps de la refpiration il exécute cette fonction, & s'il doit être mis au nombre des mufcles infpirateurs ou des mufcles expirateurs.

Des Mufcles fitués autour de la tête de l'humérus.

Les mufcles qui entourent la tête de l'humérus font au nombre de fept ; favoir, le deltoïde, le fus-épineux, le fous-épineux, le petit rond, le grand rond, le fous-fcapulaire & le coraco-brachial. Ils font tous deftinés à mouvoir le bras fur l'épaule, & en quelques circonftances, l'épaule fur le bras.

Du Deltoïde.

Le deltoïde eft un mufcle épais, de forme triangulaire, & affez femblable à la lettre Δ des Grecs renverfée, courbé & replié fur lui-même, & qui embraffe le fommet de l'épaule. Il eft fitué au-deffous des tégumens, & s'étend depuis les deux tiers externes de la clavicule, le bord convexe de l'acromion, & toute l'épine de l'omoplate, jufqu'à la groffe empreinte raboteufe qui fe trouve à la partie antérieure, externe & moyenne de l'humérus, au bas du rebord offeux qui defcend de fa groffe tubérofité.

Ce mufcle eft attaché fupérieurement au bord antérieur de la portion de la clavicule dont il vient d'être parlé, à celui de l'acromion, & à la lèvre inférieure de l'épine de l'omoplate, jufqu'à la facette triangulaire qui la termine poftérieurement, par des portions tendineufes qui font alternativement plus larges & plus étroites, plus longues & plus courtes. On pourroit à cet égard le fuppofer divifé en fix parties, qui s'entre-croifent d'une manière telle, que celles qui font larges & fituées fuperficiellement à la partie fupérieure du mufcle, font étroites & fituées profondément à fa partie inférieure, & *vice verfâ*. La première eft fixée à la clavicule par un tendon court. Elle n'a guère moins de deux pouces de largeur. La feconde, beaucoup plus étroite, tient à la convexité de l'acromion, par un tendon d'un pouce & demi de long. La troifième, femblable à la première, mais un peu moins large, eft auffi attachée à l'extrémité de l'acromion. La quatrième répond à la feconde. Elle tient à l'épine de l'omoplate. La cinquième eft prefque entièrement charnue jufqu'à fon extrémité, qui s'attache au même endroit que la précédente. Enfin la fixième eft long - temps tendineufe, furtout en arrière. Elles font toutes couvertes par une expanfion aponévrotique, qui defcend avec elles jufqu'à la partie inférieure du mufcle, où cette expanfion fe confond avec l'aponévrofe, fous laquelle les mufcles du bras font renfermés.

Les fibres du deltoïde fe portent à l'humérus, avec des directions différentes. Celles qui font antérieures, defcendent obliquement de dedans en dehors. Elles fe contournent & fe cachent fous les moyennes, & forment la partie antérieure & fupérieure de fon tendon inférieur. Les moyennes defcendent de haut en bas, par-deffus toutes les autres, & font long - temps charnues. Ce font elles qui forment la partie externe & inférieure du tendon. Enfin, les poftérieures defcendent obliquement de derrière en devant, & de dedans en dehors, en fe contournant & en fe cachant fous les moyennes, pour en faire la partie fupérieure & poftérieure. Ce tendon s'attache à l'humérus, dans une étendue d'un pouce & demi de haut en bas, & d'un pouce feulement de devant en arrière. Il eft un peu moins large en bas qu'en haut. On le trouve affez long du côté qui regarde l'humérus, & prefque entièrement recouvert de la chair du mufcle en dehors. Quelques fibres aponévrotiques fe détachent de fa partie inférieure, & fe répandent fur les mufcles voifins.

Le deltoïde n'eft caché par aucun mufcle que par l'extrémité inférieure du peaucier. Son bord antérieur eft en quelque forte continu au bord fupérieur & externe du grand pectoral. Il couvre une portion du biceps, du coraco-brachial, du fus-épineux, du fous-épineux, du petit & du grand ronds. Une capfule membraneufe, affez large, l'affujettit au - deffous de l'acromion, à la partie fupérieure, antérieure & externe de l'humérus, & aux tendons qui fe fixent à la groffe tubérofité de cet os.

Ce mufcle élève le bras, & l'écarte des côtes quand il eft aidé par l'action du fus-épineux. Le bras ainfi élevé, fi les portions antérieures agiffent feules, ce membre eft porté en devant; fi ce font les poftérieures qui fe contractent, il eft entraîné

en arrière. Quand le deltoïde vient à se relâcher
pendant que le bras est dans cette position, il en
modère la chûte qui est opérée par la pesanteur.
Lorsque ses portions antérieures & postérieures
agissent sans le concours des moyennes & sans celui
du sus-épineux, elles approchent le bras contre les
côtes. Les premières le ramènent à sa situation naturelle, lorsqu'il est tourné de dedans en dehors,
& les secondes, lorsqu'il est tourné de dehors en
dedans, en lui faisant faire un mouvement de rotation sur son axe. Il paroît aussi que le deltoïde
peut en quelques occasions entraîner l'omoplate à
contre-sens sur l'humérus.

Du Sus-épineux.

Le sus-épineux est un muscle de forme alongée,
plus large en arrière qu'en devant, assez épais entre
ses deux extrémités, & qui occupe toute la fosse
sus-épineuse de l'omoplate, où il est retenu par une
aponévrose fort mince qui tient à la lèvre externe
du bord supérieur de cet os, à celle de la partie
supérieure de sa base, & à toute la longueur du
bord supérieur de son epine.
Les fibres tendineuses qui le terminent en arrière, sont courtes, & à peine visibles. Elles s'attachent à toute l'étendue de la fosse sus-épineuse.
Lorsque ce muscle est parvenu vis-à-vis la base
de l'apophyse coracoïde, il cesse de tenir à l'omoplate, dont il est séparé par un tissu cellulaire &
graisseux, assez abondant. Il commence en cet
endroit à dégénérer en un tendon qui est d'abord
couvert par la portion charnue. Ce tendon s'avance
au-dessous de la voûte formée par l'acromion &
par l'extrémité humérale de la clavicule. Il se glisse
le long du ligament orbiculaire de l'humérus auquel

il eſt étroitement collé , & ſe termine enfin au ſommet de la groſſe tubéroſité de l'humérus.

La partie poſtérieure du ſus-épineux eſt cachée par le trapèze , & l'antérieure par le deltoïde , à la face interne duquel ce muſcle tient par la capſule membraneuſe dont il a été fait mention il n'y a qu'un inſtant. Ce tendon a quelques connexions avec celui du ſous-épineux ; mais il eſt ſéparé de celui du ſous-ſcapulaire par le ligament figuré en y grec , dont il a été parlé à l'occaſion de l'articulation de l'humérus avec l'omoplate.

Le ſus-épineux empêche que la contraction du deltoïde faſſe monter l'humérus directement de bas en haut , & lui faſſe heurter la voûte oſſeuſe qui ſe trouve au-deſſus de ſa tête. Par conſéquent , il contribue à faire faire à cet os l'eſpèce de baſcule qui l'élève , en éloignant ſa partie inférieure de la poitrine , & il peut être regardé comme le congénère du deltoïde. En outre , il fortifie le ligament orbiculaire. Il l'entraîne en haut dans les grands mouvemens du bras , & s'oppoſe à ce qu'il ſoit pincé entre la tête de l'humérus & celle de l'omoplate. Ce muſcle peut auſſi mouvoir l'omoplate ſur l'humérus.

Du Sous-épineux.

Le ſous-épineux occupe la foſſe ſous-épineuſe de l'omoplate , d'où il s'étend juſqu'à la partie ſupérieure de l'humérus. Il eſt aſſez ſemblable au ſus-épineux , mais un peu plus large en arrière , ce qui le fait paroître comme triangulaire. On le trouve couvert d'une toile aponévrotique médiocrement épaiſſe , dont les fibres marchent ſuivant des directions différentes. Le petit rond , qui eſt

couché

couché le long de son bord inférieur, en est aussi enveloppé. Une cloison mince, produite par cette aponévrose, les sépare l'un de l'autre.

Le sous-épineux est attaché en arrière à la plus grande partie de la fosse sous-épineuse, c'est-à-dire, à la face inférieure de l'épine de l'omoplate, à la lèvre externe de la portion de sa base qui est au-dessous de cette épine, & au reste de la fosse en question, excepté le long de son bord antérieur, & à l'angle inférieur de l'os. Ses fibres sont en partie transversales & en partie obliques de bas en haut & de derrière en devant. Le tendon par lequel il se fixe à l'humérus, commence dès sa partie moyenne ; mais la chair l'accompagne jusqu'à sa dernière extrémité. Une substance celluleuse & assez abondante l'éloigne du col de l'omoplate, dans une étendue de plus d'un pouce. Ce tendon va gagner la partie supérieure & externe du ligament orbiculaire auquel il se colle étroitement, & se termine enfin à la partie moyenne de la grande tubérosité de l'humérus.

Il y a une grande partie du sous-épineux qui est couverte par le deltoïde. Ce muscle a aussi des connexions avec le petit rond, dont le bord supérieur tient à son bord inférieur. Ses usages sont de faire tourner l'humérus sur son axe, de devant en dehors, lorsque ce membre est dans sa situation naturelle, & de le porter en arrière lorsqu'il est élevé, & que sa partie inférieure est éloignée des côtes. Il entraîne en même temps le ligament orbiculaire auquel il est fortement adhérent, & l'empêche d'être pincé ou froissé entre la tête de l'os du bras & celle de l'omoplate. Lorsqu'on porte subitement le coude en devant, il retient la tête de l'humérus qui tend à s'échapper en arrière, & à sortir de la cavité glénoïde. Sans doute il

peut agir à contre-fens fur l'omoplate, & la mouvoir fur l'os du bras.

Du petit Rond.

Le petit rond eft un mufcle longuet & de peu
d'épaiffeur, couché obliquement le long du bord
inférieur du fous-épineux, dont il n'eft féparé que
par une cloifon aponévrotique fort mince, &
étendu entre le bord antérieur de l'omoplate & la
partie fupérieure de l'humérus.

Ses attaches à l'omoplate font à toute la lèvre
externe du bord antérieur de cet os, entre fon
angle inférieur & fon col, dont il eft féparé par
du tiffu cellulaire. Il eft mince & tendineux en
arrière & en bas. Ses fibres montent de bas en
haut & de derrière en devant, & il fe termine par
un tendon applati que la chair accompagne long-
temps vers fon bord inférieur & qui, après avoir
paffé fur la partie inférieure & poftérieure du ligament orbiculaire de l'humérus, & s'y être fortement collé, va enfin fe fixer au bas de la groffe
tubérofité de l'humérus.

Le petit rond eft en partie couvert par la partie
poftérieure du deltoïde. Il a d'ailleurs quelques
connexions en arrière & en bas avec le grand
rond, & d'autres avec le fous-épineux, comme il
a été dit ci-deffus, & avec le fous-fcapulaire ; il
a les mêmes ufages que le fous-épineux.

Du grand Rond.

Le grand rond reffemble beaucoup au petit, le
long du bord inférieur duquel il eft fitué ; mais il
a plus d'épaiffeur & de longueur. Il eft étendu
entre la partie inférieure de l'omoplate & la partie
fupérieure de l'humérus.

Ce mufcle s'attache en arrière, non-feulement
à la face externe de l'angle inférieur de l'omoplate,

où il couvre une portion du fous-épineux & du
petit rond, mais encore à la moitié inférieure &
poftérieure du bord externe de cet os, au-deffous
du fecond de ces mufcles, par des fibres tendineufes
très-courtes. Il monte obliquement vers l'humérus,
en paffant au-devant de la longue portion du triceps
brachial. Lorfqu'il eft arrivé au voifinage de cet os,
il s'applatit & s'amincit pour former un tendon
large d'un pouce, & un peu plus long vers le bord
inférieur que vers le fupérieur, qui paffe derrière
celui du grand dorfal, & qui va s'attacher avec
lui au bord poftérieur de la gouttière bicipitale
de l'humérus. Ces deux tendons réunis ne reffemblent pas mal à celui du grand pectoral. Ils fe
contournent de derrière en devant autour de l'os
du bras avant de s'y fixer. Outre la capfule membraneufe qui leur eft commune, celui du grand
rond tient à l'humérus, au voifinage de fon infertion, par deux autres capfules femblables, placées
l'une au-deffus de l'autre ; la première vers fon
bord fupérieur, & la feconde vers l'inférieur. Ce
tendon envoie auffi au fond de la gouttière bicipitale quelques fibres qui la tapiffent, & qui s'y
rencontrent avec celles du grand pectoral.

Le grand rond a quelques connexions avec le
petit, avec le fous-épineux, le fus-épineux & la
longue portion du triceps brachial, & eft en partie
couvert par le deltoïde. Il tire le bras en arrière
& en haut, & le fait tourner fur fon axe de
devant en dedans & de dedans en arrière, comme
le grand dorfal. Ce mufcle peut auffi approcher
l'angle inférieur de l'omoplate du bras, & contribuer, par ce moyen, à l'élévation de l'épaule;
mais il faut pour cela que le bras foit retenu par
fes autres mufcles, de manière qu'il ne puiffe
céder à fon action.

T 2

Du Sous-scapulaire.

Le sous-scapulaire est un muscle épais, qui occupe toute la face concave, antérieure & interne de l'omoplate, & qui est étendu entre cet os & la partie supérieure de l'humérus. Sa forme est à-peu-près semblable à celle du sous-épineux, si ce n'est qu'il a beaucoup plus de volume, & qu'il est composé de faisceaux charnus distincts les uns des autres, mais dont l'arrangement & la disposition ne me sont pas assez connus, pour en entreprendre la description.

Il est attaché en arrière à toute la lèvre interne du bord supérieur de l'omoplate, depuis l'échancrure qui s'y rencontre, jusqu'à l'angle postérieur; ensuite à la lèvre interne de toute la base de cet os, & à celle de son bord antérieur, jusqu'au voisinage de son col, ainsi qu'à toute sa face interne, excepté au - dessous de l'apophyse coracoïde où l'on voit un espace assez grand, qui est rempli par un tissu cellulaire & graisseux. Ce muscle est médiocrement épais à son bord supérieur, plus mince en arriere, & très-épais à son bord inférieur. Ses fibres, dont les unes sont horizontales de derriere en devant, & de dedans en dehors, & les autres obliques de bas en haut, se réunissent pour former un gros tendon qui embrasse la partie interne du ligament orbiculaire de l'humérus auquel il est fort adhérent, & qui, après s'être contourné autour de la tête de cet os, de derrière en devant & de dedans en dehors, se fixe ensuite à sa petite tubérosité.

Le bord supérieur de ce tendon est en quelque sorte continu avec le bord voisin du sus-épineux. Il commence d'assez bonne heure; mais il est recouvert de la chair du muscle jusqu'à sa dernière

extrémité. On le trouve joint à la bafe de l'apc-
phyfe coracoïde & aux tendons réunis du biceps
& du coraco-brachial, par deux capfules membraneufes de la nature de celles qui ont été décrites
précédemment.

Le fous-fcapulaire couvre une partie du grand
dentelé. Il a quelques connexions avec le petit
rond & avec le coraco-brachial & le biceps. Ce
font les diverfes portions dont il eft compofé qui
produifent les enfoncemens qui fe voient à la
face interne de l'omoplate. Ce mufcle fait tourner
l'humérus fur fon axe de devant en dedans & de
dedans en arrière, comme les mufcles grand dorfal & grand rond, & à contre-fens du fous-épineux & du petit rond. Il peut auffi rapprocher
le bras des côtes, lorfque ce membre en a été
écarté, & fur-tout lorfqu'il a en même temps été
porté en devant. Ses autres ufages font d'affermir
l'articulation de l'humérus avec l'omoplate, d'empêcher que le ligament qui l'entoure ne foit pincé
entre ces deux os, & fur-tout de retenir l'humérus, & de prévenir fon déplacement en devant,
lorfque le coude eft entraîné en arrière avec force
& vîteffe.

Du Coraco-brachial.

Le coraco-brachial tire fon nom de fes attaches.
Il eft étendu obliquement de haut en bas, de devant en arrière & de dedans en dehors, entre
le bec coracoïde & la partie fupérieure, moyenne
& interne de l'humerus. Sa forme eft alongée, &
telle, qu'il eft plus mince en haut & plus épais
en bas.

La portion fupérieure de ce mufcle eft attachée
à la face inférieure & à la partie interne du bec
coracoïde : elle l'eft auffi dans plus d'un pouce &

demi d'étendue à la face postérieure & au bord interne du corps charnu interne du biceps, par des fibres de plus en plus courtes, & tendineuses en devant. La portion inférieure est fixée à l'endroit de l'humérus qui vient d'être désigné, entre le brachial interne & la portion voisine du triceps brachial, par-des fibres tendineuses aussi, mais sur-tout en arrière.

Les connexions du coraco-brachial ont été suffisamment exposées. Ce muscle est couvert par le deltoïde & par le grand pectoral. Il entraîne le bras en devant, & en même temps il l'élève comme pour porter la main sur l'épaule, du côté opposé. Il le ramène aussi vers la poitrine, quand il en a été écarté, & le fait tourner sur son axe de devant en dehors, à contre-sens du grand dorsal, du grand rond & du sous-scapulaire, & précisément comme le sous-épineux & le petit rond, dont il devient congénère lorsqu'on exécute ce mouvement. Le coraco-brachial peut aussi entraîner l'omoplate sur l'humérus, en quelques occasions. Il est percé à sa partie inférieure d'une ouverture qui transmet le nerf musculo-cutané, & qui lui a fait donner, par quelques-uns, le nom de *musculus perforatus Casserii*, de celui de l'Anatomiste à qui on en attribue la première description.

Des Muscles situés à la partie antérieure du bras.

Ces muscles ne sont que deux, savoir, le biceps & le brachial interne. Ils sont couverts d'une toile aponévrotique fort mince, étendue au-dessous des tégumens, qui vient en partie de la clavicule & de l'acromion, à l'endroit de l'insertion du deltoïde, & qui est en partie fournie par le tendon inférieur de ce mufcle, & par celui du grand pectoral. Leur principal ufage eft de mouvoir le bras & l'avant-bras l'un fur l'autre.

Du Biceps.

Le biceps eft ainfi nommé, parce qu'il eft fait de deux portions féparées en haut, & réunies en bas, qui le font paroître comme ayant deux têtes. Il eft couché le long de la partie antérieure & interne de l'humérus, au-deffous des tégumens & de l'enveloppe aponévrotique dont il vient d'être parlé, & s'étend de la partie antérieure & fupérieure de l'omoplate, à l'extrémité fupérieure du radius.

De ces deux portions, l'une eft interne & l'autre externe. La première eft un peu plus courte & plus groffe que l'autre. Elle eft attachée fupérieurement à la partie inférieure & externe de l'apophyfe coracoïde, par un tendon aponévrotique, long de trois pouces en devant, & plus court en arrière, où il eft uni dans la plus grande partie de fon étendue à la partie fupérieure du coraco-brachial. Elle vient fe joindre à la portion externe du mufcle, au-deffous du tiers moyen de l'humérus; mais quoiqu'elles ne faffent plus qu'un feul corps charnu, il refte toujours entre elles des marques de divifion qui fubfiftent jufqu'à la partie inférieure du bras. Cette portion du biceps paffe au-devant de l'externe. Elle refte plus long-temps charnue, & contribue davantage à la production du tendon commun qui les termine inférieurement.

La feconde portion du biceps, ou la portion externe, eft plus mince & plus large que la première. Elle commence fupérieurement par un tendon qui tient à la partie fupérieure & externe du rebord de la cavité glénoïde de l'omoplate, & que j'ai dit fe divifer en deux bandelettes ; une interne plus groffe ; l'autre externe plus petite, qui augmentent l'épaiffeur de la fubftance fibreufe qui entoure cette cavité, en manière de bourrelet. Ce tendon applati & affez large d'abord, devient plus mince & plus plat, en paffant fur la convexité de l'humérus, fur laquelle on apperçoit un léger fillon qui lui répond. Il fe porte de dehors en dedans, & de derrière en devant, jufqu'à l'intervalle des deux tubérofités de l'humérus, où commence la gouttière qui porte fon nom, & qui eft deftinée à le recevoir & defcend le long de cette gouttière, enfermé dans une gaîne que lui fournit le ligament orbiculaire de l'humérus. Sa largeur y eft moindre, & il prend une forme ronde. Lorfqu'il eft arrivé à fa partie inférieure, il s'épaiffit de nouveau, & fe joint au corps charnu auquel il appartient, au-devant duquel il defcend pendant quelque temps.

Lorfque les deux portions du biceps fe font réunies, elles ne forment plus qu'un feul mufcle qui fe retrécit à la partie inférieure du bras, & qui produit un tendon affez long. Ce tendon commence plutôt à la face antérieure & au bord externe du mufcle, qu'à fa face poftérieure & à fon bord interne. Il fournit de ce même bord & de fa face antérieure, une large aponévrofe qui defcend obliquement en dedans & en arrière, & qui va fe joindre à celles qui règnent le long de l'avant-bras. C'eft ce que l'on nomme l'aponévrofe du biceps. Le tendon fe retrécit & prend une forme ronde après l'avoir produit. Il paffe au-devant du tendon du brachial interne auquel il eft fixé par une capfule ronde & de peu d'étendue, & au-devant de la jointure du coude, au-deffous de laquelle il s'élargit beaucoup. On le voit fe contourner en cet endroit, de manière qu'une de ſes faces regarde le cubitus, & l'autre le radius ; après quoi il gliſſe ſur la facette cartilagineuſe oblongue, qui ſe trouve au-devant de la tubéroſité de la partie ſupérieure de ce dernier os, & va ſe fixer à cette tubéroſité. Une capſule membraneuſe l'aſſujettit à la facette dont on vient de parler. Le lieu de ſon inſertion eſt entouré antérieurement par le court ſupinateur, qui eſt légèrement échancré pour lui faire place.

La partie ſupérieure du biceps eſt couverte par le deltoïde & par le tendon du grand pectoral ; mais le reſte de ſon étendue ne l'eſt que par les tégumens, excepté ſon tendon inférieur, qui s'enfonce profondément entre les muſcles de la partie ſupérieure de l'avant-bras. Il cache une grande partie du brachial interne. Ses autres connexions ont été décrites.

Ce muſcle a pluſieurs uſages. Les plus communs ſont de contribuer avec le brachial interne à la flexion de l'avant-bras ſur le bras, & avec pluſieurs autres, à la rotation du radius ſur le cubitus, de dedans en dehors, ou, ce qui revient au même, au mouvement de ſupination. Mais lorſque l'avant-bras eſt retenu, ſoit par la poſition qu'on lui a donnée, ſoit par ſes autres muſcles, il exerce ſon action, tantôt ſur le bras qu'il fléchit ſur l'avant-bras & tantôt ſur ces deux parties enſemble, & il porte le bras en devant & un peu en dedans. Lorſque, par exemple, on eſt ſuſpendu par les mains, & que l'on cherche à s'élever, la contraction de ce muſcle entraîne le bras ſur l'avant-bras & le fléchit. De même, lorſque l'avant-bras eſt fortement tendu, le biceps agit ſur le bras & ſur lui en même temps, & il les meut comme le co-raco-brachial. Si, dans cette poſition, le bras eſt entraîné de devant en dehors par un mouvement de rotation, la portion interne de ce muscle peut le ramener à son attitude naturelle. Le tendon de la portion externe peut encore empêcher la tête de l'humérus de se porter directement de bas en haut par l'action du deltoïde, & coopérer à cet égard aux fonctions du muscle sus-épineux. Il y a aussi des cas où le biceps meut à contre-sens l'omoplate sur l'humérus.

Du Brachial interne.

Le brachial interne est un muscle de forme oblongue, mais d'une largeur & d'une épaisseur assez considérables, situé derrière le biceps, & couché le long de la face antérieure des deux tiers inférieurs de l'humérus, d'où il s'étend jusqu'à la partie supérieure du cubitus.

Il commence à s'attacher à l'humérus, au-dessous de la grosse empreinte raboteuse à laquelle se fixe le tendon inférieur du deltoïde, & ses fibres continuent à s'implanter à la face antérieure de cet os, & à celle des ligamens intermusculaires interne & externe, mais plus au premier qu'au second, jusqu'à un pouce au-dessus de l'articulation de l'humérus avec les os de l'avant-bras. Ce muscle est mince, étroit & légèrement échancré à son extrémité supérieure, laquelle embrasse, pour ainsi dire, le tendon inférieur du deltoïde. Il devient plus large & plus épais vers sa partie moyenne, & ne se retrécit qu'à son extremité inférieure. Le long supinateur & le premier radial externe sont reçus dans une espèce de goûttière qui se remarque le long de son bord externe. Il se termine par un tendon long de deux pouces, qui commence plutôt à sa face antérieure qu'à la postérieure. Ce tendon passe obliquement de dehors en dedans, sur la capsule articulaire qui joint l'hu-

mérus au radius & au cubitus, fans y être autrement attaché que par le tiffu cellulaire , & va
s'implanter au tubercule du cubitus qui eft au-
devant de fon apophyfe coronoïde. La marche
de ce tendon eft à contre-fens de celle du biceps,
qui fe porte de dedans en dehors. Le brachial interne eft totalement charnu à fa partie fupérieure.
Les fibres qui le compofent ont une direction différente. Celles qui defcendent le long de fa partie
moyenne, font les plus longues & les plus droites.
Celles qui viennent de fes parties latérales, font
de plus en plus courtes , & marchent les unes
de dedans en dehors & les autres de dehors en
dedans. Il fe détache de fon tendon quelques
fibres aponévrotiques , lefquelles vont fe réunir
aux autres aponévrofes de l'avant-bras.

Le brachial interne a des connexions avec le
deltoïde , le biceps , le premier radial externe &
avec le long fupinateur. Il ne peut avoir d'autre
ufage que celui de fléchir l'avant-bras fur le bras ,
& en quelques occafions feulement , le bras fur
l'avant-bras. On a dit qu'il entraînoit en haut
le ligament capfulaire du coude , & qu'il em-
pêchoit que ce ligament fût pincé dans les grands
mouvemens de flexion. Mais le défaut d'adhérence
de fon tendon à cette capfule, ne permet pas de
lui attribuer la fonction dont il s'agit.

Des Mufcles fitués à la partie poftérieure du bras.

Si l'on en croit le plus grand nombre des Anatomiftes, il y a trois mufcles couchés le long de
la partie poftérieure du bras, favoir, le long &
le court extenfeurs, & le brachial externe: Mais
ce ne font que trois portions d'un même mufcle,
lefquelles écartées fupérieurement , fe réuniffent

inférieurement en une seule, que l'on nomme le triceps brachial. Ce muscle est couvert d'une toile aponévrotique de peu d'épaisseur, qui vient en partie de la lèvre inférieure de l'épine de l'omoplate, & qui est en partie produite par la partie inférieure & postérieure du tendon du deltoïde, & par le bord inférieur de celui du grand rond. Il meut l'avant-bras sur le bras, & réciproquement le bras sur l'avant-bras. Il agit aussi sur l'articulation du bras avec l'épaule.

Du Triceps brachial.

Des trois portions du triceps brachial, celle qui est mitoyenne est fort longue, & les deux autres, l'une antérieure & externe, & l'autre postérieure & interne, font plus courtes. Ce muscle est étendu le long de la face postérieure & externe du bras, entre l'omoplate & l'humérus, & la partie supérieure du cubitus.

Sa longue portion est terminée supérieurement par un tendon applati, large d'un pouce, lequel se fixe au bord antérieur de l'omoplate, au-dessous de l'attache du petit rond, & près du bord inférieur de la cavité gléncïde. Ce tendon n'a qu'un pouce de longueur à sa face externe & postérieure, mais il en a beaucoup davantage à sa face interne & antérieure, par laquelle il regarde l'humérus, & il descend jusqu'auprès de la partie moyenne de cet os. Il vient se rendre à un corps charnu, mince d'abord, qui s'épaissit en descendant, & dont les fibres font à-peu-près parallèles à l'axe de l'humérus. Ce corps charnu se contourne un peu en descendant, de sorte que sa face antérieure devient postérieure, & que la postérieure devient antérieure. Vers le milieu du bras, il se réunit aux deux autres portions du muscle, & marche entre elles jusqu'au coude, toujours charnu du côté opposé à l'os, & tendineux du côté qui le regarde. Enfin il dégénère avec elles en un large tendon qui passe sur l'articulation du coude, & qui va gagner l'olécrâne & la face postérieure de l'avant-bras.

La portion externe & antérieure du triceps brachial, est la seconde pour la longueur. Elle commence au bas de la grande tuberosité de l'humérus, au-dessous & derrière le tendon du petit rond, par des fibres tendineuses de peu de longueur, après quoi elle continue de se fixer à la face externe, & à tout ce qui reste de la longueur de l'humérus, & à celle du ligament inter-musculaire externe, jusqu'au condyle de ce côté. Les fibres dont elle est composée se portent obliquement en arrière & en bas. Elles rencontrent le bord antérieur & externe, & la face antérieure de la grande portion, à laquelle elles s'unissent vers le milieu de la longueur de l'humérus, & deviennent tendino-aponévrotiques à l'endroit de cette union, sur-tout en bas.

La portion interne & postérieure, est la plus courte des trois. Elle ne monte que vis-à-vis le bord inférieur du tendon du grand rond, derrière lequel elle se fixe à l'humérus, par des fibres moins long-temps tendineuses que l'autre, & descend le long de la face postérieure & du bord interne de cet os, auquel elle continue de s'attacher, ainsi qu'à la face voisine du ligament inter-musculaire interne. Sa direction & son union avec la longue portion, sont les mêmes que celles de sa portion externe, si ce n'est qu'elle est moins évidemment tendineuse à l'endroit de cette jonction.

Les trois portions du triceps brachial, forment par leur réunion un muscle puissant & épais, qui couvre & qui embraffe la moitié inférieure de la face poftérieure de l'humérus. Elles ne ceffent de s'y attacher qu'à un pouce au-deffus de fon articulation. Le tendon qu'elles forment, plus apparent du côté oppofé à l'os, & vers le condyle externe, qu'ailleurs, a d'abord quelques adhérences avec la partie poftérieure de la capfule articulaire du coude, après quoi il embraffe l'olécrâne, auquel il fe fixe. Il s'en détache un grand nombre de fibres, qui contribuent beaucoup à former l'aponévrofe de la face externe de l'avant-bras.

La partie fupérieure de la longue portion du triceps brachial, eft cachée par la partie poftérieure du deltoïde ; mais le refte de ce mufcle eft au-deffous des tégumens. Il n'a de connexions avec aucun autre. Ses ufages font d'étendre l'avant-bras fur le bras, & en quelques occafions, le bras fur l'avant-bras, comme, par exemple, quand étant appuyé fur les coudes, & fur les avant-bras, on fait effort pour fe relever. Lorfque l'avant-bras eft auffi étendu qu'il le peut être, la longue portion du triceps brachial doit entraîner le bras en arrière, comme le grand dorfal & le grand rond, dont elle partage les fonctions. Cette même portion peut auffi faire monter le col de l'omoplate de bas en haut, & par conféquent élever l'épaule. Lorfqu'on marche fur les mains, ce mufcle agit fur l'omoplate, à contre-fens, de la manière dont il a coutume d'agir fur l'humérus.

Des Mufcles fitués à la face interne de l'avant-bras.

Une aponévrofe extrêmement forte, qui tire fa principale origine du condyle interne de l'humérus, mais qui eft fortifiée par quelques fibres nées de la partie inférieure des tendons du biceps & du brachial interne , enveloppe & couvre les muscles situés à la face interne de l'avant - bras. Il s'élève de cette aponévrose des prolongemens qui se glissent entre les muscles dont il s'agit , & qui les séparent en manière de cloisons. Son épaisseur, assez considérable à sa partie supérieure , diminue à l'inférieure & vers le poignet , où elle disparoît entièrement. Elle est continue en dehors avec une aponévrose toute semblable , qui se voit à la face externe de l'avant-bras , & n'a d'autre attache aux os de cette partie , que le long de la face postérieure du cubitus. Outre qu'elle présente aux muscles qu'elle recouvre de larges surfaces sur lesquelles leurs fibres viennent s'implanter, elle doit en augmenter beaucoup la force. On sait que les porte - faix se ceignent les reins, pour se rendre capables de soutenir les grands efforts auxquels ils sont exposés , & que les Sages-femmes appuient quelquefois leurs mains sur le ventre des femmes en travail , pour accélérer leur accouchement. D'ailleurs , des bandages appliqués sur des parties affoiblies , leur sont quelquefois d'une utilité extraordinaire.

Les muscles que cache cette aponévrose , sont en assez grand nombre. Ils servent aux mouvemens du radius sur le cubitus, à ceux du poignet sur la partie inférieure de l'avant-bras, & enfin à ceux des doigts. Ils forment deux couches , l'une externe, qui se trouve au-dessous des tégumens , & l'autre interne, qui est située sous la première , & qui porte sur le radius & sur le cubitus. La première est composée du pronateur rond , du radial interne, du long palmaire , du sublime & du cubital interne : la seconde l'est du long fléchisseur du pouce & du profond, auxquels il faut ajouter le quarré pronateur.

Du Rond Pronateur.

Le rond pronateur est un muscle de forme alongée & d'une épaisseur médiocre, qui est situé obliquement entre l'humérus & le radius, à la partie antérieure & supérieure de l'avant-bras.

Il s'attache supérieurement à la partie antérieure & inférieure du condyle interne de l'humérus, par des fibres tendineuses assez courtes. Ce muscle tient aussi à la partie supérieure, antérieure & interne du cubitus, tout près de l'insertion du tendon du brachial interne, par une seconde portion qui est long-temps tendineuse, & qui est séparée de la première par un intervalle qui donne passage au nerf médian. Ses fibres charnues descendent obliquement de dedans en dehors, vers la partie moyenne du radius, où elles forment un tendon que la chair accompagne jusqu'à sa dernière extrémité, du côté de cet os, ainsi qu'à ses bords supérieur & inférieur, & qui se fixe au bord antérieur & convexe du radius.

Le rond pronateur passe au-devant de l'articulation du coude. Il n'est couvert que des tégumens, de l'aponévrose du biceps, & de celle qui embrasse tous les muses de la partie interne de l'avant-bras. Ce muscle cache une partie des tendons inférieurs du biceps & du brachial interne. Son bord supérieur répond au bord inférieur du court supinateur, & l'inférieur au bord supérieur du radial interne.

Il fait tourner le radius sur son axe de dehors en devant & en dedans, & contribue par ce moyen à la pronation. Lorsque cet os est retenu par ses muscles supinateurs, ou que la pronation est la plus grande possible, la contraction du rond pronateur peut opérer la flexion de l'abant-bras sur

le

le bras, & en quelques occasions celle du bras sur l'avant-bras.

Du Radial interne.

La forme du radial interne est alongée. Ce muscle est étroit & mince à sa partie supérieure, un peu renflé au-dessous, & terminé inférieurement par un tendon très-long. Il est couché obliquement à la face antérieure & interne de l'avant-bras, entre le condyle interne de l'humérus, & l'extrémité supérieure du second os du métacarpe.

Le radial interne s'attache supérieurement au condyle interne de l'humérus, au moyen d'un tendon qui lui est commun avec le palmaire grêle, le sublime, le cubital interne & le profond. Ce tendon épais & court tient supérieurement à la partie inférieure & antérieure du condyle interne de l'humérus, & se divise bientôt après en sept portions qui s'écartent angulairement, & qui s'interposent entre le rond pronateur & le radial interne, le radial interne & le long palmaire, le long palmaire & le sublime, le sublime & le cubital interne, les deux portions de ce dernier muscle, & enfin entre le sublime & le profond. Les portions dont il est composé font partie des cloisons qui séparent ces muscles, & que j'ai dit être des productions de l'enveloppe aponévrotique sous laquelle ils sont renfermés, parce que cette enveloppe tire aussi son origine de sa partie externe.

Le radial interne ne tient pas seulement au condyle interne de l'humérus, entre le rond pronateur & le palmaire grêle ; le plus grand nombre de ses fibres se fixe aussi aux cloisons qui le séparent d'avec ces deux muscles, à celle qui s'interpose entre le sublime & lui, & à la face interne de la portion de l'aponévrose qui le couvre. Il descend le long du bord inférieur du rond pronateur, & lorsqu'il est parvenu vis-à-vis l'extrémité inférieure de ce muscle, il dégénère en un long tendon, qui commence plutôt à sa face antérieure, qu'à la postérieure. Ce tendon, large & mince d'abord, plus étroit & plus épais ensuite, se porte le long du sublime, au-devant du radius. Il passe sous le ligament annulaire interne du carpe, où il est retenu du côté du pouce dans une coulisse qui lui est particulière, & dans laquelle il ne peut glisser. Il s'élargit à sa dernière extrémité, & se fixe à la face interne de la partie supérieure du second os du métacarpe.

Le radial interne n'est couvert que des tégumens & de l'aponévrose commune à tous les muscles de l'avant-bras. Ses connexions ont été décrites. Il entraîne le poignet sur l'avant-bras, dans le sens de la flexion, & en même temps du côté du cubitus ; & en quelques occasions, il fléchit de même l'avant-bras sur le poignet. Sa direction, qui est oblique, le rend propre à faire tourner le radius sur son axe, de devant en dedans, & à mettre la main en pronation.

Du Palmaire grêle.

La forme & la position du long palmaire sont les mêmes que celles du radial interne ; mais il est plus mince en toutes ses parties, & il se termine par un tendon plus long. Ce muscle est étendu entre le condyle interne de l'humérus, & le ligament annulaire interne du carpe.

Il s'attache supérieurement au tendon commun dont il vient d'être parlé à l'occasion du radial interne, ainsi qu'aux cloisons qui le séparent d'avec ce muscle & d'avec le sublime, entre lesquels il eſt placé, & à la face interne de l'aponévroſe qui le couvre. Son corps charnu n'a guère plus de deux pouces & demi de long. Il ſe termine intérieurement par un tendon qui monte plus haut à ſa face antérieure qu'à la poſtérieure, & qui deſcend le long de la partie moyenne de la face interne de l'avant-bras, juſqu'à celle du ligament annulaire interne du carpe, à la face interne duquel il vient auſſi ſe fixer.

Ce tendon paroît donner naiſſance en cet endroit à une aponévroſe forte, & d'une épaiſſeur aſſez conſidérable, qui eſt placée au-dedans de la main, ſous les tégumens de cette partie. L'aponévroſe dont il s'agit a une forme triangulaire, & va toujours en s'élargiſſant, depuis le ligament annulaire interne du carpe, où elle commence, juſqu'aux extrémités inférieures des os du métacarpe, où elle ſe termine. Ses fibres ſont toutes diſpoſées en manière de rayons, excepté par en bas, où l'on en voit de tranſverſales qui brident & qui retiennent les autres. Elle ne s'étend pas ſur les muſcles qui répondent au premier os du métacarpe, & ſur ceux qui répondent au dernier, ou plutôt elle ne donne ſur ces muſcles qu'une toile très-mince, qui ne reſſemble pas au reſte de ſa ſubſtance. Celle de ſes deux faces qui regarde les os du métacarpe, produit des eſpèces de prolongemens qui vont s'attacher à la partie latérale interne de la moitié inférieure de ces os, juſqu'à celle de la tête qui les termine inférieurement. Ces prolongemens ſont au nombre de huit, deux pour chacun des quatre derniers os du métacarpe, & forment autant de cloiſons qui ſéparent les uns des autres les tendons du ſublime & du profond, & ceux des muſcles lombricaux & inter-oſſeux.

On voit au-dedans de la main, près le ligament

annulaire interne, & au-devant du cinquième os du métacarpe, un muscle cutané, de forme quarrée, d'une étendue médiocre & de peu d'épaisseur, dont les fibres, situées transversalement, forment divers faisceaux séparés par des lignes cellulaires & graisseuses, & sont attachées, d'une part, au bord cubital de l'aponévrose qui vient d'être décrite, & de l'autre, à la partie interne des tégumens où elles vont se perdre. C'est le muscle palmaire cutané, dont Colombus s'attribue la découverte, mais que Fallope dit avoir été trouvé par Jean-Baptiste Cannanus, Médecin de Ferrare, qui le lui a fait connoître dans le temps où il professoit l'anatomie dans cette ville. Les usages de ce muscle ne sont pas faciles à déterminer, à moins qu'on ne dise qu'il sert à froncer la peau de la main, & quelquefois aussi à tendre l'aponévrose palmaire, pour donner plus de force aux muscles que cette aponévrose recouvre.

Le long palmaire est situé au-dessous des tégumens & de l'aponévrose commune aux muscles de l'avant-bras. Ses connexions ont été décrites. Sans doute il est un des fléchisseurs du poignet sur l'avant-bras, & de l'avant-bras sur le poignet, & un de ceux qui mettent la main en pronation. Mais il paroît aussi pouvoir servir à tendre l'aponévrose palmaire. Il présente beaucoup de variétés. J'ai vu plusieurs fois, qu'au lieu d'être charnu en haut & tendineux en bas, il commençoit par un tendon plus ou moins long, & que sa portion charnue répondoit à la partie moyenne de la longueur de l'avant-bras. Dans d'autres occasions, cette portion charnue étoit aussi longue que celle du radial interne. Il n'est pas extraordinaire de ne pas rencontrer ce muscle, qui manque tout-à-fait. L'aponévrose palmaire est toujours la même. Elle a trop d'épaisseur pour qu'on puisse penser qu'elle soit uniquement formée par le muscle que l'on vient de décrire.

Du Sublime.

La forme du sublime ne s'éloigne pas beaucoup de celle des muscles précédens. Il est étendu le long de la partie antérieure & interne de l'avant-bras, entre le palmaire grêle & le cubital interne, depuis le condyle interne de l'humérus, jusqu'à la seconde phalange des quatre doigts qui suivent le pouce. Le nom sous lequel on le désigne, vient de ce qu'il est placé au-devant du second muscle fléchisseur commun des doigts, que l'on nomme le profond.

Il s'attache supérieurement au tendon qui lui est commun avec la plupart des autres muscles de la partie interne de l'avant-bras, au ligament interne de l'articulation du coude, au bord interne de l'apophyse coronoïde du cubitus, & à la partie antérieure, supérieure & moyenne du radius, le long de la ligne oblique à laquelle se fixe le bord inférieur du court supinateur, derrière l'insertion du rond pronateur. Le sublime qui étoit d'abord étroit, s'élargit peu à peu, & devient en même temps plus épais. Il se divise vers la partie supérieure & moyenne de l'avant-bras, en quatre corps charnus, terminés chacun par un tendon, & qui répondent aux quatre doigts, auxquels ces tendons vont aboutir. Ceux qui appartiennent aux troisième & quatrième doigts, sont plus antérieurs que les deux autres. Celui du doigt du milieu est le plus gros. Celui de l'indicateur ne l'est guère moins. Les deux derniers sont plus minces, sur-tout celui du petit doigt. Leurs tendons commencent vers le milieu de l'avant-bras. Les fibres charnues s'y joignent obliquement, comme les barbes d'une plume à leur tige commune. La chair ne les abandonne entièrement que lorfqu'ils font près de paſſer ſous le ligament annulaire interne du carpe. Un tiſſu cellulaire & filamenteux les unit en cet endroit, & les joint en même temps à ceux du profond. Lorſque ces tendons font ſortis de deſſous le ligament annulaire, & qu'ils font parvenus au-dedans de la main, ils s'écartent les uns des autres, & ſe placent au-devant de ceux du profond. Ils s'élargiſſent enſuite d'une manière inſenſible, & deviennent en même temps plus plats & plus minces. On commence auſſi à s'appercevoir qu'ils font fendus dans leur longueur. Enfin, ils paſſent au-devant des extrémités inférieures des os du métacarpe, à travers les cloiſons de l'aponévroſe palmaire, & s'engagent au-dedans de la gaîne ligamenteuſe qui règne le long de la face interne des premières & ſecondes phalanges des doigts.

Chacun de ces tendons ſe diviſe vis-à-vis l'extrémité ſupérieure des premières phalanges, en deux parties, leſquelles ſe contournent bientôt, de manière que leurs bords oppoſés ſe rapprochent derrière les tendons du profond, & que leurs bords voiſins s'éloignent. Ils forment de cette manière une eſpèce de canal convexe en devant & en haut, concave en arrière & en bas, dans lequel les tendons du profond font reçus. Enſuite les deux parties des tendons du ſublime ſe rapprochent vis-à-vis l'articulation des premières phalanges avec les ſecondes. Il s'en détache des languettes qui s'entre-croiſent au-devant de ces dernières, & qui paſſent de l'une de ces parties à l'autre. Enfin, elles s'écartent de nouveau, & vont s'attacher à la face interne, & un peu au-deſſous du milieu de la longueur des fecondes phalanges, où elles fe terminent par une pointe alongée.

La partie antérieure des tendons du profond eft liée à la concavité de la gouttière que ceux du fublime forment au-devant d'eux, vis-à-vis la première phalange des doigts, par une portion membraneufe, molle & lâche, qui paffe de l'un à l'autre. Les deux parties des tendons du fublime tiennent enfemble derrière celui du profond, & près de l'endroit où elles fe rapprochent, au moyen d'une membrane femblable. Enfin, ces mêmes parties des tendons du fublime font attachées à la face antérieure des premières phalanges, par une portion membraneufe de la même nature.

Le fublime eft quelquefois caché derrière le radial interne, le long palmaire & le cubital interne; mais pour le plus fouvent, il fait partie de la couche externe des mufcles fitués à la face interne de l'avant-bras, & fe trouve deffous les tégumens & l'aponévrofe commune à tous ces mufcles. Il fléchit les fecondes phalanges fur les premières, & les premières fur les os du métacarpe, & en quelques circonftances, le métacarpe lui-même, ou plutôt la main entière fur l'extrémité inférieure de l'avant-bras. Le fublime peut encore opérer la flexion de l'avant-bras fur le poignet. Il ne me paroît pas avoir affez d'obliquité pour contribuer aux mouvemens de pronation. Ce mufcle agit avec une force proportionnée à la multiplicité des fibres qui le compofent.

Du Cubital interne.

Le cubital interne eft auffi un mufcle oblong, couché le long de la face interne de l'avant-bras,

& qui s'étend du condyle interne de l'humérus & du bord voisin de l'olécrâne à l'os pisiforme du carpe.

Il s'attache supérieurement au tendon commun, qui est fixé au condyle interne de l'humérus, & au bord antérieur de l'olécrâne, par deux portions qui sont séparées l'une de l'autre, & qui laissent passer le nerf cubital entre elles. La première est un peu plus épaisse que l'autre. Le cubital interne descend ensuite entre le bord postérieur du sublime & l'angle interne du cubitus. Quelques-unes des fibres qui le composent marchent dans une direction parallèle à sa longueur; mais il en a beaucoup qui tombent obliquement sur les premières, & qui viennent des trois quarts supérieurs de la longueur du cubitus, à l'angle interne duquel elles sont attachées par leur partie supérieure. Il se termine inférieurement par un tendon qui commence à sa partie supérieure, auquel les fibres charnues viennent se rendre, comme les barbes d'une plume sur la tige qui leur est commune, que la chair recouvre jusques vis-à-vis le lieu où finissent ses attaches au cubitus, & qu'elle ne quitte entièrement qu'à sa dernière extrémité. Ce tendon s'élargit un peu, & va se fixer à la partie antérieure de l'os pisiforme du carpe. Il s'en détache quelques fibres qui se jettent sur les ligamens annulaires interne & externe, & d'autres qui se prolongent en manière d'aponévrose sur les muscles abducteur & court fléchisseur du petit doigt.

Outre les attaches supérieures du cubital interne qui ont été exposées, il en a d'autres à la cloison qui le sépare du sublime, & à celle qui est interposée entre le profond & lui. Il tient aussi à la face interne de l'aponévrose qui le recouvre.

Ses connexions viennent d'être décrites. On le trouve au-deſſous des tégumens. Ce muſcle fléchit le poignet ſur l'avant-bras, & l'entraîne en même temps vers le cubitus. Il peut auſſi fléchir l'avant-bras ſur le poignet ; quand il agit concurremment avec le radial interne & avec le palmaire grêle, il opère une flexion directe du poignet ſur l'avant-bras, & de l'avant-bras ſur le poignet.

Du long Fléchiſſeur du pouce.

Ce muſcle & ceux de la partie interne de l'avant-bras qui reſtent à décrire, en forment la ſeconde couche. Ils ſont ſitués derrière les premiers, & placés, comme il a été dit, immédiatement ſur le radius & ſur le cubitus, ainſi que ſur la face interne du ligament inter-oſſeux. Le long fléchiſſeur du pouce répond au radius, & s'étend depuis les deux tiers inférieurs de cet os, juſqu'à la ſeconde phalange du pouce. Il ſe fixe ſupérieurement à la face antérieure du radius, au-deſſous de l'inſertion du tendon du biceps, à la ligne oblique à laquelle vient ſe terminer le court ſupinateur, & qui donne auſſi attache à une portion du ſublime, puis à tout le reſte de cette face interne & au bord voiſin du ligament inter-oſſeux, juſqu'au quarré pronateur. Le tendon par lequel il ſe termine inférieurement commence dès ſa partie ſupérieure. Ce tendon reçoit ſur ſes bords les fibres charnues qui viennent s'y rendre obliquement, & qui ne le quittent qu'à ſon paſſage, au-deſſous du ligament interne du carpe. Il ſe gliſſe ſous ce ligament, & va ſe porter de haut en bas, le long de la face interne du premier os du métacarpe, entre les deux portions du muſcle court fléchiſſeur du pouce. Lorſqu'il eſt parvenu vis-à-vis l'extrémité inférieure de cet os, il paſſe entre les deux os féfamoïdes qui fe rencontrent dans fon articulation avec la première phalange du pouce. Il s'engage enfuite dans la gaîne ligamenteufe qui règne le long de cette première phalange, & defcend au-deffous de fon articulation avec la feconde, à la face interne de laquelle il s'attache en s'étendant jufqu'à fon fommet. Ce tendon eft retenu dans fa gaîne par diverfes productions membraneufes & lâches.

Le long fléchiffeur du pouce tient fouvent au condyle interne de l'humérus, & à la partie fupérieure & interne du cubitus, au voifinage de l'infertion du brachial interne, par une portion tendineufe affez longue. J'ai vu auffi fe détacher de la partie inférieure de ce mufcle, une petite portion charnue, dont le tendon alloit fe joindre à celui que le fublime fournit à l'indicateur. Il fléchit la feconde phalange du pouce fur la première, la première fur le premier os du métacarpe, cet os lui-même fur l'os du carpe qui lui fert d'appui, & en quelques occafions le poignet qu'il entraîne vers le bord cubital de l'avant-bras, ou l'avant-bras fur le bord radial du poignet. Ainfi, il eft à cet égard le congénère des mufcles radial & cubital internes, & long palmaire.

Du Profond.

Le profond reffemble beaucoup au fublime, derrière lequel il eft fitué. Il occupe la partie interne & cubitale de l'avant-bras, & s'étend jufqu'à l'extrémité fupérieure de la troifième phalange des quatre doigts qui fuivent le pouce.

Ses attaches fupérieures font à toute la face interne du cubitus, depuis l'infertion du brachial interne jufqu'au bord fupérieur du quarré pronateur, & à toute celle du ligament inter-offeux. Il

en a aussi quelques-unes à la cloison aponévrotique qui le sépare du sublime, & qui vient du
tendon commun fixé au condyle interne de l'humérus, & à l'angle postérieur du radius. Ce muscle
est étroit & assez mince en haut ; mais il s'élargit
& devient d'une épaisseur considérable à sa partie
moyenne. Il se divise de bonne heure en quatre
portions, dont celle qui appartient au doigt indicateur, regarde le radius, & les autres suivent
l'ordre des doigts auxquels elles aboutissent. Chacune de ces portions dégénère à la partie moyenne
& supérieure de l'avant-bras, en un tendon qui
en occupe la partie antérieure, & sur lequel les
fibres charnues viennent se rendre obliquement,
comme les barbes d'une plume sur leur tige commune. Ces tendons se rétrécissent & deviennent
plus épais par en bas. La chair les accompagne
jusqu'auprès de l'articulation du poignet avec
l'avant-bras. Ils sont liés entre eux & avec ceux
du sublime, par des portions membraneuses, molles
& lâches. Lorsqu'ils sont parvenus au ligament
interne du carpe, ils se glissent au-dessous, & se
portent au-dedans de la main. Là, ils s'écartent
les uns des autres, se placent derrière ceux du
sublime, descendent avec eux jusques vis-à-vis
les extrémités inférieures ou les têtes des os du
métacarpe qui soutiennent les doigts auxquels ils
répondent ; passent au-devant de ces têtes, entre
les cloisons qui sont faites par l'aponévrose palmaire, & s'engagent dans les gaînes ligamenteuses
qui règnent le long de la face interne des doigts.
Ils traversent, vis-à-vis le milieu des premières
phalanges, le canal formé par l'écartement des
deux parties du tendon du sublime, auxquelles
ils tiennent par des portions membraneuses déjà
décrites. Leur largeur est moins grande à l'endroit

de ce paffage que par-tout ailleurs, & ils paroiffent s'arrondir ; mais ils s'applatiffent & s'élargiffent de nouveau quand ils font parvenus au-deffous. Ils paroiffent auffi fendus dans leur longueur. Lorf-qu'enfin ils ont parcouru celle des fecondes pha-langes, & qu'ils font arrivés au-devant des troi-fièmes, ils s'y terminent & fe fixent à leur partie moyenne.

Outre les connexions du profond dont il a été parlé dans la defcription de ce mufcle, fes tendons donnent encore attache au-dedans de la main, à de petits mufcles connus fous le nom de lombri-caux. Il fléchit les troifièmes phalanges fur les fecondes, les fecondes fur les premières, celles-ci fur les os du métacarpe ; & enfin, dans quelques circonftances, le poignet fur l'avant-bras, & l'avant-bras fur le poignet. La force de ce mufcle eft encore plus confidérable que celle du fublime dont il partage les fonctions.

Du quarré Pronateur.

Le quarré pronateur tire fon nom de fa forme & de fes ufages. Il eft couché à la partie inférieure & interne de l'avant-bras, & s'étend du radius au cubitus. Ses fibres ont une direction tranfverfale & très-légèrement oblique. Elles defcendent du cubitus au radius. Leurs attaches font à la face interne de ces deux os, depuis le bord interne de l'un jufqu'à celui de l'autre. Les externes font les plus longues. Celles qui fuivent deviennent de plus en plus courtes. Les internes tiennent au liga-ment inter-offeux. Elles forment un plan aponé-vrotico-tendineux du côté qui regarde la partie inférieure & cubitale du mufcle. Leur difpofition varie beaucoup dans les différens fujets.

Le quarré pronateur eft couvert par les tendons

de tous les muscles de la face interne de l'avant-bras. Il ne peut avoir d'autre usage que celui que son nom indique. Ce muscle fait certainement tourner le radius sur le cubitus de devant en dedans, & cela dans quelque position que la main & l'avant-bras puissent se trouver, à moins qu'elle ne soit dans la plus forte pronation.

Des Muscles situés à la face externe de l'avant-bras.

Les muscles situés à la face externe de l'avant-bras sont couverts d'une toile aponévrotique, toute semblable à celle sous laquelle ceux de sa face interne sont enveloppés. Cette toile leur est en partie fournie par l'extrémité inférieure du triceps brachial, & en partie par l'épanouissement des fibres de la partie externe d'un tendon fixé à la face externe & au bord inférieur du condyle externe de l'humérus, & qui est disposé de la même manière que celui qui tient au condyle interne de cet os. Elle a des prolongemens intérieurs qui se glissent dans leurs intervalles, & qui non-seulement les séparent, mais qui leur fournissent encore des points d'appui nombreux sur lesquels ils viennent s'implanter. Leurs fibres les plus intérieures s'attachent aussi à sa face interne. Elle s'amincit & disparoît en grande partie à l'extrémité inférieure de l'avant-bras.

Les muscles dont il s'agit ne sont pas moins nombreux que ceux qui viennent d'être décrits. Ils forment, comme eux, deux couches, dont une est extérieure & voisine des tégumens, & l'autre, intérieure & couchée immédiatement sur le radius, le cubitus & sur le ligament inter-osseux. La première est faite du long supinateur, des deux radiaux externes, de l'extenseur commun des doigts, de l'extenseur propre du petit doigt, du cubital externe & de l'anconé. La seconde comprend le court supinateur, le long abducteur du pouce, ses deux extenseurs, l'un court & l'autre long, & l'extenseur propre du petit doigt. Ces muscles font tourner le radius sur le cubitus, ou servent aux mouvemens du poignet sur l'avant - bras, & de l'avant-bras sur le poignet, ou à ceux des doigts.

Du long Supinateur.

Le long supinateur est long & plat. Il est couché le long du bord convexe de l'avant-bras, & il s'étend depuis la partie inférieure de l'humérus, jusqu'à la dernière extrémité du radius.

Ce muscle s'attache supérieurement à la face antérieure & au bord externe de l'humérus, deux grands pouces au-dessus de son condyle externe, & à la face antérieure du ligament intermusculaire voisin, par des fibres tendineuses très- courtes. Il couvre en cet endroit la partie supérieure du premier radial externe, & se trouve appuyé sur le brachial interne qui est légèrement creusé pour le recevoir. Son épaisseur y est peu considérable, & il n'occupe guère moins de deux pouces d'étendue. Ce muscle descend en se contournant sur la partie supérieure & antérieure du premier radial externe, & il se porte en même temps en devant. Après avoir pris quelque épaisseur vis-à-vis l'articulation inférieure de l'humérus, il se retrécit & s'amincit beaucoup, & se termine par un tendon applati, qui commence plutôt du côté du radius que du côté opposé, & que la chair abandonne tout-à-fait au bas de la partie moyenne de cet os. Ce tendon se retrécit & devient plus épais, après quoi il s'élargit de nouveau, & se fixe à la partie inférieure & interne du radius, près la racine de son apophyse styloïde.

Le long supinateur est situé presque immédiatement au-dessous des tégumens, & n'est couvert que par une lame aponévrotique très-mince. Il a quelques connexions avec le brachial interne & avec les tendons du long abducteur du pouce & du court extenseur de ce doigt, qui croisent un peu sa direction, & couvre le premier radial externe dans presque toute son étendue. Ce muscle paroît propre, non-seulement à la supination à laquelle il contribue certainement quand l'avant-bras & la main sont en pronation, mais encore à la pronation quand ils sont en supination. Il peut aussi fléchir l'avant-bras sur le bras, & le bras sur l'avant-bras, eu égard à la situation de son extrémité supérieure qui monte beaucoup au-dessus de l'articulation du coude.

Du premier Radial externe.

Le premier radial externe est presque entièrement couché sous le précédent, auquel il ressemble par sa forme & par sa direction. Il s'étend de la partie inférieure de l'humérus, à l'os du métacarpe qui soutient le doigt indicateur.

Ses attaches supérieures sont à la partie inférieure, antérieure & latérale externe de l'humérus, près le condyle du même côté, & au-dessous de la tête du long supinateur. Il descend le long de la partie antérieure du radius, & après avoir formé un corps charnu assez épais, il se termine au-dessous du tiers supérieur de cet os par un tendon plat & mince qui se retrécit, & devient épais en descendant, & qui commence plutôt vers le bord externe du muscle, que vers ſon bord interne. Ce tendon ſe détourne un peu de dedans en dehors, & après avoir paſſé ſur la face antérieure & convexe du radius, il va gagner la face externe de cet os. Lorſqu'il eſt parvenu à ſa partie inférieure, il eſt croiſé par les tendons du long abducteur & du court extenſeur du pouce, qui paſſent par-deſſus. Il s'engage enſuite ſous le ligament annulaire externe du carpe, où il eſt reçu avec le tendon du ſecond radial externe, dans la ſeconde des couliſſes pratiquées ſur la convexité de la partie inférieure du radius. Une membrane molle & lâche l'aſſujettit aux parois de cette couliſſe, au-delà de laquelle il paſſe ſur l'articulation de la première rangée des os du carpe avec la partie inférieure de l'avant-bras, puis ſur celle de cette première rangée avec la ſeconde. Il s'élargit un peu, & va enfin s'attacher au côté radial & externe de l'extrémité ſupérieure du ſecond os du métacarpe.

Le premier radial externe couvre le ſecond. Il n'a d'autres connexions qu'avec ce muſcle, le long ſupinateur, & les tendons des muſcles long abducteur & court extenſeur du pouce. Ce muſcle appartient principalement au poignet qu'il renverſe ſur la face externe, & en même temps ſur le bord radial de l'avant-bras. Il peut auſſi entraîner à contre-ſens l'avant-bras ſur le poignet. Lorſqu'il ſe contracte avec le radial interne, il porte le poignet vers le radius, ou l'avant-bras vers le côté radial de la main. Ses attaches, au-deſſus du condyle externe de l'humérus, le rendent propre à opérer la flexion de l'avant-bras ſur le bras, & celle du bras ſur l'avant-bras. Enfin, le radial externe contribue ſouvent à la pronation. Peut-être, lorſque la main eſt dans cette poſition, la

remet-il

remet - il dans celle qui lui est naturelle, ou même lui fait-il faire le mouvement de supination.

Du second Radial externe.

La forme & l'étendue du second radial externe font les mêmes que celles du premier, sous lequel il est couché.

Ce muscle est attaché supérieurement au condyle externe de l'humérus, par un tendon qui lui est commun avec l'extenseur commun des doigts, l'extenseur propre du petit doigt, le cubital externe & l'anconé, & qui, après s'être fixé à la partie inférieure & externe de ce condyle, se partage bientôt en plusieurs portions qui s'interposent entre ces muscles. Il tient aussi à l'aponévrose qui le sépare d'avec l'extenseur commun des doigts. Après cela, il descend le long du côté radial & de la face antérieure de la jointure du coude, & il s'élargit bientôt pour faire un corps charnu plus épais que celui du précédent, & qui marche sur la face antérieure & convexe du radius. Vers le bas du tiers moyen de cet os, le second radial externe commence à devenir tendineux à sa face externe ; mais du côté du radius, il ne cesse d'être charnu qu'au-dessous du milieu de la longueur de cet os, de forte que ce muscle descend beaucoup plus bas que celui du premier radial externe. Son tendon inférieur est aussi beaucoup plus épais & plus large. Il se détourne de même de dedans en dehors vers la partie inférieure du radius, & il est croisé de la même manière par les tendons du long abducteur & du court extenseur du pouce. Lorsqu'il est arrivé au ligament annulaire externe, il s'engage dans la même coulisse que le tendon du premier radial. Il s'élargit aussi un peu sur la convexité du poignet, & s'attache enfin au côté radial & à la face externe de l'extrémité supérieure du troisième os du métacarpe. Quelques fibres s'en détachent, & vont au côté cubital du second.

Le second radial externe est couvert par le premier, & couvre le court supinateur. Il a quelques connexions avec l'extenseur commun des doigts, & avec les muscles du pouce, dont les tendons passent au-devant du sien. Ce muscle agit comme le précédent, excepté qu'il ne peut mouvoir l'articulation du coude, au-dessous de laquelle il est entièrement situé.

De l'Extenseur commun des doigts.

L'extenseur commun des doigts ressemble beaucoup aux muscles sublime & profond. Il est couché le long de la face externe de l'avant-bras, entre le second radial externe & l'extenseur propre du petit doigt, & s'étend du condyle externe de l'humérus aux seconde & troisième phalanges des doigts qui suivent le pouce.

Ce muscle s'attache supérieurement au condyle externe de l'humérus, au moyen du tendon commun dont il vient d'être fait mention à l'occasion du second radial externe, aux cloisons qui le séparent d'avec ce second radial externe & d'avec l'extenseur propre du petit doigt, & par quelques fibres seulement à la face interne de l'aponévrose sous laquelle il est renfermé. Il grossit beaucoup en descendant, & se divise un peu au milieu du dessous de l'avant-bras en quatre portions, dont l'arrangement est tel, que celle qui appartient au petit doigt couvre celle du doigt annulaire, celle-ci celle du doigt du milieu, & cette dernière celle du doigt indicateur. L'épaisseur de ces portions est à-peu-près la même. Chacune se termine par un tendon qui commence très-haut, fur lequel les fibres viennent fe rendre obliquement, & qui commence de fort bonne heure à celle qui appartient au doigt du milieu, enfuite à celle du doigt annulaire, & plus bas à celle de l'indicateur & de l'auriculaire. La chair accompagne cependant ces tendons très-bas, furtout celui de l'auriculaire qui n'en eft abandonné que près du ligament annulaire externe du carpe. Ils font réunis par une membrane molle & lâche, & paffent fous le ligament en queftion, où ils font reçus dans une couliffe qui leur eft particulière. Lorfqu'ils font arrivés fur la convexité du carpe, ils s'écartent, s'élargiffent, s'applatiffent, & vont gagner les têtes des os du métacarpe. Chacun porte des traces apparentes de divifion, & ils communiquent enfemble par des bandelettes tendineufes fort larges, difpofées obliquement, lefquelles vont de l'un à l'autre. Ils fe gliffent fur la convexité des premières phalanges des doigts. Là, ils reçoivent les tendons des mufcles lombricaux & inter-offeux qui viennent s'y joindre, & qui forment avec eux une efpèce de gaîne tendineufe, auffi large que l'os qu'elle recouvre. Vis-à-vis le milieu de la longueur de ces phalánges, les tendons de l'extenfeur commun fe partagent en trois bandelettes, une mitoyenne plus large, & deux latérales plus étroites. La première paffe directement fur la jointure de la première phalange avec la feconde, & fe fixe à la face convexe de l'extrémité fupérieure de la feconde. Les deux autres, après s'être écartées pour paffer fur le côté de cette jointure, fe réuniffent vers le milieu de la feconde phalange, pour ne former plus qu'un tendon plat & mince, qui, après avoir paffé directement fur la jointure qui unit cette phalange avec la troifiéme, fe termine enfin à la face convexe de l'extrémité fupérieure de la dernière.

X 2

L'extenseur commun des doigts est au-dessous
des tégumens & de l'aponévrose qui recouvre les
muscles de la face convexe de l'avant-bras. Il a quelques connexions avec le second radial externe &
avec l'extenseur propre du petit doigt, ainsi qu'avec
les tendons des lombricaux & des inter-osseux.
Il couvre une partie du court supinateur, du long
abducteur du pouce, du court & du long extenseur de ce doigt, & de l'extenseur propre de l'index.
Ce muscle agit sur les quatre derniers doigts dont
il étend les trois phalanges. La premiere, parce
qu'il y est fixé au moyen de son union avec les
tendons des lombricaux & des inter-osseux. La seconde & la troisième, parce qu'il y tient par les
extrémités de ces tendons. Lorsque les doigts ne
sont pas disposés à obéir à son action, il renverse
la convexité du poignet sur celle de l'avant-bras,
& en quelques occasions la face externe de l'avant-
bras sur la convexité du poignet, & devient ainsi
le congénère des muscles radiaux, & du cubital
externe dont il sera parlé ci-après, & de plusieurs
autres.

De l'Extenseur propre du petit doigt.

L'extenseur propre du petit doigt est long &
mince. Il est couché sur la face externe de l'avant-
bras, entre l'extenseur commun des doigts & le
cubital externe, & s'étend depuis le condyle externe de l'humérus, jusqu'aux deux dernières phalanges du petit doigt.

Ce muscle tient au condyle externe de l'humérus,
moyennant le tendon commun dont il a déjà été
fait mention plusieurs fois. Il est aussi attaché aux
cloisons qui le séparent d'avec les deux muscles

voisins, & à la face interne de l'aponévrose sous laquelle il est situé. Son épaisseur augmente d'abord un peu, après quoi elle diminue, & il se termine par un tendon qui commence assez haut, & sur lequel les fibres charnues tombent obliquement, mais que la chair n'abandonne qu'à son passage sous le ligament annulaire externe du carpe. Il y est logé dans une coulisse qui lui est propre, & qui répond au cubitus. Cette coulisse a une direction fort oblique. Lorsque le tendon en question est arrivé sur le cinquième os du métacarpe, il se divise en deux bandelettes, une interne plus mince, qui unit son tendon à celui que le petit doigt reçoit de l'extenseur commun, l'autre externe plus épaisse, & qui se joint aux deux autres sur la première phalange du petit doigt.

L'extenseur propre du petit doigt est situé au-dessous des tégumens & de l'aponévrose commune à tous les muscles de l'avant-bras. Il n'a guère de connexions qu'avec les deux muscles entre lesquels il se trouve, & avec l'extenseur propre de l'index, dont il recouvre une partie. Son nom indique ses usages, qui consistent à aider la portion de l'extenseur commun des doigts qui se porte au petit doigt. Il peut aussi, comme ce muscle, renverser la convexité du poignet sur celle de l'avant-bras, & la convexité de l'avant-bras sur celle du poignet.

Du Cubital externe.

Le cubital externe est beaucoup plus épais & plus fort que les muscles dont il vient d'être parlé. Il est couché le long du cubitus, & s'étend du condyle externe de l'humérus au cinquième os du métacarpe.

Ce muscle s'attache supérieurement au tendon plusieurs fois mentionné, à l'aponévrose qui le couvre, aux cloisons qui le séparent d'avec l'extenseur propre du petit doigt & d'avec l'anconé, & au-dessous de ce dernier, à toute la longueur de la face & du bord externe du cubitus, par des fibres dont la direction est oblique, & qui viennent toutes se rendre au tendon qui le termine inférieurement. Ce tendon commence à sa partie moyenne & supérieure, & regne le long de sa face externe. La chair ne l'abandonne entierement qu'auprès du ligament annulaire externe du carpe, sous lequel il passe seul, dans une coulisse creusée sur la face externe de l'extrémité inférieure du cubitus. Il s'épaissit beaucoup au-dessous de ce ligament, & se fixe enfin au côté convexe & cubital de l'extrémité supérieure du cinquième os du métacarpe. Quelques fibres se détachent de sa dernière extrémité, & se continuent sur le muscle métacarpien du petit doigt. Les seules connexions du cubital interne sont avec l'extenseur propre du petit doigt & avec l'anconé. Il appartient au poignet dont il renverse la convexité sur la face externe & sur le bord cubital de l'avant-bras. Il peut aussi fléchir l'avant-bras à contre-sens sur le poignet. Lorsque ce muscle agit en même temps que le radial externe, il produit une flexion directe de l'une de ces deux parties sur l'autre. Quand il agit avec le cubital interne, il renverse le bord cubital de la main sur celui de l'avant-bras, & vice versâ. Albinus lui attribue en outre la propriété de contribuer aux mouvemens de supination ou de pronation, suivant l'attitude différente de la main ; mais il ne m'a pas paru avoir assez d'obliquité pour pouvoir s'acquitter de cette fonction.

De l'Anconé.

L'anconé est un petit muscle de figure triangulaire, situé le long du bord externe & de la partie supérieure du cubital externe, & étendu entre le condyle externe de l'humérus & la partie supérieure du cubitus.

Il tient à l'humérus au moyen d'un tendon court & épais, qui se fixe à la partie inférieure & postérieure du condyle externe de cet os. La direction de ses fibres est oblique de haut en bas & de devant en arrière. Les supérieures sont les plus courtes, & presque transversales; celles qui suivent sont plus longues & un peu obliques, & les inférieures sont les plus longues de toutes, & ont une direction qui ne s'éloigne pas beaucoup de la perpendiculaire. Elles se terminent au bord externe du quart supérieur du cubitus. Ce muscle n'est tendineux que par celui de ses bords qui est voisin du cubital externe. Il tient souvent par le supérieur à l'extrémité inférieure & à la partie externe du triceps brachial, & n'est couvert que des tégumens & de l'aponévrose commune à tous les muscles de l'avant-bras.

L'anconé étend l'avant-bras sur le bras, & le bras sur l'avant-bras. Il paroît aussi très-propre à maintenir la flexion de ces deux parties l'une sur l'autre, de sorte qu'il exerce des fonctions opposées, suivant les différentes attitudes dans lesquelles on se trouve.

Du court Supinateur.

Le court supinateur est couché au-dessous du second radial externe, du long extenseur commun des doigts, de l'extenseur propre du petit doigt, du cubital externe, & du bord antérieur de l'anconé.

Il est étendu entre le condyle externe de l'humérus & la partie supérieure & externe du cubitus, & le tiers supérieur du radius qu'il embrasse, & autour duquel il se contourne. Son épaisseur est assez considérable.

Ce muscle est aponévrotique en dehors, en arrière & en haut, & échancré en devant & en bas. Ses attaches supérieures sont à la partie antérieure & inférieure du condyle externe de l'humérus, au-dessous du tendon commun du second radial externe, & aux muscles qui suivent, jusques & compris le cubital externe. Il se fixe aussi à la face externe du ligament coronaire du radius, puis au bord externe & à la face postérieure du cubitus. Ses fibres descendent de derrière en devant & de devant en dedans. Les supérieures ont peu d'obliquité ; celles qui suivent en ont davantage ; & les inférieures ont une direction presque longitudinale. Elles vont se terminer à la partie supérieure, antérieure & interne du radius, autour de la facette cartilagineuse de cet os, sur laquelle glisse la dernière extrémité du tendon du biceps, puis au-dessous de cette facette, le long du bord supérieur du long pronateur, à une ligne oblique de haut en bas & de derrière en devant, qui donne en même temps attache à une portion du sublime.

Les connexions de ce muscle ont été exposées dans sa description. Il ne peut avoir d'autre usage que celui de faire tourner le radius sur son axe de dedans en devant & en dehors, ou, ce qui revient au même, de porter l'avant-bras & la main dans le sens de la supination.

Du long Abducteur du pouce.

Le long abducteur du pouce est épais. Il est

couché obliquement & profondément sur la face externe de l'avant-bras, & s'étend entre le cubitus, le radius & le ligament inter-osseux, & le premier os du métacarpe.

Ce muscle est attaché supérieurement à la face externe de l'angle saillant du cubitus, qui donne naissance au ligament inter-osseux, vers la partie moyenne de cet os, en commençant au-dessous du court supinateur. Il est aussi fixé à la face externe du ligament inter-osseux, & à la face convexe & antérieure du radius. Ses fibres sont aponévrotiques en cet endroit, sur-tout du côté qui regarde le cubitus. Le corps charnu qui leur succède se divise souvent par en bas en deux ou trois portions distinctes, terminées chacune par un tendon, lequel commence plus haut du côté du radius que du côté opposé, & qui paroît fendu & partagé en plusieurs bandelettes dans toute sa longueur. Ces tendons ne sont abandonnés de la chair qu'à la partie inférieure du radius. Ils passent au-devant de ceux du premier & du second radial externe, & après les avoir croisés, ils s'engagent sous le ligament annulaire externe du carpe, où ils passent conjointement avec le tendon du court extenseur du pouce, par la première des coulisses creusées à la partie inférieure & convexe du radius, près de la naissance de son apophyse styloïde. Arrivés au poignet, ils vont s'attacher au côté radial de l'extrémité supérieure du premier os du métacarpe. Il s'en détache quelques fibres qui s'épanouissent en manière d'aponévrose, sur le court abducteur du pouce, & sur le muscle métacarpien de ce doigt.

Outre les connexions dont il vient d'être parlé, le long abducteur du pouce en a d'autres avec le second radial externe, l'extenseur commun des doigts, l'extenseur propre du petit doigt & le cubital externe, par lesquels il est en partie couvert. Ce muscle éloigne le pouce des autres doigts, & le renverse en même temps du côté de la convexité de la main. Il peut aussi agir sur le poignet, & l'entraîner sur le radius, à-peu-près comme le premier & le second radial externe, dont il est alors le congénère. Lorsque la main est fortement retenue, il doit renverser l'avant-bras sur le poignet dans le même sens. Son obliquité me paroît le rendre propre à faire tourner le radius sur le cubitus de dedans en devant, puis en dehors, ou, ce qui revient au même, à porter la main dans le sens de la supination.

Du court Extenseur du pouce.

Le court extenseur du pouce est situé le long du bord inférieur du précédent. Son obliquité, sa forme & son étendue sont presque les mêmes. Ce muscle est légèrement aponévrotique du côté du cubitus, auquel il s'attache au-dessous du long abducteur. Il est aussi fixé à la face externe du ligament inter-osseux, & à la partie voisine du radius. Sa direction est oblique de derrière en devant & de haut en bas. Le tendon grêle, qui le termine inférieurement, commence plutôt du côté du radius, que du côté opposé. Il monte, comme ceux du long abducteur, sur le tendon du premier & du second radial externe, & passe sous le ligament annulaire externe du carpe, tantôt dans la même coulisse, & tantôt dans une coulisse qui lui est particulière. Lorsqu'il est arrivé au poignet, il se porte bientôt le long de la convexité du premier os du métacarpe, où il s'élargit ; & après avoir passé sur l'articulation qui unit cet os avec la première phalange du pouce, il fe termine à la face externe de l'extrémité fupérieure de cette phalange.

Les connexions du court extenfeur du pouce font les mêmes que celles du précédent. Il agit principalement fur la première phalange de ce doigt, qu'il étend fur le premier os du métacarpe. Lorfque le pouce eft auffi étendu qu'il le peut être, il renverfe ce premier os du métacarpe fur la convexité du carpe & de l'avant-bras, & l'entraîne en même temps du côté du cubitus. Ce mufcle étend quelquefois le poignet fur l'avant-bras. Il y a auffi des occafions dans lefquelles il renverfe l'avant-bras fur le poignet, à quoi il faut ajouter que fon obliquité eft telle, qu'il peut contribuer aux mouvemens de fupination.

Du long Extenfeur du pouce.

La fituation, la forme & la direction du long extenfeur du pouce font les mêmes que celles du court extenfeur; mais il eft plus épais & beaucoup plus long, commençant à la partie fupérieure & moyenne de l'avant-bras, & ne finiffant qu'à la féconde phalange du pouce.

Il eft attaché fupérieurement à la face externe de l'angle faillant du cubitus, derrière la partie fupérieure du long abducteur, qui en eft couvert. Il continue de fe fixer à cet os, jufqu'auprès de la partie inférieure de l'avant-bras, où il s'attache auffi à la face externe du ligament inter-offeux. Son tendon commence affez haut, & reçoit les fibres charnues qui .viennent s'y rendre, à-peu-près comme les barbes d'une plume à leur tige commune. La chair n'abandonne ce tendon qu'au voifinage du ligament annulaire externe du carpe, fous lequel il s'engage dans une couliffe particulière. Lorfqu'il eft parvenu au poignet, il paffe par-deffus ceux des radiaux externes, dont il croise la direction ; après quoi il descend le long du bord cubital de la face convexe du premier os du métacarpe, & se joint vers l'articulation de cet os avec la première phalange du pouce, au côté cubital du tendon du court extenseur, dont la grosseur est bien moindre que la sienne. Ensuite il s'élargit & descend jusqu'à l'extrémité supérieure & à la face convexe de la seconde phalange, & s'y termine. Il reçoit, le long du côté radial de la première phalange, une aponévrose mince, qui lui est fournie par le court abducteur du pouce, & une autre, du côté cubital, qui vient de la partie externe du court fléchisseur de ce doigt, de sorte qu'il forme avec elles une espèce de gaîne qui embrasse toute la convexité de cette première phalange.

Les connexions du long extenseur du pouce sont les mêmes que celles des deux muscles précédens. Il étend la seconde phalange du pouce sur la première, celle-ci sur le premier os du métacarpe, ce premier os sur le carpe ; & enfin, quand ces parties résistent à son action, il entraîne la totalité de la main sur l'avant-bras, & la renverse en même temps du côté du cubitus. Il y a des occasions dans lesquelles il meut à contre-sens l'avant-bras sur le poignet. Enfin il peut mettre la main en supination, quoique peut-être il contribue moins à ce mouvement que le long abducteur & le court extenseur du pouce, attendu que sa direction est beaucoup moins oblique que la leur.

De l'Extenseur propre de l'index.

L'extenseur propre de l'index ressemble beaucoup aux deux extenseurs du pouce. Il est couché obliquement, comme eux, sur la face externe de l'avant-bras, & s'étend entre la partie moyenne du cubitus & le ligament inter-osseux, & la convexité des doigts auxquels il appartient.

Ce muscle s'attache supérieurement à la partie moyenne du cubitus, derrière le long extenseur du pouce. Il a aussi quelques adhérences à la partie voisine du ligament inter-osseux. Les fibres qui le composent vont se rendre obliquement vers le tendon par lequel il se termine. Ce tendon commence assez haut, mais il n'est entièrement débarrassé de la chair, qu'auprès du ligament annulaire externe du carpe, sous lequel il passe avec ceux du long extenseur commun des doigts. Il se porte sur la convexité de la main, vers l'extrémité inférieure du second os du métacarpe, & s'y joint au côté cubital de celui que l'extenseur commun fournit à l'index, pour ne faire avec lui qu'un seul tendon qui se continue & qui se perd sur ce doigt, comme il a été dit.

Les connexions de l'extenseur propre de l'index ne diffèrent en rien de celles des deux extenseurs du pouce. Il étend les trois phalanges du doigt auquel il appartient. Lorsque ce doigt est aussi étendu qu'il le peut être, ou que la contraction des muscles sublime & profond l'empêche d'obéir à son action, il renverse le poignet sur l'avant-bras, & en quelques occasions, l'avant-bras sur le poignet. Peut-être contribue-t-il aussi aux mouvemens de supination.

Des Muscles situés au-dedans de la main.

Les muscles situés au-dedans de la main sont en grand nombre. Les uns appartiennent au pouce, les autres au petit doigt, & les autres sont communs aux quatre doigts qui suivent le pouce. Les premiers font le court abducteur, le métacarpien ou l'*opponens*, le court fléchisseur & l'abducteur du pouce. Les seconds font l'abducteur, le court fléchisseur, & le métacarpien ou l'*opponens* du petit doigt. Les troisièmes enfin font les lombricaux & les inter-osseux internes. Ces derniers font cachés par la partie la plus épaisse de l'aponévrose palmaire, & ensuite par les tendons du sublime & du profond. Les autres font presque immédiatement au-dessous des tégumens, ou se couvrent les uns les autres. Il faut joindre à ces muscles celui qui est connu sous le nom de palmaire cutané, & qui a été décrit à l'occasion du palmaire grêle & de l'aponévrose palmaire, auxquels il est si étroitement lié, qu'on n'a pu se dispenser d'en parler en même temps. Leurs noms indiquent leurs usages.

Du court Abducteur du pouce.

Le court abducteur du pouce est un petit muscle de figure à-peu-près triangulaire, & qui est couché au-devant de l'os du métacarpe qui soutient le pouce, entre le ligament annulaire interne du carpe & la première phalange de ce doigt.

Il tient par en haut à l'un des tendons du long abducteur du pouce, à l'os scaphoïde, & ensuite à la face antérieure de la partie du ligament annulaire interne du carpe qui répond au pouce. Ce muscle est légèrement tendineux & mince en cet endroit. Il descend obliquement en dehors, & après s'être élargi assez considérablement, il se retrécit & s'amincit, pour dégénérer en un tendon plat, qui commence plutôt du côté qui regarde le muscle métacarpien ou *opponens* du pouce, que du côté opposé. Ce tendon passe sur le côté radial de l'extrémité supérieure de la première phalange du

pouce, & s'y fixe en grande partie ; mais il s'en
détache quelques fibres qui se détournent en dehors,
& qui, embrassant le côté radial de cette première
phalange, vont s'unir au bord voisin du tendon du
long extenseur du pouce, & se continuer avec lui
jusqu'à son extrémité.

Le court abducteur du pouce n'est couvert que
des tégumens & d'une aponévrose mince qui vient
de l'aponévrose palmaire. Il renverse l'os du métacarpe qui soutient le pouce, vers la face interne
& le bord cubital de la main, & l'écarte ainsi des
autres. Lorsque cet os est affermi dans sa situation,
le court abducteur du pouce produit l'extension de
la première phalange de ce doigt, & ensuite celle
de la seconde.

Du Métacarpien du pouce.

Ce muscle est aussi appelé *musculus opponens
pollicis*, parce qu'il fait tourner le premier os du
métacarpe sur son axe, & que l'entraînant en même
temps vers le dedans de la main, il oppose le pouce
aux autres doigts. Il est situé derrière le précédent,
& sa figure ne s'éloigne pas de la sienne.

Ses attaches supérieures sont aussi au scaphoïde
& à la face antérieure & interne du ligament annulaire interne du carpe. Il y est fixé par des fibres
tendineuses qui deviennent bientôt charnues. Ces
fibres descendent obliquement du milieu de la main
vers son bord radial, & vont se terminer à celui
de la longueur de l'os du métacarpe qui soutient
le pouce, & en même temps à sa face interne &
radiale entre ces deux extrémités.

Outre que le métacarpien du pouce est couvert
par le court abducteur, celui de ses bords qui est
tourné vers le dedans de la main, est très-inti-

mement uni avec la portion radiale du court fléchisseur du même doigt.

Du court Fléchisseur du pouce.

Le court fléchisseur du pouce est cannelé sur sa longueur. Il est situé au-devant des deux premiers os du métacarpe, & s'étend du carpe à la première phalange du pouce.

On peut le diviser en deux portions, une radiale & l'autre cubitale. La première vient de la partie antérieure de l'os trapèze & du ligament annulaire interne du carpe, où elle est tendineuse. Elle est fortement adhérente à l'un des bords du muscle métacarpien, & descend obliquement vers le côté radial & interne du premier os du métacarpe. Lorsqu'elle a passé sur l'articulation de cet os avec la première phalange du pouce, elle se termine par un tendon assez épais, qui la fixe en partie à l'os sésamoïde qui se rencontre dans cette articulation, & en partie au côté interne & radial de la première phalange du pouce.

La seconde portion ou la portion cubitale du court fléchisseur du pouce, est beaucoup plus épaisse que la première. Elle est attachée supérieurement aux ligamens qui unissent l'os trapèze au pyramidal & au grand os, & à ceux qui affermissent la jonction de cet os avec l'extrémité supérieure des premier, second & troisième os du métacarpe. Elle est aussi fixée, par quelques fibres, à l'angle interne & à la moitié supérieure de ce dernier os. Toutes ces attaches sont tendineuses. La portion musculaire dont il s'agit devient ensuite charnue. Ses fibres se rassemblent le long de la face cubitale du premier os du métacarpe, & s'unissant avec celles du bord voisin de l'abducteur du pouce, elles forment ensemble un tendon qui

passe

paſſe ſur le côté cubital, & ſur la face interne
de l'articulation de la première phalange du pouce
avec le premier os du métacarpe, & qui va enſuite
ſe fixer à l'os ſéſamoïde qui s'y trouve, & à cette
première phalange. Quelques fibres détachées de
l'extrémité de ce tendon, gliſſent ſur la face convexe de la première phalange du pouce, & vont
ſe rendre au bord voiſin du tendon du long extenſeur de ce doigt, avec lequel elles continuent de
marcher juſqu'à ſa dernière extrémité. Les deux
portions du court fléchiſſeur du pouce ſe touchent
par leurs bords voiſins. La cannelure qu'elles forment, laiſſe paſſer le tendon du long fléchiſſeur
de ce doigt.

Ce muſcle a beaucoup de connexions avec le
métacarpien, l'adducteur & le long fléchiſſeur du
pouce, dont il entraîne certainement la ſeconde
phalange, dans le ſens de la flexion, ſur le premier
os du métacarpe. Peut-être aide-t-il en quelques
occaſions les muſcles qui produiſent l'extenſion de
ce doigt, & ſur-tout celle de la ſeconde phalange.

De l'Adducteur du pouce.

L'adducteur du pouce eſt un muſcle plat & de
forme triangulaire, ſitué au-dedans de la main,
entre le troiſième os du métacarpe & la première
phalange du pouce.

Il eſt attaché à toute la longueur de l'angle
interne de l'os du métacarpe, entre ſes deux extrémités, par des fibres tendineuſes très-courtes. Sa
largeur eſt aſſez conſidérable en cet endroit. Il ſe
retrécit inſenſiblement, & ſe porte vers le côté
cubital de la première phalange du pouce, à l'extrémité ſupérieure de laquelle il ſe termine, après
s'être uni à la portion cubitale du court fléchiſſeur

de ce doigt, & après avoir paffé fur fon articulation avec l'os du métacarpe qui le foutient, & fur l'os féfamoïde qui s'y rencontre.

Les principales connexions de ce mufcle font avec le court fléchiffeur du pouce. Il rapproche ce doigt des autres, dans quelque attitude qu'il foit.

De l'Abducteur du petit doigt.

L'abducteur du petit doigt eft affez femblable au court abducteur du pouce, mais beaucoup plus mince. Il eft fitué au-dedans de la main, le long du bord cubital du carpe & du métacarpe, & étendu entre l'os pififorme & le côté cubital de l'extrémité fupérieure de la première phalange du petit doigt.

Ce mufcle s'attache fupérieurement à la face interne & au bord inférieur de l'os pififorme, ainfi qu'aux ligamens qui attachent cet os aux parties voifines. Quelques-unes de fes fibres font continues à l'extrémité du tendon du cubital interne. Il s'élargit & s'épaiffit en defcendant vers le milieu du métacarpe, puis il fe retrécit & s'amincit vers l'extrémité inférieure de cet os, où il fe termine par un tendon applati, qui commence plutôt du côté des autres mufcles, que du côté des tégumens. Ce tendon paffe par-deffus le côté cubital de l'articulation du métacarpe avec la première phalange du petit doigt, & va enfin fe fixer au côté cubital de l'extrémité fupérieure de cette phalange. Il donne cependant quelques fibres qui defcendent plus bas, & qui vont fe joindre fur la convexité du petit doigt, au bord cubital de fes tendons extenfeurs.

L'abducteur du petit doigt eft placé au-deffous des tégumens. Il eft couvert d'une lame aponévrotique fort mince , qui vient de l'aponévrose palmaire , & du muscle palmaire cutané. Son tendon inférieur est uni & comme confondu avec celui du court fléchisseur du même doigt. Il écarte le petit doigt d'avec les autres , puis il le fléchit & renverse l'os du métacarpe qui le soutient vers le dedans de la main. Ne pourroit-t-il pas en quelques circonstances aider à l'extension de ce doigt ?

Du court Fléchisseur du petit doigt.

Le court fléchisseur du petit doigt est longuet & grêle. Il est situé à la face interne du cinquième os du métacarpe, le long du bord radial de l'abducteur du petit doigt , & s'étend, comme lui, du carpe au côté cubital de l'extrémité supérieure de la première phalange de ce doigt.

Ce muscle s'attache supérieurement par des fibres tendineuses à toute l'éminence unciforme de l'os crochu, & à la face antérieure de la portion voisine du ligament annulaire interne du carpe. Il se rétrécit en descendant, & se termine par un tendon applati qui se joint à celui du muscle précédent, & qui va se fixer au même endroit.

Le court fléchisseur du petit doigt a les mêmes connexions que son abducteur. Il agit à-peu-près de même, si ce n'est qu'étant situé plus intérieurement , il produit une flexion plus directe. Ce muscle peut aussi entraîner le cinquième os du métacarpe vers le dedans de la main , & faire tourner le petit doigt comme pour l'opposer aux autres. Il est vraisemblable que lorsque ce doigt est dans l'extension, il favorise les muscles extenseurs & concourt avec eux à l'y maintenir.

Du Métacarpien du petit doigt.

On pourroit nommer ce muscle *opponens minimi digiti*, car il répond parfaitement à celui que l'on appelle *opponens pollicis*. Il est couché sous l'abducteur & sous le court fléchisseur du petit doigt, & s'étend depuis le carpe jusqu'au cinquième os du métacarpe. Sa forme est à-peu-près triangulaire.

Le métacarpien du petit doigt est tendineux à sa partie supérieure, & charnu à l'inférieure. Il est fixé par en haut à l'éminence unciforme de l'os crochu, ainsi qu'à la face antérieure & au bord inférieur de la partie voisine du ligament annulaire interne du carpe. De-là, ses fibres descendent obliquement vers le cinquième os du métacarpe, à la face & au bord cubital duquel elles s'attachent entre ses deux extrémités. Les premières sont très-obliques, & celles qui suivent deviennent de plus en plus longitudinales.

Il renverse le cinquième os du métacarpe vers le dedans de la main, & avec lui, le petit doigt qu'il oppose par conséquent à tous les autres. Comme les os du métacarpe sont unis entre eux par leurs extrémités inférieures, au moyen du ligament transversal qui va de l'un à l'autre, il entraîne en même-temps le troisième os du métacarpe, & peut-être le second ; ainsi il augmente la concavité de la main, & lui fait faire ce que l'on appelle le gobelet de Diogène.

Des Muscles lombricaux.

Les lombricaux sont quatre petits muscles de forme oblongue, & assez semblables à des vers de terre, situés au-dedans de la main, au-dessous de l'aponévrose palmaire & des tendons du sublime, & étendus depuis les tendons du profond, vis-à-vis

l'extrémité supérieure des os du métacarpe, jufqu'aux quatre doigts qui fuivent le pouce, Ils ont
à-peu-près la même groffeur. Cependant le premier eft plus épais que le fecond, & celui-ci un
peu plus que les deux autres.

Le premier eft attaché fupérieurement à la face
antérieure & au côté radial du tendon du profond
qui va au doigt indicateur. Il occupe la largeur d'un
pouce en cet endroit ; mais il fe retrécit en defcendant, & forme un tendon qui paffe fur le côté
interne ou radial de l'extrémité inférieure du fecond
os du métacarpe, & qui, après avoir traverfé
l'articulation de cet os avec la premiere phalange
du doigt qu'il foutient, fe prolonge fur la convexité de cette phalange, le long du côté radial
des tendons extenfeurs de ce doigt.

Pour l'ordinaire, le fecond lombrical eft attaché
de la même manière au fecond tendon du profond,
mais un peu plus haut, de forte que ce mufcle
paroît plus long que le premier. L'étendue qu'il
occupe fur le tendon du profond n'eft pas auffi
confidérable. Son tendon, après être forti de deffous
l'aponévrofe palmaire, va gagner le côté interne
du grand doigt, & fe prolonge le long du tendon
extenfeur de ce doigt.

Le troifième & le quatrième lombrical font auffi
longs que le fecond. Ils s'attachent tous deux fupérieurement dans la fourche que forme l'écartement
des tendons du profond auxquels ils répondent,
c'eft-à-dire, le troifième dans la fourche des fecond
& troifième tendons du profond ; mais moins au
fecond qu'au troifième, au bord cubital duquel
il n'a que de légères adhérences, & le quatrième
dans la fourche du troifième & du quatrième
tendon du profond, mais p'us au quatrième, &
au bord cubital du troifième feulement. Ils vont

tous deux au côté radial du quatrième & du cinquième doigt.

Les principales connexions des muscles lombricaux font avec les tendons du profond ; avec ceux des extenfeurs des quatre doigts qui fuivent le pouce, & avec ceux des inter-offeux, tant internes qu'externes. Ils préfentent beaucoup de variétés, foit pour leur nombre, foit pour le côté des doigts auxquels ils vont fe rendre ; car il y en a fouvent qui s'y terminent du côté du cubitus ou du petit doigt. Ces mufcles approchent ou éloignent les doigts du pouce, felon qu'ils s'attachent à leur bord radial ou cubital. Ils aident à la flexion de leurs premières phalanges, & à l'extenfion des fecondes & des troifièmes, puifqu'ils s'uniffent & fe confondent avec les tendons de leurs mufcles extenfeurs, au-delà du milieu des premières. Cette remarque n'a point échappé à Fallope, qui l'a expofée avec beaucoup de clarté dans les obfervations anatomiques. Colombus fe l'eft attribuée ; mais cet auteur, quoique digne d'eftime à quelques égards, ne peut cependant être comparé à Fallope, ni pour le jugement, ni pour le favoir, ni pour la candeur & la bonne-foi.

Des Inter-offeux internes.

Les inter-offeux internes font de petits mufcles fitués dans l'intervalle des quatre derniers os du métacarpe, & qui vont du carpe aux phalanges des doigts à qui ils appartiennent. Leur nombre eft de trois feulement. Le premier fe trouve entre le fecond & le troifième os du métacarpe. Il eft attaché fupérieurement par des fibres tendineufes affez courtes, à la face interne des ligamens qui uniffent les os du carpe entre eux, & avec l'extrémité fupérieure des os du métacarpe, puis à toute la longueur de la face interne & cubitale du second os du métacarpe. Le tendon qui le termine inférieurement, paſſe ſur le côté cubital de l'articulation de cet os avec la premiere phalange du doigt indicateur, après quoi il continue de deſcendre ſur cette phalange, en ſe contournant vers ſa face convexe ſur laquelle il ſe prolonge, & s'unit aux tendons des muſcles extenſeurs du doigt indicateur, avec leſquelles il va ſe fixer à l'extrémité ſupérieure de la premiere phalange.

Le ſecond & le troiſième tiennent de même par en haut aux ligamens du carpe, & à ceux qui ſont communs au carpe & au métacarpe. Ils ſont attachés auſſi à toute la face interne & radiale du quatrième & du cinquième os du métacarpe, & ſont par conſéquent ſitués, le ſecond entre le troiſième & le quatrième de ces os, & le troiſième entre le quatrième & le cinquième. Leurs tendons inférieurs vont ſe porter au côté radial de la première phalange des doigts annulaire & auriculaire, & ſe continuent le long de la convexité de cette phalange & de celles qui ſuivent, pour ſe joindre à ceux du troiſième & du quatrième lombrical, & à ceux des muſcles extenſeurs de ces doigts.

Ces muſcles ont beaucoup de connexions avec les deux derniers lombricaux, & avec les inter-oſſeux externes dont ils partagent les fonctions.

Des Muſcles ſitués à la face externe de la main.

Les muſcles ſitués à la face externe de la main ſe réduiſent aux inter-oſſeux externes, leſquels ſont comme les internes, deſtinés aux mouvemens des doigts.

Des Inter-offeux externes.

Les inter-offeux externes occupent l'intervalle des cinq os du métacarpe, & s'étendent depuis la partie inférieure du carpe, jufqu'aux premières phalanges des quatre doigts qui fuivent le pouce. Ils font au nombre de quatre.

Le premier eft le plus épais ; il appartient au côté radial du doigt indicateur. Ce mufcle eft compofé de deux portions, dont la plus groffe vient de la moitié fupérieure de la face interne & cubitale du premier os du métacarpe. Ses fibres fe rapprochent en defcendant, & vont de dedans en dehors fe réunir avec celles de l'autre portion. Celle-ci, plus mince, eft attachée par en haut aux ligamens qui affermiffent la jonction de l'os pyramidal ou trapézoïde du carpe avec le fecond os du métacarpe, & à toute la longueur de la face interne & radiale de ce fecond os. Ses fibres fe portent vers la première portion, comme celles de la première fe portent vers elle. Ces deux portions réunies en angle vers le côté radial de l'extrémité inférieure du fecond os du métacarpe, forment un tendon commun qui paffe fur fon articulation avec la première phalange du doigt indicateur, & qui, après s'être attaché à cette phalange, fournit un prolongement en manière d'aponévrofe, qui s'étend fur le côté radial de fa face convexe, où il rencontre les tendons extenfeurs de ce doigt, & il les accompagne jufqu'à leur dernière extrémité.

Le fecond inter-offeux externe a moins d'épaif-feur. Il eft compofé de deux portions, ainfi que le premier & ceux qui le fuivent. L'une d'elles, moins groffe, eft attachée en haut aux ligamens qui joignent le carpe & le métacarpe, & enfuite le long de la face interne & cubitale du fecond os du métacarpe, vers fa face convexe feulement. L'autre, plus épaiffe, eft attachée fupérieurement aux mêmes ligamens, & enfuite le long de la face interne & radiale du troifième os du métacarpe, tant au-dehors qu'au-dedans de la main. Les fibres de ces deux portions defcendent & fe réuniffent en angle, pour former conjointement un tendon qui fe porte au côté radial de l'extrémité fupérieure de la première phalange du doigt du milieu, & dont une grande partie fe continue fur le bord radial du tendon extenfeur de ce doigt.

Le troifième appartient encore au grand doigt, au côté cubital duquel il fe termine. La plus petite de fes portions eft attachée aux ligamens communs, au carpe & au métacarpe, & enfuite à la face radiale du quatrième os du métacarpe; l'autre eft fixée aux mêmes ligamens, puis à tout le côté cubital du troifième os du métacarpe, qu'elle embraffe au-dedans comme au-dehors de la main.

Le quatrième va fe porter au côté cubital du doigt annulaire. Il eft placé entre le quatrième & le cinquième os du métacarpe, comme le précédent l'eft entre le troifième & le quatrième.

Ces mufcles ont des connexions avec les lombricaux, avec les tendons des mufcles extenfeurs des quatre derniers doigts & avec les inter-offeux internes. Ils approchent ou éloignent les doigts les uns des autres, fuivant qu'ils aboutiffent à leur bord radial ou cubital. Leur union avec les tendons des lombricaux & avec ceux des mufcles extenfeurs, les rend propres à favorifer & à maintenir l'extenfion des fecondes phalanges fur les premières, & des troifièmes fur les fecondes. Ils doivent auffi fléchir, en quelques occafions, les premières phalanges, à la partie fupérieure desquelles ils se fixent par une sorte de leur tendon, de sorte qu'ils exercent des fonctions diamétralement opposées. Ces usages leur sont communs avec les inter-osseux internes. On a cru long-temps qu'Habicot, célèbre Chirurgien de Paris, au commencement du siècle dernier, étoit le premier qui eût donné une bonne description des uns & des autres ; mais il avoit été prévenu par Guillemeau, l'un de ses Confrères, dont les Ouvrages de Chirurgie ont été publiés plusieurs années avant sa Semaine anatomique, où cette description se rencontre. Le savant auteur de l'histoire de l'Anatomie & de la Chirurgie, revendique cette découverte en faveur de Riolan, de qui Guillemeau dit la tenir. Cependant Riolan, qui a écrit depuis Guillemeau & Habicot, n'en a pas fait usage, & parle des muscles inter-osseux avec aussi peu d'exactitude que les autres auteurs qui l'ont précédé.

Des Muscles qui occupent la fesse.

Les muscles qui occupent la fesse, sont le grand, le moyen & le petit fessier, le pyramidal, les jumeaux, l'obturateur interne & le quarré. Ils sont tous destinés aux mouvemens de la cuisse sur le bassin & à ceux du bassin sur la cuisse. Leur position est telle, que le grand fessier, qui est presque immédiatement au-dessous des tégumens, couvre la partie postérieure du moyen, le pyramidal, les jumeaux, une portion de l'obturateur interne & le quarré, & que le moyen fessier, dont la moitié antérieure n'est cachée par aucun autre muscle, couvre le petit.

Du grand Fessier.

Le grand fessier est un muscle d'une étendue considérable, dont les fibres sont disposées en

manière de rayons, & qui, de la face externe de
l'os des iles, du sacrum & du coccix, se porte
obliquement à la partie supérieure & postérieure
du fémur, au-dessous du grand trochanter. Il
est enveloppé d'une aponévrose assez épaisse qui
appartient au *fascia lata*, & qui a les mêmes
attaches que lui.

Ce muscle est fixé par en haut à la lèvre externe de plus de la moitié postérieure de la crête
de l'os des iles, à la face externe de la tubérosité
qui termine cette crête, & à celle de la partie
voisine du grand ligament sacro-sciatique, & aux
bords du sacrum & du coccix, jusqu'auprès de
l'extrémité inférieure de ce dernier os. Ses fibres
tendineuses d'abord, puis charnues, descendent
obliquement de la partie postérieure & interne à
la partie antérieure & externe, en se rapprochant
les unes des autres. Vers le grand trochanter, elles
dégénèrent en un large tendon aponévrotique
qui commence plus haut vers le bord supérieur
du muscle, que vers l'inférieur. Ce tendon passe
par-dessus le grand trochanter, auquel il est lié par
une large capsule membraneuse, & va enfin s'attacher obliquement, dans une étendue de trois
pouces, à la partie supérieure de la ligne âpre du
fémur. Une partie de ses fibres se continue avec
celles du *fascia lata*. Une autre se perd dans l'extrémité supérieure de la portion externe du triceps
crural, qui est connue sous le nom de muscle
vaste externe.

Les connexions de ce muscle ont été exposées.
Sa partie postérieure entraîne la cuisse en arrière
sur le bassin, & peut, en quelques occasions,
renverser de même le bassin sur l'extrémité supérieure de la cuisse. Lorsque l'on est debout, cette
même portion empêche que le bassin ne fléchisse

en devant. L'antérieure contribue, avec les deux autres muscles fessiers, à écarter la cuisse de celle du côté opposé. Quand on ne porte que sur une des deux jambes, elle retient le bassin pour qu'il ne soit pas entraîné par la pesanteur du corps, du côté de celle qui est levée. Ainsi elle est d'une grande utilité dans la progression, où les deux pieds portent alternativement à terre. Les deux parties de ce muscle me paroissent propres à faire tourner le fémur sur son axe, comme pour porter la pointe du pied de dedans en dehors. Il agit aussi sur le coccix, & l'empêche de céder aux efforts qui pourroient le renverser en arrière, soit lors de l'expulsion des gros excremens, soit sur-tout lors de celle du fœtus dans l'accouchement.

Du moyen Fessier.

La forme du moyen fessier ne s'éloigne pas beaucoup de celle du grand. Ce muscle va aussi de la face externe de l'os des îles, à la partie supérieure du fémur.

Il s'attache supérieurement, par des fibres tendineuses fort courtes, à la levre externe de la moitié antérieure de la crête de l'os des îles, & ensuite à toute la portion de la face externe de cet os, qui est entre sa crête & la première des lignes demi-circulaires qui s'y remarquent. Les fibres charnues qui le composent, se portent vers le grand trochanter avec différentes directions. Les antérieures descendent de haut en bas, & les postérieures vont de derrière en devant. Ce muscle se retrécit beaucoup à sa partie inférieure, & se termine par un tendon épais & large, plus mince en arrière, plus épais & plus court en devant, qui embrasse le sommet du grand trochanter, & qui s'y termine près celui du petit fessier & celui du pyramidal, auxquels il est joint par une capsule membraneuse, de la nature de celles dont il a été parlé plusieurs fois.

La moitié antérieure du moyen fessier n'est couverte que par les tégumens & par un feuillet aponévrotique très-épais qui appartient au *fascia lata*. La postérieure est cachée sous le grand fessier, ainsi qu'il a été dit précédemment. Ce muscle porte sur le petit fessier. Ses usages sont à-peu-près les mêmes que ceux du grand. Comme lui, il entraîne la cuisse en arrière sur le bassin, & renverse le bassin sur la cuisse dans la même direction. Il empêche que cette partie ne fléchisse en devant lorsque l'on est debout. Le moyen fessier contribue, avec le grand, à porter la cuisse en dehors, en l'éloignant de l'autre, & à soutenir le poids du corps, de manière à empêcher que dans la progression, le bassin ne soit entraîné du côté de la jambe levée. Mais il ne produit pas toujours la rotation de la cuisse de dedans en dehors. Sa partie antérieure peut au contraire la faire tourner de dehors en dedans. Il n'agit pas non plus sur le coccix, sur lequel ses fibres ne s'étendent pas.

Du petit Fessier.

Le petit fessier est large & rayonné comme les deux autres. Il est couché sous le moyen, entre la face externe de l'os des iles, & le grand trochanter. Ce muscle est aponévrodico-tendineux à la partie inférieure & externe, & charnu à la supérieure.

Il s'attache à la face externe de l'os des iles, entre les deux lignes demi-circulaires qui s'y remarquent, par des fibres tendineuses très-courtes; il tient aussi au bord de la grande échancrure ischiatique. Ses fibres descendent vers le grand trochanter, avec différentes directions; les antérieures de devant en arrière, les moyennes de haut en bas, & les postérieures de derrière en devant. Elles se réunissent pour former un tendon épais & plat qui tient à l'os des iles, au-dessus de l'articulation du fémur, par une capsule irrégulièrement arrondie & synoviale, laquelle facilite ses mouvemens, & qui, après s'être collé à la face externe du ligament orbiculaire du fémur, s'attache à la partie antérieure & supérieure du grand trochanter, tout près de celui du moyen fessier, avec la partie antérieure duquel il paroît se confondre.

Le petit fessier n'a de connexions qu'avec le moyen. Ses usages sont parfaitement semblables à ceux de ce muscle.

Du Pyramidal.

Le pyramidal, ou autrement le pyriforme, tire son nom de sa figure, qui ressemble assez bien à une pyramide ou à une poire applatie. Il est situé obliquement à la partie postérieure du bassin ; le long du bord inférieur du petit fessier, & s'étend depuis la face interne de l'os sacrum & la partie voisine de l'os des iles, jusqu'au sommet du grand trochanter.

Ce muscle est attaché à l'os sacrum, par trois ou quatre digitations qui se fixent dans l'intervalle du cinquième & du quatrième trou de la face interne de cet os, dans celui du quatrième & du troisième, du troisième & du second, & un peu à la partie la plus reculée de l'os ilion, & au ligament sacro-sciatique externe. Il est large en cet endroit, & renfermé dans le petit bassin ; mais il se retrécit & sort bientôt de cette cavité par le grand trou ischiatique, après quoi il descend légèrement de derrière en devant, & de dedans en dehors. Il se termine enfin par un tendon d'un pouce de long, qui s'attache à la partie supérieure de la cavité du grand trochanter. Ce tendon tient, par son bord supérieur, à celui du petit fessier, & par l'inférieur, à ceux des jumeaux & de l'obturateur interne.

Les connexions du pyramidal viennent d'être décrites. Il est le premier des muscles que l'on nomme quadri-jumeaux. Les usages auxquels il est destiné lui sont communs avec les quatre muscles dont on va parler. Ils consistent à opérer la rotation de la cuisse de dedans en dehors, quand on est debout ou couché tout de son long, & à l'écarter de l'autre, ou à en faire l'abduction quand on est assis, ou que les cuisses sont pliées. Il peut, outre cela, porter la cuisse en arrière & en haut. Ce muscle doit agir à contre-sens sur le bassin qu'il meut sur la cuisse, ou qu'il se contente de maintenir droit, quand on est debout, & sur-tout quand on marche, & que l'une des deux jambes est en l'air.

Des Jumeaux.

Les jumeaux sont au nombre de deux, l'un supérieur & l'autre inférieur. Ils sont situés à la partie postérieure & inférieure du bassin, au-devant du grand fessier qui les couvre en arrière, & parallèles au tendon du pyramidal, & s'étendent de l'os ischion à la cavité du grand trochanter.

Le premier de ces muscles est attaché à la face externe de l'épine de l'ischion, & le second à celle de la tubérosité de cet os, au voisinage de l'échancrure qui laisse passer le tendon de l'obturateur interne. Ils sont charnus dans presque toute leur étendue, excepté à celle de leurs extrémités qui regarde la cavité du grand trochanter, laquelle devient tendineuse avant de s'attacher au bas de cette cavité. L'intérieur est un peu moins épais, mais un peu plus long.

Les jumeaux ne sont séparés l'un de l'autre que par le tendon de l'obturateur interne, lequel, après avoir passé sur l'échancrure qui sépare l'épine & la tubérosité de l'ischion, comme dessus une poulie, s'engage entre ces deux muscles, & va s'attacher avec eux à la partie postérieure & supérieure du fémur. Ils paroissent même recouvrir ce tendon, & former une espèce de bourse dans laquelle il est renfermé : c'est ce qui a déterminé les Anatomistes à leur donner le nom de *marsupium carneum*, bourse charnue. Lieutaud n'en fait qu'un seul muscle, qu'il nomme le cannelé. Quelques-uns les ont appelés *secundus & tertius quadri-gemini*, parce qu'ils sont du nombre des quadri-jumeaux.

De l'Obturateur interne.

L'obturateur interne est beaucoup plus considérable que les muscles dont il vient d'être parlé. Sa forme est assez semblable à celle d'un éventail. Il est caché en grande partie au-dedans du bassin, & il s'étend depuis le trou ovalaire jusqu'à la cavité du grand trochanter.

Ce muscle s'attache à la moitié supérieure & à la face interne du bord du trou ovalaire, ainsi qu'au ligament obturateur, par des fibres tendineuses très-courtes. Il est légèrement échancré à sa circonférence, du côté qui répond à la gouttière oblique par laquelle les vaisseaux obturateurs sortent du bassin. Son épaisseur, assez médiocre d'abord, devient ensuite un peu plus grande. Les fibres qui le composent se rassemblent en arrière & en bas, pour former un gros tendon charnu du côté de la cavité du bassin, & qui s'engage

bientôt

bientôt dans l'échancrure qui eſt entre l'épine & la
tubéroſité de l'iſchion. Ce tendon eſt partagé en trois
groſſes bandelettes tendineuſes, qui pourroient chacune ſe diviſer en pluſieurs autres. Il ſe contourne ſur
l'iſchion, & tient à la facette cartilagineuſe qui s'y
rencontre, par une large capſule membraneuſe. Devenu antérieur, il ſe gliſſe entre les jumeaux dont il
ſuit la direction, & ſe porte avec eux à la partie poſtérieure & inférieure de la cavité du trochanter où il
ſe fixe, après s'être collé à la partie voiſine du ligament orbiculaire du fémur. On voit dans la foſſe du
grand trochanter, auprès de ſon inſertion, entre ce
tendon & la ſurface oſſeuſe voiſine, une ſeconde capſule membraneuſe, dont la forme eſt irrégulièrement
arrondie, & qui n'a que peu d'étendue.

Les attaches de l'obturateur interne, au-dedans du
baſſin, augmentent la longueur de ſes fibres, mais
elles ne changent rien à ſon action. L'échancrure de
l'iſchion, ſur laquelle le tendon de ce muſcle paſſe,
faiſant l'office de poulie, il ne peut entraîner le fémur
que vers cette échancrure, & préciſément comme
les muſcles quadri-jumeaux dont il eſt le congénère.

Du Quarré.

Le quarré eſt un muſcle mince & plat, de figure
oblongue, ſitué preſque tranſverſalement à la partie
poſtérieure & inférieure du baſſin, au-deſſous
des jumeaux, entre la tubéroſité de l'iſchion & le
grand trochanter du fémur.

Ses attaches à la tubéroſité de l'iſchion ſont légèrement tendineuſes, & répondent à ſa face externe & à
ſon bord inférieur. Ce muſcle monte un peu obliquement, & va en même temps en dehors ſe fixer, par
des fibres tendineuſes très-courtes auſſi, à toute la
longueur du bord poſtérieur du grand trochanter,

depuis fa bafe jufqu'à fon fommet. Il eft le dernier &
le plus inférieur des quadri-jumeaux.

Des Mufcles fitués à la face externe de la cuiffe.

Les mufcles fitués à la face externe de la cuiffe rentrent tous dans la claffe de ceux qui fe trouvent à fa
face antérieure & à fa face poftérieure, à l'exception
de celui que l'on nomme le mufcle du *fafcia lata*.

Du Mufcle du Fafcia lata.

Ce mufcle eft fitué obliquement à la partie fupérieure & latérale externe de la cuiffe, & s'étend
depuis l'épine antérieure & fupérieure de la crête
de l'os des iles, jufqu'à la partie fupérieure &
moyenne du fémur.

Il eft renfermé entre les deux lames d'une aponévrofe très-forte, connue fous le nom de *fafcia lata*,
qui embraffe toute la cuiffe, en manière de demi-
caleçon. La première de ces deux lames eft la plus
épaiffe. Elle tient à l'épine antérieure & fupérieure
de la crête de l'os des iles, à la lèvre externe de
toute l'étendue de cette crête, au-deffus des attaches
fupérieures des mufcles moyen & grand feffier, à
la face poftérieure, & en même temps à la partie
latérale du facrum & du coccix, à toute la lèvre
externe de la tubérofité & de la branche de l'ifchion,
à celle de la branche du pubis, à l'épine de cet os,
& enfin à tout le bord inférieur de l'aponévrofe du
mufcle oblique externe du bas-ventre, le long de
l'arcade crurale. La feconde, plus mince, eft attachée à la face externe du ligament orbiculaire du
fémur, & au bord inférieur du fecond des tendons
par lefquels le mufcle grêle ou droit antérieur de
la cuiffe, tient à l'os des iles ; elles fe réuniffent

enfuite à la partie inférieure du muscle du *fascia lata*, & ne peuvent plus être diftinguées l'une de l'autre.

L'épaiffeur du *fascia lata* eft grande à la partie externe de la cuiffe. Elle eft moindre à fes parties antérieure & poftérieure, & fur-tout à fa partie interne. Cette aponévrofe fournit intérieurement quelques prolongemens qui forment des efpèces de cloifons ou de gaînes, dans lefquelles plufieurs des muicles de la cuiffe font renfermés, mais fans adhérence avec elles, & fans y être attachés par aucune de leurs fibres ; de façon que ces gaînes ne fervent qu'à les féparer & à les contenir. Elle eft fixée à toute la longueur de la ligne âpre du fémur, entre la portion externe du triceps crural & la courte portion du biceps. Inférieurement elle fe continue fur l'articulation du genou qu'elle enveloppe de toutes parts, & va gagner la jámbe. Elle reçoit en haut & en dehors un grand nombre de fibres tendineufes, qui appartiennent au muscle grand feffier, & qui augmentent confidérablement fa force.

Le muscle du *fascia lata* tient à la partie inférieure & externe de l'épine antérieure & fupérieure de la crête de l'os des iles, par un tendon long d'un pouce en devant, & beaucoup plus court en arrière. Ce muscle étroit & mince d'abord, s'élargit & devient plus épais, à mefure qu'il fe porte en bas. Sa direction eft oblique de dedans en dehors, & de devant en arrière. Lorfqu'il eft arrivé à la partie moyenne & fupérieure de la cuiffe, il s'amincit de nouveau, & prend la largeur de deux pouces. Enfin il fe termine obliquement entre les deux feuillets aponévroiques qui le renferment, defcendant plus bas en devant qu'en arrière.

Ses principales connexions font avec le grand & le moyen feffier, avec le couturier, & avec le droit antérieur de la cuiffe. Ce muscle tend le *fascia lata*,

Z 2

& c'eſt ſon plus grand uſage. Auſſi, Albinus lui donne-t-il le nom de *muſculus tenſor vaginæ femoris*. Il fait encore tourner la cuiſſe de devant en dedans, & à contre-ſens des quadri-jumeaux, & de l'obturateur interne. Peut-être y a-t-il des circonſtances où il porte la cuiſſe en dehors, en l'écartant de l'autre. Il me ſemble que cela doit arriver quand elle a été entraînée en dedans par l'action de ſes muſcles abducteurs, & que les quadri-jumeaux l'empêchent d'obéir à l'effort par lequel le muſcle du *faſcia lata* tend à la faire tourner ſur elle - même. On peut ajouter que ce muſcle ſoutient le baſſin en dehors, dans la progreſſion, & qu'il s'oppoſe à ce que la peſanteur du corps le renverſe du côté de la jambe qui eſt en l'air. Il redreſſe auſſi & porte, en quelques cas, le baſſin ſur la cuiſſe.

Des Muſcles ſitués à la partie antérieure de la cuiſſe.

Ils ſont aſſez nombreux. Les uns meuvent la cuiſſe ſur le baſſin, & le baſſin ſur la cuiſſe. Les autres meuvent la jambe ſur la cuiſſe, & la cuiſſe ſur la jambe, & en quelques occaſions, toute l'extrémité inférieure ſur le baſſin, & le baſſin ſur la cuiſſe. Les derniers enfin ſont uniquement deſtinés aux mouvemens de la jambe ſur la cuiſſe, ou de la cuiſſe ſur la jambe. Les premiers ſont le *pectineus* & l'obturateur externe, auxquels il faut ajouter le pſoas & l'iliaque, qui, quoique ſitués à la partie antérieure des lombes & au - dedans du baſſin, occupent cependant un certain eſpace ſur la cuiſſe, & dont la deſcription ne peut être rejetée, ſans inconvénient, loin des autres muſcles dont il s'agit dans cet article. Les ſeconds ſont le couturier &

le grêle antérieur. Les troisièmes enfin font le vaste externe, le vaste interne & e crural, qu'il paroît plus convenable d'envisager comme un seul muscle, composé de trois portions écartées en haut & réunies en bas, & que l'on désigne sous le nom de triceps crural.

Du Pectineus.

Le *pectineus* est un muscle plat & de médiocre longueur, situé obliquement à la partie supérieure & antérieure de la cuisse, entre le pubis & le petit trochanter.

Il s'attache supérieurement à tout le bord antérieur du pubis, jusqu'auprès de son épine, dans une étendue de plus de deux pouces, par des fibres qui ne sont tendineuses qu'à leur dernière extrémité. Ce muscle descend ensuite obliquement en dehors & en arrière, & s'enfonce profondément à la partie supérieure de la cuisse, derrière les tendons réunis du psoas & de l'iliaque. Il se retrécit un peu, & se termine par un tendon large & assez épais qui se contourne de dedans en arrière, & qui s'attache enfin à la partie postérieure du petit trochanter. La partie inférieure de ce tendon fournit ordinairement une portion étroite & longue de deux ou trois pouces, qui s'unit au premier des adducteurs de la cuisse, & qui va se fixer avec ce muscle à la partie moyenne & interne de la ligne âpre du fémur. Le *pectineus* n'a guère d'autres connexions que celles dont il vient d'être parlé. Il est presque entièrement situé audessous des tégumens & de la partie antérieure & supérieure du *fascia lata*. Ce muscle fléchit la cuisse sur le bassin, & le bassin sur la cuisse. Il s'oppose au renversement du tronc en arrière, dans la station. L'obliquité de sa direction le rend propre à rapprocher la cuisse de l'autre, en même temps qu'il la fléchit. Il peut encore la faire tourner de dedans en dehors, dans le même sens que les quadri-jumeaux & que l'obturateur interne.

De l'Obturateur externe.

L'obturateur externe est un muscle d'une étendue médiocre, & dont la figure approche de celle d'une poire applatie. Il est situé obliquement & profondément à la partie supérieure & antérieure de la cuisse, entre le *pectineus* & la partie antérieure du trou ovalaire, & s'étend depuis les bords de ce trou & la face antérieure & externe du ligament obturateur, jusqu'à la partie postérieure & inférieure de la cavité du grand trochanter du fémur.

Ce muscle s'attache supérieurement à toute la moitié interne de la circonférence du trou ovalaire & au ligament obturateur, par des fibres tendineuses fort courtes. Il devient bientôt charnu, & ses fibres se rassemblent de haut en bas, de dedans en dehors, & de devant en arrière, pour former un tendon grêle & arrondi de la longueur d'un pouce, qui se porte en arrière à la cavité du grand trochanter, où il se fixe au-dessous du jumeau inférieur, après s'être uni avec lui. Ce tendon s'attache aussi à la partie voisine du ligament orbiculaire du fémur.

Les connexions de l'obturateur externe sont avec le *pectineus* & le second des adducteurs de la cuisse, derrière lequel il est caché, & avec le jumeau inférieur. Ce muscle est un des rotateurs de la cuisse, qu'il fait tourner de dedans en dehors, & dans le même sens que les quadri-jumeaux, l'obturateur interne & le *pectineus*. Outre cela, il contribue à la flexion de la cuisse sur le bassin, & au mouvement par lequel on approche les cuisses l'une de l'autre, comme pour les croiser. Il agit à contresens sur le bassin, au renversement en dehors duquel il s'oppose, quand on ne se soutient que sur une jambe, qu'il redresse lorsqu'il a été incliné en dehors, & qu'il peut entraîner en dedans, du côté de la jambe levée.

Du Psoas.

Le psoas est un muscle long, épais & charnu supérieurement, mince & tendineux inférieurement, situé en grande partie dans la région des lombes, & qui s'étend depuis la partie latérale de cette région, jusqu'au petit trochanter du fémur.

Il est attaché par en haut, derrière & dessous un ligament dont la forme est cintrée de bas en haut, & qui, de la racine de l'apophyse transverse de la première vertèbre des lombes, monte obliquement au bas de la partie moyenne & osseuse de la dernière fausse côte. Il l'est encore aux parties latérales du corps des cinq dernières vertèbres lombaires, & à la face antérieure de leurs apophyses transverses, par des languettes tendineuses à leur dernière extrémité seulement, puis charnues, lesquelles se rassemblent peu à peu en une seule masse. Ce muscle est mince d'abord; il s'épaissit en descendant, puis il se retrécit de nouveau, vis-à-vis la dernière vertèbre des lombes. Lorsqu'il est parvenu à cet endroit, il s'unit par son bord externe & postérieur au bord interne & antérieur de l'iliaque, & se porte de haut en bas, le long de la ligne qui sépare le bassin supérieur d'avec l'inférieur. Le psoas devient tendineux du côté postérieur & externe, après quoi il passe derrière l'arcade crurale, conjointement avec la partie inférieure de l'iliaque, dont les fibres se joignent fort étroitement aux siennes. Il descend ensuite profondément en dedans & en arrière, pour aller se fixer au bas du petit trochanter qu'il embrasse de devant en dedans, puis de dedans en arrière.

Le pſoas a quelques connexions avec le dia-phragme, dont il n'eſt ſéparé que par le ligament cintré dont il vient d'être parlé. Il en a auſſi quel-ques-unes avec le quarré ou le triangulaire des lombes ; mais les plus fortes ſont celles que ce muſcle a avec l'iliaque interne, & près de ſon in-ſertion au fémur, avec le *pectineus*. Il eſt quelque-fois accompagné d'un autre tout ſemblable, mais beaucoup plus petit, que l'on appelle le petit pſoas, & qui eſt un de ceux qui meuvent les lombes. Le pſoas fléchit la cuiſſe ſur le baſſin, & lui fait faire en même temps un mouvement de rotation de dedans en dehors. A cet égard, il eſt le congénère de l'obturateur interne. Lorſqu'étant debout on ſe renverſe en arrière, il ſoutient le tronc & empêche que ſa peſanteur ne l'entraîne entièrement dans cette direction. Si l'on fait effort pour ſe redreſſer, il contribue avec beaucoup d'autres à ramener le tronc à ſa rectitude naturelle. Il peut auſſi fléchir le baſſin ſur la cuiſſe. Ce muſcle eſt un de ceux qui agiſſent le plus dans la ſtation, & qui main-tiennent le tronc en équilibre ſur la partie ſupé-rieure de la cuiſſe.

De l'Iliaque.

L'iliaque eſt un muſcle large, épais & rayonné; dont la figure approche de celle d'un éventail, & qui remplit toute la foſſe iliaque. Il eſt étendu depuis la partie interne de l'os ilion, juſqu'au petit trochanter du fémur.

Ce muſcle eſt attaché ſupérieurement à la lèvre interne de la portion de la crête de l'os des iles qui répond à la grande cavité iliaque, à toute cette cavité, à la ligne qui la ſépare d'avec le petit baſſin, à la partie antérieure & inférieure de l'os ilion, & aussi un peu au ligament orbiculaire de l'articulation supérieure du fémur. Ses fibres, écartées d'abord, se rassemblent vers l'éminence iliopectinée, pour former un tendon que la chair recouvre en devant, qui se joint fort étroitement à celui du psoas, & qui passe avec lui derrière l'arcade crurale. Une large capsule, commune à ces deux tendons, les unit à la face antérieure de l'éminence que l'on vient de nommer. Après cela, l'extrémité inférieure de l'iliaque descend au-devant de la partie supérieure du fémur, puis elle s'enfonce profondément, & va gagner le petit trochanter où elle se termine, après l'avoir contourné de devant en dedans, & de dedans en arrière.

Les principales connexions de l'iliaque sont avec le psoas dont il partage toutes les fonctions, excepté que, comme il ne s'étend pas sur la région des lombes, il ne peut en maintenir la rectitude, la redresser quand elle a été renversée en arrière, ou la fléchir en devant, comme fait le psoas.

Du Couturier.

Le couturier est un muscle plat, mince, & de peu de largeur, situé obliquement à la partie antérieure de la cuisse, & qui s'étend depuis l'épine antérieure & supérieure de la crête de l'os des iles, jusqu'à la partie supérieure, antérieure & interne du tibia. C'est le plus long de tous les muscles du corps humain. Il s'attache supérieurement à la face externe & au bord inférieur de l'épine antérieure & supérieure de l'os des iles, & à l'échancrure qui sépare cette épine d'avec l'inférieure, par un tendon de la largeur d'un demi-pouce. Ce muscle descend d'abord obliquement de dehors en dedans, ensuite d'une manière plus droite, puis de devant en arrière, jusques vis-à-vis la partie postérieure &

interne du condyle interne du fémur. Ses fibres, presque entièrement parallèles dans toute son étendue, se rapprochent en cet endroit les unes des autres, & forment un tendon assez large à ses extrémités, étroit à la partie moyenne, & qui dégénère en une aponévrose très-forte, par lequel il va se fixer au côté interne du tibia, depuis la tubérosité de cet os, jusqu'à un pouce & demi au-dessous. Ce tendon donne, dès sa naissance, une aponévrose mince qui se porte sur la partie supérieure & postérieure de la jambe, & qui l'assujettit à la partie postérieure & interne des condyles du fémur & du tibia. Il s'insère au tibia, au-devant du tendon du droit antérieur, & de ceux du demi-nerveux & du demi-membraneux.

La largeur du couturier est d'un pouce & demi à deux pouces. Il est enfermé dans une espèce de gaîne qui lui est fournie par le *fascia lata*, & qui l'empêche de changer de direction. Ce muscle est au-dessous des tégumens, & au-devant des autres muscles de la partie antérieure de la cuisse, qu'il croise. Il n'a guère d'autres connexions qu'avec la partie supérieure du *fascia lata*, & avec les tendons au-devant desquels il s'attache au tibia. Ses usages sont assez multipliés; il fait faire, à toute l'extrémité inférieure, un mouvement de rotation de dedans en dehors, semblable à celui que produisent le grand fessier, les muscles quadri-jumeaux & les deux obturateurs. Il fléchit aussi la jambe sur la cuisse, & alors il en approche l'extrémité inférieure de celle du côté opposé, comme pour les croiser l'une sur l'autre; ce qui lui fait donner le nom sous lequel on le désigne, parce que les Tailleurs se mettent souvent dans cette situation. Lorsque la jambe ne peut être fléchie sur la cuisse, & que l'extrémité inférieure ne peut tourner sur elle-même, le couturier entraîne la cuisse dans la flexion sur le bassin. Ce muscle peut encore fléchir la cuisse sur la jambe, & en quelques occasions, le bassin sur la cuisse. Il soutient le bassin dans sa situation, & l'empêche de se renverser en arrière. Il peut aussi le redresser quand il a été incliné dans ce sens. La force avec laquelle il agit sur l'articulation de la cuisse est d'autant plus grande, que son attache à cette dernière partie est plus éloignée du centre du mouvement.

Du Droit ou Grêle antérieur.

Le droit ou grêle antérieur de la cuisse est ainsi nommé, parce qu'il descend directement le long de la partie antérieure de la cuisse, & qu'il est d'une épaisseur médiocre. Il est étendu entre le bord antérieur & la face externe de l'os des iles, & la partie supérieure de la rotule.

Ce muscle est attaché supérieurement à l'os des iles par deux tendons, un antérieur court, dont la direction est semblable à la sienne, & qui se fixe à la face externe de l'épine antérieure & inférieure de cet os; & l'autre postérieur, plus long & plus gros, qui est courbé en dehors & en arrière, & qui se termine à la partie supérieure & postérieure du bord de la cavité cotyloïde, & à la partie voisine du ligament orbiculaire du fémur. Ces deux tendons réunis se prolongent sur la face antérieure de la partie supérieure du muscle, où elles s'épanouissent, & forment une aponévrose de près de quatre pouces de long. Le droit antérieur est épais en cet endroit. Il s'élargit de plus en plus, jusqu'à sa partie moyenne, qui répond au milieu de la longueur du fémur, & se retrécit ensuite inférieurement, pour former un tendon plat, qui monte le long de sa face postérieure, jusques vis-à-vis le lieu où le tendon supérieur finit. Ses fibres charnues se rencontrent en angle, le long d'une ligne qui règne sur toute sa longueur. Elles s'écartent de haut en bas, & vont, dans une direction très-oblique, de l'un à l'autre tendon. Celui qui répond à la partie inférieure du muscle, est d'abord étroit; mais il s'élargit bientôt, & s'unit sur les côtés aux bords voisins des portions du triceps crural, que l'on nomme vaste externe & vaste interne, & postérieurement au tendon de la portion du même muscle, qui est connue sous le nom de crural, pour ne faire qu'un tendon large & épais, qui s'attache principalement au bord supérieur & à la face antérieure de la rotule. Le droit antérieur de la cuisse n'a d'autres connexions que celles dont il vient d'être parlé. Ce muscle étend la jambe sur la cuisse, & la cuisse sur la jambe. Il peut aussi fléchir la cuisse sur le bassin, & entraîner le bassin sur la cuisse. Lorsque l'on est debout, il empêche le bassin de se renverser en arrière, & il le remet dans sa situation naturelle, quand il a été entraîné dans cette direction.

Du Triceps crural.

Le triceps crural est une masse charnue, d'un volume considérable, située derrière le droit antérieur, & composée de trois portions, une moyenne & deux latérales, séparées en haut, réunies en bas, & connues sous le nom de muscle crural, de vaste externe & de vaste interne; il s'étend du fémur à la rotule & au tibia.

La portion moyenne de ce muscle est ce que l'on appelle le crural. Elle est charnue en haut, tendino-aponévrotique en devant, dans tout le reste de sa longueur, & composée de fibres parallèles à l'axe du fémur, dont elle embrasse la face antérieure &

convexe. Cette portion commence au-devant &
à la partie externe du petit trochanter, par des
fibres charnues du côté externe, & légèrement
tendineuses du côté interne. Elle continue de se
fixer au fémur, jusqu'à deux grands pouces de
l'extrémité inférieure de cet os. La portion latérale
externe du même muscle, ou le vaste externe,
vient se joindre à sa face antérieure & à son bord
externe, trois pouces au-dessous de sa partie supérieure ; & l'interne, ou le vaste interne, à cette
même face, & à son bord interne, deux pouces
plus bas. Il ne reste plus qu'un pouce de sa longueur qui soit à découvert, jusqu'à l'endroit où son
tendon inférieur s'unit avec celui du droit ou grêle
antérieur.

La portion externe du triceps crural, ou le
vaste externe, est la plus volumineuse de celles qui
le composent. Elle commence par un tendon épais
à la partie inférieure & antérieure du grand trochanter, & continue de se fixer au bas de cette
apophyse, puis tout le long de la lèvre externe
de la ligne âpre, & de celle qui descend au condyle externe du fémur, auxquelles elle s'attache
avec le tendon du grand fessier, & avec le *fascia
lata*. Cette portion musculeuse est tendino-aponévrotique dans ses deux tiers supérieurs & postérieurs, & charnue en devant & en bas. Ses fibres
descendent obliquement de derrière en devant, les
supérieures plus que les inférieures. Elle s'unit à
la face antérieure & au bord externe de la portion
moyenne, quatre pouces au-dessous de sa première
origine, & continue de s'y attacher jusqu'à la
partie inférieure de la cuisse. Là, elle dégénère en
un large tendon aponévrotique, qui tient au bord
externe de celui du muscle droit ou grêle antérieur,
& qui se confond avec celui de la portion moyenne,

pour aller ensemble embraſſer le bord ſupérieur & la face antérieure de la rotule. Il ſe détache du tendon commun beaucoup de fibres aponévrotiques qui, après avoir croiſé la face antérieure & convexe de cet os, deſcendent obliquement ſur la partie antérieure & interne de l'articulation, & vont ſe terminer en arrière, à la partie ſupérieure, antérieure & interne du tibia.

La portion interne du triceps crural, ou le vaſte interne, eſt beaucoup moins épaiſſe & un peu moins étendue que l'externe, à laquelle elle reſſemble d'ailleurs beaucoup par la direction de ſes fibres, & par la manière dont elle ſe joint à la portion moyenne. Elle commence au-devant du petit trochanter, au-deſſous de l'inſertion du pſoas & de l'iliaque, & continue à ſe fixer le long de la lèvre interne de la ligne âpre, & de celle qui va au condyle interne du fémur. Cette portion eſt tendino-aponévrotique en arrière & en haut, & charnue en devant & en bas. Elle parcourt très-peu de chemin avant de ſe coller à la face antérieure & au bord interne de la portion moyenne, qu'elle accompagne juſqu'au bas de la cuiſſe. Des fibres aponévrotico-tendineuſes, détachées du bord inférieur & de la face antérieure du premier & du troiſième adducteur de la cuiſſe, augmentent pour l'ordinaire ſon épaiſſeur en arrière & en haut. Enfin, quand elle eſt arrivée à deux pouces de diſtance de l'articulation du genou, elle s'unit au bord interne du tendon du droit ou du grêle antérieur, pour former avec lui & avec les deux portions déjà décrites du triceps crural, le large tendon qui ſe termine à la rotule. On remarque qu'elle deſcend charnue beaucoup plus bas que la portion externe. Il s'en détache auſſi quelques fibres en devant, qui croiſent la rotule, & qui vont s'attacher au bord antérieur & fupérieur de la partie externe du tibia. Le tendon formé par les trois portions du triceps crural, tient à la face antérieure du ligament articulaire du genou, par deux larges capfules qui répondent aux condyles du fémur, & qui font adoffées l'une à l'autre dans toute leur étendue, fans avoir de communications enfemble, ni avec l'articulation au-devant de laquelle elles fe trouvent placées. Ces capfules formées, comme celles de leur efpèce, par des membranes minces, ont une forme irrégulière, qui approche de celle d'un croiffant, & contiennent beaucoup de fynovie.

Les trois portions du triceps crural font trop étroitement unies entre elles, pour les regarder comme trois mufcles différens. D'ailleurs elles reffemblent beaucoup à celles du triceps brachial, qui ne font enfemble qu'un feul & même mufcle. Outre les connexions qu'elles ont l'une avec l'autre, le triceps crural en a quelques-unes avec le mufcle droit ou grêle antérieur de la cuiffe, & avec fon premier & fon troifième adducteurs. Ce mufcle ne peut avoir d'autre ufage que celui d'étendre la jambe fur la cuiffe & la cuiffe fur la jambe. Le premier a lieu quand on eft affis ou couché, & le fecond quand on eft debout. Il fert encore à empêcher que la capfule du genou, à laquelle il eft attaché par quelques-unes de fes fibres, ne foit pincée dans les grands mouvemens de la jambe. Sa force, qui eft très-confidérable par elle-même, augmente beaucoup au moyen de fon infertion à la rotule, qui éloigne fon tendon inférieur du centre de l'articulation aux mouvemens de laquelle il eft deftiné. Celles de fes fibres tendineufes qui paffent obliquement au-devant de la rotule, pour aller au bord antérieur & fupérieur du tibia, fervent à fixer la rotule, & l'empêchent de se porter en dedans ou en dehors, & de changer aisément de situation.

Des Muscles situés à la partie interne de la cuisse.

Les muscles situés à la partie interne de la cuisse sont au nombre de quatre; savoir, le droit ou le grêle interne, & les trois adducteurs. Le premier meut la jambe sur la cuisse, la cuisse sur la jambe, & quelquefois aussi toute l'extrémité inférieure sur le bassin, & le bassin lui-même sur la cuisse. Les trois autres ne meuvent que la cuisse sur le bassin, & le bassin sur la cuisse.

Du Droit ou Grêle interne.

Le droit ou le grêle interne est un muscle plat, mince & fort long, situé au-dessous des tégumens de la partie interne de la cuisse, & qui s'étend de la branche de l'ischion & de celle du pubis, à la partie supérieure, antérieure & interne du tibia.

Il s'attache à la partie antérieure de l'ischion & du pubis, & antérieurement à la symphyse du pubis, par un tendon plat, large de deux pouces, & qui descend plus bas en devant qu'en arrière. Sa portion charnue est composée de fibres à-peu-près parallèles à la longueur de la cuisse. Elle se retrécit & devient peu épaisse en descendant, après quoi elle s'amincit de nouveau, & se termine deux pouces au-dessus du genou, par un tendon grêle & arrondi, qui passe derrière les condyles internes du fémur & du tibia, où il est retenu par quelques fibres aponévrotiques qui s'en détachent, & qui vont à la partie postérieure de

la

la jambe. Lorfque ce tendon eft arrivé à la partie fupérieure du tibia , il fe détourne en devant & en bas , & fe porte derrière celui du couturier. Il fe joint enfuite, par fon bord inférieur, à celui du demi-nerveux, s'élargit un peu , & fe fixe enfin à la partie fupérieure, antérieure & externe du tibia , non loin de la tubérofité de cet os.

Les principales connexions du droit interne viennent d'être expofées. Il en a d'autres avec les adducteurs de la cuiffe , dont il couvre la partie fupérieure. Ce mufcle eft particulièrement deftiné à la flexion de la jambe fur la cuiffe , & à celle de la cuiffe fur la jambe. Quand l'articulation du genou ne peut être fléchie, il approche la cuiffe de l'autre; il foutient auffi le baffin, lorfqu'on fe tient debout fur un pied, & il réfifte aux efforts qui tendoient à le renverfer en dehors. Quand le baffin eft incliné dans ce fens , il le redreffe & contribue à le ramener dans la direction qui lui eft naturelle. Il peut auffi l'entraîner en dedans fur l'extrémité fupérieure de la cuiffe. La force avec laquelle il agit fur l'articulation du fémur avec le grand os innominé , eft beaucoup augmentée par fon éloignement du centre de cette articulation.

Du premier Adducteur de la cuiffe.

Le premier adducteur de la cuiffe eft un mufcle de forme alongée , étroit en haut , large en bas , fitué obliquement à la partie fupérieure & interne de la cuiffe , entre l'épine du pubis & la partie moyenne du fémur.

Il eft attaché fupérieurement à l'endroit du pubis que je viens de défigner, & à la partie voifine de la fymphyfe de cet os, par un tendon épais , d'un pouce & demi de longueur , & qui defcend fur fon bord interne & antérieur. Ses fibres fe portent de haut en bas, de dedans en dehors, & de devant en arrière. Il s'élargit beaucoup, puis il s'amincit & dégénère en un tendon large & court, qui se fixe à la partie moyenne de la ligne âpre du fémur, entre ses deux lèvres, où il occupe deux pouces & demi d'étendue. Ce tendon fournit inférieurement quelques fibres aponévrotiques qui se jettent sur la portion interne du triceps crural & d'autres qui accompagnent le troisième adducteur, & qui vont se terminer au condyle interne du fémur avec la partie inférieure de ce muscle.

Le premier adducteur de la cuisse touche le *pectineus* par son bord supérieur, & le troisième adducteur par l'inférieur. Ce muscle a aussi quelques connexions avec le triceps crural. Il couvre une grande partie du second adducteur. Ses usages sont de fléchir le bassin sur la cuisse, & en même temps de l'approcher de l'autre, comme pour les croiser, & de la faire tourner sur elle-même de dedans en dehors. Il peut aussi, en quelques occasions, fléchir le bassin sur la cuisse. Lorsque l'on est debout, il soutient le tronc & l'empêche de se renverser en arrière ; & lorsqu'il a été incliné dans cette direction, il le redresse & le ramène à sa situation naturelle.

Du second Adducteur.

La forme, la position, l'étendue & les attaches du second adducteur ont beaucoup de rapport à celles du premier.

Il est attaché par en haut à la face antérieure de la branche du pubis, entre le bord interne de cette branche & le voisinage du trou ovalaire, par des fibres tendineuses très-courtes. Son épaisseur & sa largeur en cet endroit sont assez considérables. Il descend en arrière & en dehors avec un peu moins

d'obliquité que le premier adducteur, deſſous &
derrière lequel il eſt en partie couché. Ce muſcle
s'élargit & s'amincit par en bas, & ſe fixe par un
tendon aponévrotique fort court à la partie ſupérieure & interne de la ligne âpre du fémur, depuis
la partie inférieure du petit trochanter, juſqu'à
plus de deux pouces au-deſſous.

Ses connexions ſont avec le premier & le troiſième adducteur. Il agit comme le premier, ſi ce
n'eſt qu'il paroît plus propre à porter la cuiſſe
directement en dedans vers l'autre, & qu'il l'eſt
moins à en opérer la flexion. Lorſqu'on ſe tient
debout ſur une jambe, il empêche le corps de ſe
renverſer en dehors. Il peut auſſi fléchir le tronc en
dedans ſur la partie ſupérieure de la cuiſſe, & le
ramener à ſa rectitude naturelle, quand il a été
incliné dans la direction qui eſt contraire à la ſienne.

Du troiſième Adducteur.

Le troiſième adducteur a la même forme & la
même poſition que les deux autres ; mais ſon étendue eſt beaucoup plus conſidérable. Il va de la
branche du pubis & de celle de l'iſchion, à la plus
grande partie de la longueur du fémur. Ce muſcle
eſt attaché par un tendon court & épais à la face
antérieure de la partie inférieure de la branche du
pubis, & à celle de toute la branche de l'iſchion,
juſques & compris la tubéroſité de cet os, où il
ſe rencontre avec l'extrémité ſupérieure du demi-
membraneux. Il ſe porte obliquement en dehors,
en arrière & en bas, à toute la longueur de la
ligne âpre du fémur, à laquelle il ſe fixe par des
fibres légèrement tendineuſes. Quand il eſt parvenu
à la partie inférieure de la ligne âpre, il continue
de s'attacher à la crête qui va de cette ligne au
condyle interne du fémur. Il forme en cet endroit

un veritable tendon qui s'implante à la partie supérieure & postérieure du condyle; il y est aussi percé d'une ouverture oblique qui transmet les vaisseaux cruraux, & qui leur permet de se porter à la partie inférieure & postérieure de la cuisse, dans le creux du jarret.

Le troisième adducteur de la cuisse a des connexions avec les deux autres, derrière lesquels il est situé. Il en a aussi avec la portion interne du triceps crural, à laquelle il envoie quelques fibres aponévrotico-tendineuses. Ce muscle approche la cuisse de celle du côté opposé. Lorsqu'étant appuyé sur une seule jambe, le bassin est incliné en dehors, il le redresse. Il le maintient dans sa rectitude naturelle, quand il ne s'en est pas éloigné, & peut aussi le fléchir en dedans. La force de ce muscle doit être proportionnée à la multiplicité de ses fibres, & à la distance de ses attaches supérieures au centre de l'articulation qu'il meut.

Des Muscles situés à la partie postérieure de la cuisse.

Les muscles situés à la partie postérieure de la cuisse, sont, le demi-nerveux, le demi-membraneux & le biceps. Ils meuvent la jambe sur la cuisse, la cuisse sur le bassin, & réciproquement la cuisse sur la jambe, & le bassin sur la cuisse.

Du demi-Nerveux.

Le demi-nerveux est ainsi nommé, parce qu'il se termine inférieurement par un tendon grêle & long, & en quelque sorte semblable à un nerf. Il est étendu obliquement le long de la partie postérieure de la cuisse, entre le grand trochanter & la partie supérieure, antérieure & interne du tibia.

Ses attaches supérieures sont à la partie inférieure poſtérieure & externe de la tubéroſité de l'iſchion, tout près de celles du biceps, par un tendon épais & large, mais aſſez court. Il ſe fixe auſſi par un grand nombre de fibres obliques au bord poſtérieur de la longue portion du biceps, dans une étendue de trois pouces ; de ſorte qu'il y a ici une grande analogie entre l'extrémité inférieure & la ſupérieure, où la portion interne du biceps du bras s'unit de même avec l'extrémité ſupérieure du coraco-brachial. Le demi-nerveux deſcend enſuite de dehors en dedans vers le jarret, & devient tendineux au-deſſous du tiers moyen de la cuiſſe. Le tendon par lequel il ſe termine, commence plutôt du côté qui regarde le fémur, que du côté oppoſé. Il paſſe derrière le condyle interne du fémur & du tibia, puis il ſe contourne au-deſſous du ſecond, pour ſe porter à la partie ſupérieure, antérieure & interne de la crête du tibia, à peu de diſtance de la tubéroſité de cet os. Ce tendon s'élargit en cet endroit, & s'unit au bord inférieur de celui du grêle interne, lequel ſe joint de même au bord inférieur de celui du couturier. La large aponévroſe, qui eſt formée par leur réunion, gliſſe ſur la partie voiſine du tibia, laquelle eſt légèrement cartilagineuſe, & y eſt aſſujettie par un capſule qui leur eſt commune.

Les connexions du demi-nerveux viennent d'être décrites. Son tendon inférieur eſt retenu derrière le condyle interne du fémur par quelques fibres aponévrotiques qui s'en détachent, & qui, ſe portant en arrière & en bas, vont ſe perdre ſur l'aponévroſe qui enveloppe la partie poſtérieure de la jambe. Ce muſcle fléchit la jambe ſur la cuiſſe, & en quelques occaſions, la cuiſſe ſur la jambe. Lorſque cette partie eſt fortement étendue, il entraîne la cuiſſe en arrière ſur le baſſin. Il peut auſſi redreſſer le baſſin ſur la cuiſſe , lorſqu'il a été incliné en devant , le maintenir dans ſa rectitude naturelle quand il ne s'en eſt pas écarté , & même le renverſer en arrière. Son éloignement du centre de l'articulation de la cuiſſe , augmente beaucoup ſa force.

Du demi-Membraneux.

Le demi-membraneux tire ſon nom du tendon aponévrotique, qui le termine ſupérieurement. Il eſt étendu obliquement le long de la partie poſtérieure de la cuiſſe , entre la tubéroſité de l'iſchion & la partie poſtérieure du condyle interne du tibia, comme le précédent.

Ce muſcle , un des plus compoſés & des plus forts qui ſe rencontrent dans la machine animale , commence en haut par un tendon large & mince, de trois pouces de long , attaché à la face externe de la tubéroſité de l'iſchion, au-devant de ceux du biceps & du demi-nerveux , auxquels il tient , par une ou deux capſules membraneuſes fort petites & de forme ovale. Ce tendon ſe continue ſur ſa face & ſur le bord poſtérieur du muſcle , juſqu'au-deſſous de la partie moyenne de la cuiſſe. Il devient enſuite charnu & aſſez épais ; puis il ſe retrécit & s'amincit de nouveau , & ſe termine inférieurement par un autre tendon de peu de longueur , qui paſſe derrière les condyles internes du fémur & du tibia , gliſſe ſur une petite facette cartilagineuſe qui appartient au tibia , & à laquelle il eſt aſſujetti par une capſule membraneuſe , & ſe fixe enfin à la face poſtérieure du condyle de cet os , très-près de l'articulation du genou. Deux autres capſules , plus petites & moins conſtantes , l'attachent au tendon du gaſtrocnémien interne , & à celui du demi-tendineux. La première eſt en arrière ; la ſeconde, en devant & plus bas. Le tendon inférieur du demi - membraneux monte fort haut fur la face antérieure de ce mufcle , de forte que les fibres charnues dont il eft compofé , font fituées obliquement entre le tendon fupérieur & lui : il eft auffi retenu derrière les condyles du fémur & du tibia , par quelques fibres aponévrotiques qui partent de fon bord poftérieur , & qui vont fe perdre dans l'aponévrofe poftérieure de la jambe.

Le demi - membraneux n'a prefqu'aucune connexion avec les mufcles voifins. Ses ufages font les mêmes que ceux du demi - nerveux , dont il ne diffère dans la manière d'agir , que par fa force qui eft beaucoup plus grande.

Du Biceps.

Le nom que ce mufcle porte , indique affez qu'il eft fait de deux portions écartées en haut & réunies en bas ; l'une eft longue & l'autre courte. Le biceps eft étendu fur la partie externe & poftérieure de la cuiffe , entre la tubérofité de l'ifchion & la moitié inférieure du fémur , & la partie poftérieure & externe de l'extrémité fupérieure du péroné.

La longue portion du biceps eft attachée fupérieurement à la partie poftérieure , inférieure & externe de la tubérofité de l'ifchion , par un tendon d'un pouce & demi de long , & qui fe continue fur celle des deux faces de ce mufcle qui regarde le fémur. Elle defcend enfuite obliquement en dehors , & fe termine un peu au-deffous du milieu de la cuiffe , par un tendon plus large & plus fort, qui commence de bonne heure à fa face poftérieure , & que la chair accompagne long-temps du côté qui regarde le fémur , & prefque jufqu'à fa partie inférieure. Ce tendon reçoit antérieurement les fibres de la courte portion.

A a 4

Celle-ci commence au-dessous du tiers supérieur du fémur. Elle est attachée d'abord à la ligne âpre, par des fibres légèrement tendineuses à leur extrémité ; puis au-dessous de cette ligne, à celle qui naît de sa partie inférieure, & qui va au condyle externe du fémur. La courte portion du biceps a aussi des attaches nombreuses à la face externe du tendon aponévrotique, qui fixe la partie supérieure & postérieure de la portion externe du triceps crural à la ligne âpre. Ses fibres sont obliques, par rapport à la longueur du fémur. Elles se joignent au bord antérieur de la longue portion dans cette même direction, & font ensemble le tendon qui leur est commun. Ce tendon, qui est fort épais, passe derrière le côté externe de l'articulation du genou, & va enfin se terminer à la tête du péroné qu'il embrasse en arrière, & un peu en dehors. Il présente souvent deux capsules muqueuses ; l'une qui lui est commune avec le tendon du gastrocnémien externe ; l'autre qui répond au ligament latéral externe du genou. La première est petite, & manque souvent : sa forme est alongée, tirant sur l'ovale. La seconde, longue de plus d'un pouce de haut en bas, est lubrifiée par une grande quantité de synovie. On la trouve au-dessous d'un prolongement aponévrotique fourni par la partie antérieure du tendon du biceps, pour le devant de la jambe. Elle permet au tendon de grossir ; ce qui facilite la tension ou le relâchement du prolongement dont il s'agit.

La longue portion du biceps a supérieurement de fortes connexions avec le demi-nerveux. Elle a les mêmes usages que ce muscle & que le demi-membraneux. La courte fléchit, comme elle, la jambe sur la cuisse, & en quelques occasions, la cuisse sur la jambe. Outre cela, elle entraîne en

arrière la partie supérieure du péroné & le condyle externe du tibia quand la jambe est fléchie ;
& faisant tourner cet os sur une ligne qui traver-
seroit sa longueur, depuis le milieu de son condyle
interne jusqu'à celui de la cavité scaphoïde qui
reçoit l'astragale, elle porte la pointe du pied
en dehors. Cette rotation de la jambe fléchie, est
très-différente de celle qui s'exerce quand elle est
étendue, & qui dépend du fémur, au lieu que celle
dont il s'agit ne dépend que du tibia, & que le
fémur reste immobile.

Des Muscles situés à la partie antérieure de la jambe.

Les muscles de la partie antérieure de la jambe
sont cachés sous une aponévrose extrêmement forte,
qui naît en partie de l'extrémité inférieure du *fascia
lata*, & en partie du bord antérieur du condyle
externe du tibia & de la tête du péroné. Elle descend
fixée à toute la longueur de l'angle antérieur du
premier de ces os, & à l'angle externe du second.
Son épaisseur diminue à la partie inférieure de la
jambe, & elle disparoît entièrement sur la convexité
du pied, où elle se confond avec le tissu cellulaire.
Les fibres qui la composent ont une direction différente. Celles qui tiennent à l'angle antérieur du tibia,
descendent de devant en arrière, & celles qui sont
attachées à l'angle externe du péroné se portent
de derrière en devant, & passent au-devant des
premières. On en voit quelques-unes qui vont de
haut en bas sans s'incliner d'un côté ni de l'autre. Ce
sont celles qui naissent de la tête du péroné. L'aponévrose dont il s'agit a des prolongemens qui s'enfoncent entre les muscles qu'elle recouvre, & qui
les séparent en manière de cloisons. L'un d'eux est

entre le jambier antérieur & l'extenseur commun des orteils. Un autre se trouve entre cet extenseur & la partie supérieure du long péronier , & un troisième entre les moyen & court péroniers. Ils donnent attache aux fibres de ces muscles qui s'y insèrent, aussi bien qu'à la face interne de l'aponévrose même , à-peu-près comme à l'avant-bras.

Les muscles compris sous cet article , font le jambier antérieur , l'extenseur propre du pouce , le long extenseur commun des orteils , & le court , le moyen & le long péroniers. Le premier & les trois derniers meuvent le pied sur la jambe , & la jambe sur le pied. Les deux autres servent aux mouvemens des doigts ou orteils.

Du Jambier antérieur.

Le jambier antérieur est un muscle de forme alongée, charnu en haut , tendineux en bas , situé obliquement à la partie antérieure de la jambe , au-dessous des tégumens & de l'aponévrose dont on vient de parler, & qui s'étend du tibia au grand os cunéiforme, & à la partie voisine du premier os du métatarse.

Il commence à la partie antérieure , supérieure & externe du tibia , par des fibres tendineuses courtes, & continue de s'attacher aux deux tiers supérieurs de la face externe de cet os , depuis son angle antérieur jusqu'à l'externe. Quelques-unes de ses fibres se fixent aussi à la cloison qui le sépare d'avec le long extenseur commun des orteils, & à la face postérieure de l'aponévrose commune aux muscles de la partie antérieure de la jambe. Ce muscle, mince d'abord , & devenu ensuite plus épais, se retrécit de nouveau un peu au-dessous du tiers moyen de la jambe , & semble y donner naissance à un tendon qui se voit plutôt à sa face antérieure & à son bord interne que du côté opposé, & que la chair n'abandonne que plus de deux pouces au-dessous, mais qui avoit commencé dès la partie supérieure, & que les fibres charnues avoient couvert de tous les côtés. Ce tendon se porte un peu obliquement de haut en bas, & de dehors en dedans, & passe sous le ligament annulaire de la jambe, dans une coulisse qui lui est particulière. Il traverse l'articulation de l'astragale & du tibia, dans la même direction, & se glisse sous le ligament annulaire du pied. Lorsqu'il est parvenu au milieu de la longueur de cette partie, il s'élargit & se contourne de haut en bas, & de dehors en dedans sur la convexité du premier os cunéiforme, & va enfin se fixer au bord interne & inférieur de cet os, en donnant une petite portion qui s'étend jusqu'au premier os du métatarse. Il est plongé dans une capsule muqueuse qui l'entoure de tous côtés, & qui lui sert de gaîne : aussi ce tendon a-t-il une surface brillante & polie.

Le jambier antérieur n'a de connexions qu'avec le long extenseur commun des orteils & avec l'extenseur propre du pouce. Il fléchit le pied sur la jambe, & porte en même temps sa pointe en dehors du côté du péroné. Ce muscle fléchit aussi la jambe sur le pied dans un sens contraire, & lorsqu'on est debout, il l'empêche de se renverser en arrière. Il peut encore la redresser lorsqu'elle a été entraînée dans cette direction. Ces derniers usages ont lieu dans l'action de se tenir debout, & dans celle de marcher, danser, sauter, &c.

De l'Extenseur propre du pouce.

La forme de l'extenseur propre du pouce, diffère peu de celle du jambier antérieur. Il est situé obliquement à la partie moyenne & inférieure de la jambe, entre ce muscle & le long extenseur commun des orteils, par lesquels il est presque entièrement caché, & va du péroné à la seconde phalange du pouce.

Les fibres qui le fixent au péroné, sont si peu tendineuses qu'on les croiroit entièrement charnues. Elles tiennent à la face antérieure de cet os dans une étendue de cinq à six pouces de long, & plus près de son extrémité inférieure que de la supérieure. La partie voisine du ligament inter-osseux, & la cloison qui sépare ce muscle d'avec le long extenseur des orteils, leur fournissent aussi des attaches nombreuses. Ces fibres se rendent obliquement à un tendon qui commence à sa partie moyenne, & qui répond à son bord antérieur, & l'accompagnent jusqu'au bas de la jambe, & sous le ligament annulaire de cette partie, où il est reçu dans une gouttière qui lui est particulière. L'extenseur propre du pouce, mince à ses deux extrémités, & un peu plus épais à sa partie moyenne, se porte le long de la jambe dans une direction oblique de haut en bas, & de dehors en dedans. Son tendon la conserve sur la partie supérieure du pied. Il marche le long du bord interne de celui que le pouce reçoit du court extenseur commun des orteils ou du pédieux; & après avoir traversé la longueur de la première phalange du pouce, à laquelle il s'attache par des expansions aponévrotiques, qui naissent de ses bords, il va se terminer à l'extrémité postérieure, & à la face convexe de la seconde.

Les connexions de l'extenseur propre du pouce viennent d'être exposées. Ce muscle étend la seconde phalange du pouce sur la première, celle-ci sur le premier os du métatarse, & lorsqu'elles sont retenues par les muscles destinés à les fléchir, il exerce son action sur le pied qu'il entraîne sur la jambe, dans le même sens que le jambier antérieur.

Il peut auſſi, comme ce muſcle, fléchir la jambe ſur le pied, la maintenir dans ſa rectitude, la redreſſer quand elle a été renverſée en arrière, &c. &c.

Du long Extenſeur commun des orteils.

Le long extenſeur commun des orteils a la même forme & la même ſituation que les muſcles dont on vient de parler. Il eſt étendu entre le tibia & les quatre derniers orteils.

Ce muſcle s'attache ſupérieurement à la partie antérieure & externe du tibia, au-deſſous du condyle du même côté, au ligament inter-oſſeux, aux cloiſons qui le ſéparent d'avec le jambier antérieur, & le moyen & le long péroniers, au bord interne du péroné, entre l'extenſeur propre du pouce & le moyen péronier, juſqu'à la partie inférieure de la jambe, & à la face interne de l'aponévroſe ſous laquelle il eſt renfermé. Il eſt mince à ſes extrémités, & plus épais à ſa partie moyenne. On le trouve diviſé dès ſa prèmière origine en trois portions, qui ſe terminent chacune par un tendon. Celle qui eſt la plus proche du tibia ceſſe d'être charnue plutôt que les autres. Son tendon commence très-haut à ſa face poſtérieure, & ne ſe montre à l'antérieure que vers la partie moyenne de la jambe. Celle qui la ſuit devient auſſi tendineuſe de très-bonne heure; mais ſon tendon répond à ſa face antérieure. Elle eſt long-temps cachée derrière les deux premières. La chair ne quitte ſont tendon que deux pouces plus bas qu'à celle dont on vient de parler. La troiſième enfin donne naiſſance au ſien vers le milieu de la jambe.

Les trois tendons du long extenſeur commun des orteils, deſcendent obliquement de dehors en dedans. Ils paſſent ſous le ligament annulaire de la jambe, & ſont reçus dans une couliſſe qui leur est commune avec celui du petit péronier. Lorsqu'ils sont arrivés sur la convexité du pied, ils traversent les deux branches du ligament annulaire qui s'y trouvent, & se portent de dedans en dehors le long du tarse & du métatarse, aux quatre orteils qui suivent le pouce. Le premier se divise en deux bandelettes qui vont au premier & au second, le second va au troisième, & le troisième au quatrième. Ils s'applatissent & se joignent au bord interne du tendon du court extenseur commun ou du pédieux. Ces tendons reçoivent sur la première phalange des orteils, les fibres aponévrotiques des muscles lombricaux, & celles des inter-osseux supérieurs & inférieurs, & forment avec eux des gaînes aussi larges que l'os qu'elles recouvrent. Enfin ils se divisent, comme à la main, en trois portions, une qui passe directement sur l'articulation de la première phalange avec la seconde, & qui s'attache à l'extrémité postérieure de cette dernière, & deux autres qui se rejoignent sur la seconde, pour aller ensemble à la troisième.

Le long extenseur commun des orteils a des connexions avec le jambier antérieur, avec l'extenseur propre du pouce, & avec le long, le moyen & le court péroniers, entre lesquels il est situé. Ses tendons en ont aussi avec le court extenseur commun, & avec ceux des muscles lombricaux & inter-osseux. Il étend les troisièmes phalanges sur les secondes, les secondes sur les premieres, & même celles-ci sur les os du métatarse, quoique ses tendons n'aillent pas s'y fixer, parce qu'ils y sont assujettis & retenus de la manière qui a été exposée il n'y a qu'un moment. Lorsque les doigts sont retenus par leurs muscles fléchisseurs, le long extenseur agit sur le pied & sur la jambe qu'il fléchit réciproquement l'un sur l'autre, à-peu-près comme le jambier antérieur & l'extenseur propre du pouce. Il ne faut pas omettre de remarquer que les tendons de ce muscle, ayant sur le pied une direction oblique de dedans en dehors, ils ne peuvent opérer une extension directe des doigts qu'ils entraînent du côté du pouce.

Du court péronier.

Les trois muscles péroniers sont ainsi nommés, parce qu'ils ont une direction à-peu-près semblable à celle du péroné sur lequel ils sont couchés. Leur forme ne diffère pas de celle des muscles précédens, & ils sont étendus entre le péroné & divers os du pied.

Celui dont il s'agit ici est le plus antérieur. Il est situé à la partie antérieure, inférieure & externe de la jambe, au bord externe du long extenseur commun des orteils, auquel il est si intimement uni, que l'on croiroit qu'il en fait partie. Ses attaches sont à un peu plus de la moitié inférieure de la face antérieure du péroné, & à la partie voisine du ligament inter-osseux, par des fibres qui paroissent entièrement charnues. Il tient aussi en dehors à une cloison qui le sépare d'avec le moyen péronier. Ce muscle, mince d'abord devient épais ensuite, & se termine inférieurement par un tendon qui passe sous le ligament annulaire de la jambe, avec ceux du long extenseur commun des orteils. Ce tendon glisse sous le ligament annulaire du pied, après quoi il se détourne en dehors, passe sur le court extenseur commun des orteils ou pédieux dont il croise la direction, s'élargit à son extrémité, & se termine enfin par une large aponévrose qui le fixe au côté externe de l'extrémité postérieure ou de la base, puis de la moitié postérieure de la longueur du cinquième os du métatarse.

Les connexions du court péronier viennent d'être exposées. Ce muscle fléchit le pied sur la jambe ; mais en même temps il relève davantage son bord externe que l'interne, & porte un peu la pointe du pied en dedans. Il peut aussi fléchir la jambe sur le pied, l'empêcher de se renverser en arrière, & contribuer par conséquent à la fermeté de la jonction qui unit ces deux parties dans la station & dans la progression, & même ramener en devant la jambe sur le pied, quand elle a été inclinée en arrière. Le rapport de ce muscle avec le long extenseur commun des orteils est tel, que lorsque l'un des deux est plus épais qu'à l'ordinaire, l'autre est beaucoup plus mince.

Du long Péronier.

Le long péronier est plus long que les deux autres. Ce muscle commence à la partie supérieure, antérieure & latérale externe du tibia au-dessous de son condyle, & près l'attache supérieure du long extenseur commun des orteils. Il embrasse ensuite la partie supérieure & externe du péroné, & se fixe à toute la face externe de cet os, jusqu'à quatre pouces au-dessus de la malléole externe. Le long péronier est encore attaché aux cloisons qui le séparent d'avec le long extenseur commun des orteils, & en arrière d'avec le soléaire & le long fléchisseur du pouce ; & à l'aponévrose qui le couvre. Sa partie supérieure est long-temps aponévrotique, sur-tout en arrière. Après cela il devient charnu, & prend une épaisseur considérable. Il se termine inférieurement par un tendon applati qui commence assez haut ; mais qui ne se montre entièrement à découvert, qu'un peu au-dessous de la partie moyenne de la jambe. Ce tendon répond au bord externe & postérieur du muscle, & sa
chair

chair l'accompagne du côté opposé, jusqu'à trois pouces de la partie inférieure de la malléole externe. Il est d'abord mince & large; mais il s'épaissit & se retrécit beaucoup dans la suite.

Le long péronier & son tendon descendent un peu obliquement en arrière. Le tendon passe derrière la malléole externe, où il est reçu dans une coulisse cartilagineuse qui lui est commune avec celui du moyen péronier, & retenu par une espèce de ligament annulaire. Cette coulisse est garnie d'une capsule muqueuse, partagée en deux loges pour chacun des deux tendons. Quand il est parvenu au calcanéum, il quitte le tendon du moyen péronier & passe sur une facette de la face externe de cet os, qui lui est particulière. Il s'engage bientôt entre le bord externe du pied & le muscle abducteur du petit orteil, & se porte dans la gouttière creusée au-devant de l'éminence oblique de la face inférieure du cuboïde. Sa direction alors est oblique de dehors en dedans & de derrière en devant. Il est assujetti par une substance ligamenteuse très-forte, qui recouvre la gaîne dont il s'agit, & va enfin s'attacher à la gouttière inférieure & externe de l'extrémité postérieure du premier os du métatarse, & un peu à la partie voisine du grand os cunéiforme. On y remarque divers nœuds aux endroits où il est le plus exposé aux frottemens, derrière la malléole externe, vis-à-vis la facette de la face externe du calcanéum, & sous l'éminence du cuboïde. Ce dernier est le plus épais & très-ordinairement d'une consistance osseuse, ce qui permet de le mettre au nombre des os sésamoïdes.

Outre les connexions du long péronier qui viennent d'être exposées, ce muscle en a beaucoup avec le moyen dont il embrasse & couvre la partie supérieure. Ses usages sont d'étendre le pied sur la jambe,

<table>
<tr><td>Tome I.</td><td>B b</td></tr>
</table>

mais en tournant sa pointe en dehors, & en portant le premier os du métatarse, & avec lui tout le bord interne du pied en bas. L'extension directe du pied s'exécute dans la jonction de l'astragale avec la partie inférieure de la jambe ; & son inflexion, en dehors & en bas, dépend de celle de l'astragale avec le scaphoïde, & du calcanéum avec la face postérieure du cuboïde. Le long péronier peut aussi renverser la jambe en arrière sur le pied, la redresser, quand elle a été entraînée dans la flexion, & la maintenir droite, quand elle ne s'est pas éloignée de la direction qui lui est naturelle. Ainsi il agit fort utilement dans la station, la progression, &c.

Du moyen Péronier.

Le moyen péronier occupe les deux tiers inférieurs du péroné à la face antérieure, puis à la face postérieure & externe duquel il s'attache, jusqu'à la malléole externe. Il est aussi fixé aux cloisons aponévrotiques qui le séparent d'avec le long extenseur commun des orteils, le petit péronier & le long fléchisseur du pouce. Ce muscle est étroit & mince d'abord, mais il s'élargit & s'épaissit beaucoup en descendant. Il produit de bonne heure le tendon qui le termine par en bas. Ce tendon, après avoir été fort large, se retrécit & devient en même temps plus épais. Il répond à la face postérieure & externe du muscle, dont la chair ne cesse de l'accompagner qu'à la partie inférieure de la jambe. Quand il y est parvenu, il passe derrière la malléole externe où il est reçu dans la même coulisse que le tendon du long péronier. Ensuite il traverse le calcanéum de derrière en devant & de haut en bas, en glissant sur une facette de cet os, qui est supérieure à celle qui transmet le long péronier, puis il marche le long du bord externe de la face supérieure du cuboïde, jusqu'à la partie supérieure & postérieure du tubercule qui se voit à l'extrémité postérieure du cinquième os du métatarse.

Le moyen péronier est en grande partie couvert par le long. Il a quelques connexions avec le long extenseur commun des orteils, le petit péronier, & le long fléchisseur du pouce. Ce muscle étend le pied sur la jambe, & en quelques occasions la jambe sur le pied, de la même manière, & avec la même obliquité que le long péronier. Il peut aussi, comme lui, la redresser & la maintenir dans sa rectitude naturelle. D'ailleurs, comme il s'attache à la partie postérieure & externe du cinquième os du métatarse, il tire cet os en arrière, & par conséquent il éloigne son extrémité antérieure de celle du quatrième, celle-ci de l'extrémité voisine du troisième, & de cette manière il élargit la plante du pied.

Des Muscles situés à la partie postérieure de la jambe.

Les muscles situés à la partie postérieure de la jambe sont les jumeaux ou gastrocnémiens & le plantaire grêle, puis le poplité & le soléaire, qui paroissent former une seconde couche ; & le long fléchisseur du pouce, le long fléchisseur commun des orteils & le jambier postérieur, qui sont placés au-devant des autres, sur la face postérieure du tibia & du péroné, & qui en font une troisième. Les trois premiers, le cinquième & le huitième meuvent le pied sur la jambe & la jambe sur le pied. Le quatrième sert avec les trois premiers aux mouvemens de la jambe sur la cuisse & de la cuisse fur la jambe, & les deux autres, c'eſt-à-dire le ſixième & le ſeptième, ſont particulièrement deſtinés à mouvoir les doigts ou orteils. Ces muſcles ſont enveloppés d'une aponévroſe de peu d'épaiſſeur, qui vient de la partie inférieure & poſtérieure du *faſcia lata*, & qui eſt fortifiée par quelques fibres détachées des tendons du couturier, du grêle interne, du demi-nerveux, du demi-membraneux & du biceps. Le peu d'épaiſſeur de cette aponévroſe qui ne leur fournit aucunes attaches, qui ne s'interpoſe point entre eux, & qui diſparoît bientôt, en ſe confondant, vers le bas de la jambe, avec le tiſſu cellulaire qui ſe rencontre au-deſſous des tégumens, fait que l'on n'y apporte ordinairement qu'une attention médiocre.

Des Jumeaux ou Gaſtrocnémiens.

Les jumeaux ou gaſtrocnémiens ſont deux muſcles aſſez ſemblables qui forment une partie de l'épaiſſeur de la jambe, & qui ſont ſitués au-deſſous de ſes tégumens, depuis les condyles du fémur juſqu'à la partie poſtérieure du calcanéum.

L'un d'eux eſt interne & l'autre externe. Le premier eſt le plus épais & le plus long. Il eſt attaché ſupérieurement un peu au-deſſus de la partie poſtérieure du condyle interne du fémur, par un tendon épais & fort, plus long vers ſon bord interne que vers l'externe, qui tient fortement à la capſule articulaire du genou, & qui y eſt aſſujeti, auſſi bien qu'au tendon du demi-tendineux, par une membrane capſulaire, de la nature de celles qui ont été ſi ſouvent décrites. Ce tendon dégénère en une large aponévroſe qui deſcend en arrière, juſqu'au bas de la portion charnue du muſcle, principalement du côté interne.

Le jumeau externe eſt fixé à la partie poſtérieure

du condyle externe du fémur, par un tendon moins épais & plus court que celui du jumeau interne, lequel descend le long de son bord externe, & qui s'épanouit de même en arrière par une aponévrose dont la largeur & la longueur sont moins considérables.

Les deux muscles jumeaux s'élargissent depuis leur origine jusqu'à la partie moyenne de la jambe, au-delà de laquelle ils se retrécissent de nouveau. Ils se terminent tous deux inférieurement par un large tendon aponévrotique qui s'étend sur leur face antérieure, & qui monte fort haut, sur-tout du côté interne. Ces tendons s'unissent par en bas à la partie postérieure du muscle soléaire, l'externe plutôt que l'interne, & ils s'y joignent d'une manière si intime, qu'ils ne font qu'un seul corps avec lui.

L'union des jumeaux avec le soléaire est la plus forte & presque l'unique connexion de ces muscles. Ils en ont cependant encore avec le plantaire grêle & avec le poplité qu'ils recouvrent. Leur usage est d'étendre directement le pied sur la jambe, ce qu'ils font avec d'autant plus de force, qu'ils agissent concuremment avec le soléaire, & que le tendon qu'ils forment s'insère loin du centre de l'articulation de l'astragale avec la partie inférieure du tibia & du péroné. Ces muscles renversent aussi la jambe sur le pied ; ils la maintiennent dans sa rectitude pendant la station, & peuvent l'y ramener lorsqu'elle a été fléchie en devant. Leurs attaches à la partie inférieure du fémur les rendent propres à fléchir la jambe sur la cuisse & la cuisse sur la jambe, ou plutôt à maintenir la flexion de ces deux parties l'une sur l'autre.

Du Plantaire grêle.

Le nom que porte ce muscle lui aura sans doute

été donné, parce qu'on se sera persuadé qu'il con-tribuoit à la formation de l'aponévrose qui règne sous le pied, comme le palmaire grêle contribue à former celle qui se voit au dedans de la main; mais son tendon ne va pas jusqu'à cette aponévrose; & au lieu de se fléchir sous le pied, il se fixe à la partie postérieure, interne & un peu supérieure du calca-néum. Un Anatomiste moderne, à qui l'on doit un grand travail sur les capsules muqueuses des ten-dons, M. Fourcroy, dit que celui - ci se termine constamment à la partie supérieure interne de la capsule du tendon d'Achille, & qu'il sert à la re-lever & en quelque sorte à l'agiter.

Le plantaire grêle est situé supérieurement entre les jumeaux, & s'étend depuis le bas du fémur jus-qu'à l'os du talon. Il s'attache à la partie postérieure du condyle externe du fémur par des fibres qui pa-roissent entièrement charnues. Ce muscle est aussi fixé à la capsule articulaire du genou. Il descend obliquement de dehors en dedans, le long du bord supérieur du jumeau externe; & après avoir par-couru trois pouces & demi de chemin, il produit le tendon grêle & alongé qui le termine. Ce tendon passe entre le jumeau interne & le soléaire. Lorsqu'il est arrivé à l'endroit où commence celui que for-ment ces muscles, & qui est connu sous le nom de tendon d'Achille, il se colle à son bord interne & un peu à sa face antérieure, & l'accompagne dans toute sa longueur. Ce dernier est creusé & comme cannelé pour le recevoir. Leur union est intime par en bas.

Les connexions du plantaire grêle ont été suffi-samment exposées. Ce muscle, quoique foible, a sans doute les mêmes usages que ceux auxquels il est uni; car il arrive souvent que son tendon se rompt lorsque le pied porte à faux, ce qui oblige à

mettre les muscles entenseurs du pied dans une contraction forte & subite pour soutenir le poids du
corps. Il agit aussi sur la capsule du genou, & la tirant en arrière, il l'empêche d'être pincée dans la
flexion de la jambe sur la cuisse, ou de la cuisse sur
la jambe.

Du Poplité.

Le poplité est un petit muscle de forme triangulaire, situé profondément à la partie postérieure &
supérieure de la jambe, au-devant des jumeaux & du
plantaire grêle, & étendu entre la partie inférieure
du fémur & la partie supérieure du tibia.

Il est attaché supérieurement à la partie inférieure
du condyle externe du fémur, & à la face postérieure
de la capsule articulaire du genou, par un tendon
large & épais. Ce tendon règne assez long - temps
sur sa face antérieure, & passe sur une coulisse cartilagineuse pratiquée derrière la tête du péroné, à
laquelle il est assujetti par une capsule particulière.
Le poplité descend ensuite obliquement de dehors
en dedans, pour se fixer à la partie supérieure &
postérieure du tibia, & principalement à son bord
interne, jusqu'à la ligne oblique qui s'y remarque.
Il est presque entièrement charnu à sa partie inférieure, excepté à sa dernière extrémité où il rede-
vient tendineux. Ses fibres ont différentes directions.
Les premières sont presque transversales. Celles qui
suivent sont plus obliques, & les inférieures approchent de la perpendiculaire.

Outre les connexions que le poplité a avec les jumeaux & le plantaire grêle, au-devant desquels il
est caché, il en a aussi quelques-unes avec le soléaire
qui s'attache avec lui à la ligne oblique de la partie
supérieure & postérieure du tibia. Ce muscle aide
à fléchir la jambe sur la cuisse, & la cuisse sur la

jambe. Il tire aussi en arrière la capsule du genou, pour la mettre à l'abri du froissement qu'elle pourroit éprouver dans les grands mouvemens de cette jointure. D'ailleurs, quand la jambe est fléchie, il entraîne le condyle du tibia en arrière, & fait tourner cet os sur lui-même de devant en dedans, de manière à porter la pointe du pied vers le pied opposé, & à contre-sens de la courte portion du biceps dont il devient l'antagoniste.

Du Soléaire.

Le soléaire est un muscle large, épais, applati, situé à la partie postérieure de la jambe, au-devant des jumeaux, & qui s'étend de la partie supérieure du tibia & du péroné, au calcanéum. Il tire son nom de sa forme, qui est semblable à celle de la plante du pied ou à la semelle d'un soulier.

Ce muscle tient supérieurement à la partie postérieure de la tête du péroné, par des fibres tendineuses assez courtes en arrière & longues en devant ; puis à la face postérieure du quart supérieur de cet os. Il est aussi fixé à la ligne oblique de la partie supérieure & postérieure du tibia qui donne attache au bord inferieur du poplité, & ensuite le long du bord interne du même os, dans une étendue de deux pouces. Sa partie supérieure forme une pointe mousse, mais il s'élargit beaucoup jusqu'au milieu de sa longueur, après quoi il se retrécit, & commence à produire le tendon qui le termine par en bas. Ce tendon est formé de l'assemblage d'un grand nombre de fibres aponévrotiques qui s'étendent sur presque toute sa face postérieure, & n'est totalement abandonné de la chair qu'auprès du calcanéum. Il reçoit, un peu au-dessous du milieu de la jambe, ceux des muscles jumeaux qui se collent à sa face postérieure, & qui s'y unissent intimement. Ces

trois mufcles forment enfemble un tendon étroit à
fa partie moyenne, & large à fes deux extrémités,
que l'on nomme le tendon d'Achille. L'épaiffeur en
eft fort confidérable. Il defcend vers le calcanéum,
& fe termine à fa partie poftérieure & inférieure,
après avoir gliffé fur une facette cartilagineufe qui
fe voit un peu au-deffus, & à laquelle il eft affujetti par une capfule membraneufe, dont la force &
l'étendue font remarquables.

Les principales connexions du foléaire ont été
expofées. Ce mufcle a les mêmes fonctions que les
jumeaux, excepté que, comme il ne s'étend pas jufqu'au fémur, il ne contribue en rien à la flexion de
la jambe fur la cuiffe, & de la cuiffe fur la jambe.

Du long fléchiffeur du pouce.

Le long fléchiffeur du pouce eft un mufcle de
forme alongée, qui eft couché obliquement & profondément le long de la partie poftérieure de la
jambe, & qui s'étend du péroné à la feconde phalange du pouce.

Ce mufcle eft étroit & mince en haut, & fe fixe
par des fibres prefque entièrement charnues à la
partie poftérieure des trois quarts inférieurs du péroné, jufqu'à un grand pouce de l'extrémité de la
malléole externe. Il s'épaiffit & s'élargit en defcendant, & s'attache aux cloifons aponévrotiques qui
le féparent du long & du moyen péronier en devant, & du jambier poftérieur en arrière. Ses fibres
ont une direction oblique. Elles viennent fe rendre
à un tendon qui règne fur prefque toute fa longueur, mais qu'elles couvrent de tous côtés. Ce
tendon ne paroît à découvert qu'à un pouce de la
jointure du pied, encore la chair l'accompagne-
t-elle jufqu'à cette jointure. Il fe porte obliquement

de dehors en dedans, paſſe derrière la partie inférieure du tibia, s'engage dans la couliſſe qui ſe
trouve ſur le bord poſtérieur de l'aſtragale, & y
eſt retenu par une ſorte de ligament annulaire, &
par une capſule de l'eſpèce de celles qui ſe voient
par-tout où les tendons gliſſent ſur des ſurfaces po-
lies. Quand il a traverſé cette couliſſe, il va gagner
la voûte interne du calcanéum, ſous laquelle il paſſe
au-deſſus de l'abducteur du pouce. Il marche ſous le
bord interne du pied, & ſe gliſſe dans la cannelure
que forment les deux portions du court fléchiſſeur.
On le voit enſuite s'engager entre les deux os ſéſa-
moïdes qui ſe trouvent dans l'articulation du premier os du métatarſe avec la première phalange du
pouce, entrer dans la gaîne ligamento-cartilagineuſe
de la face inférieure de cette phalange, paſſer ſous
l'articulation qui l'unit avec la ſeconde, & ſe terminer enfin à la face interne & à l'extrémité poſtérieure de cette ſeconde. Le tendon du long fléchiſſeur du pouce croiſe celui du long fléchiſſeur des
orteils, ſous la voûte du calcanéum. Il paſſe au-
deſſus, & lui donne une languette tendineuſe qui
s'y porte de derrière en devant. Souvent il en reçoit
une qui vient s'y rendre dans la même direction. Il
s'arrondit à ſon paſſage ſous la première phalange,
à laquelle il eſt aſſujetti par une membrane molle
& lâche. On y apperçoit auſſi une trace de diviſion,
comme s'il étoit fait de deux bandelettes adoſſées
l'une à l'autre; enfin il s'élargit à ſa dernière extrémité.

Les connexions du long fléchiſſeur du pouce ont
été expoſées. Ce muſcle fléchit la ſeconde phalange
de ce doigt ſur la première, & celle-ci ſur le premier os du métatarſe. Lorſque les extenſeurs du
pouce l'empêchent d'exercer cette action, il entraîne
le premier os du métatarſe & le grand os cunéiforme
qui le ſoutient ſur le ſcaphoïde, & cet os ſur la

partie antérieure de l'aftragale, & les portant en bas, il courbe le pied fur fa longueur, & approche les doigts du talon. Ce mufcle peut auffi étendre le pied fur la partie inférieure de la jambe; mais alors il en abaiffe plus fortement le bord interne que l'externe. Il y a des cas dans lefquels il ramène la jambe fléchie en devant fur le pied dans fa direction naturelle, d'autres où il l'y maintient, & d'autres enfin où il la renverfe en arrière.

Du long Fléchiffeur commun des orteils.

Ce mufcle, dont la forme eft femblable à celle du précédent, eft couché le long de la partie poftérieure de la jambe, & il s'étend du tibia à la troifième phalange des quatre orteils qui fuivent le pouce.

Il eft charnu en haut, & tendineux en bas. Ses attaches font à la face poftérieure du tibia, du côté interne, depuis l'éminence oblique de cet os, à laquelle le bord inférieur du mufcle poplité vient fe fixer, jufqu'à fon quart inférieur. Il tient auffi à l'aponévrofe qui couvre en arrière le jambier poftérieur. Ses fibres, dont la direction eft oblique, tombent de côté & d'autre fur un tendon qui règne fur toute fa longueur. Ce tendon ne commence à paroître qu'à deux grands pouces au-deffus de la malléole interne, mais la chair du mufcle l'accompagne plus loin. Il croife un peu celui du jambier poftérieur, derrière lequel il paffe avant d'arriver à la malléole. Qand il y eft parvenu, il fe gliffe derrière cette éminence où il eft reçu dans une couliffe cartilagineufe, & retenu par une efpèce de ligament annulaire & de capfule muqueufe. Il defcend enfuite fous la voûte du calcanéum. Là, il croife la direction du tendon du long fléchiffeur du pouce, avec lequel il communique, comme il a été dit dans la defcription de ce mufcle, & fe porte en dehors, vers le milieu de la longueur du pied. Il s'applatit & s'élargit, après quoi il fe divife en quatre bandelettes qui s'écartent les unes des autres, & qui vont gagner les têtes des quatre derniers os du métatarfe. Lorfque ces bandelettes y font arrivées, elles fortent de deffous l'aponévrofe plantaire avec les tendons du court fléchiffeur commun des orteils, pour s'engager enfemble dans la gaîne ligamento-cartilagineufe qui fe trouve à la face inférieure des deux premières phalanges de chacun des doigts. Elles traverfent les ouvertures pratiquées à travers les tendons du court fléchiffeur commun, & vont enfin fe terminer à la bafe des troifièmes phalanges.

Le tendon du long fléchiffeur commun des orteils s'unit, vers le milieu de la longueur du pied, & avant de fe divifer, avec une portion mufculeufe, de forme plate & quarrée, mais un peu plus longue que large, qui en eft comme l'acceffoire. Cette portion naît obliquement de la partie antérieure, fupérieure & interne de la tubérofité externe du calnanéum, puis des ligamens répandus fur la face antérieure de cet os, par des fibres moins long-temps tendineufes en dehors qu'en dedans. Elle eft prefque entièrement charnue, excepté le long de fon bord interne, & fe porte de derrière en devant, & de dehors en dedans, jufqu'à la face fupérieure & au bord externe du tendon du long fléchiffeur commun des orteils où elle fe termine, & avec lequel elle fe joint à l'endroit qui a été défigné.

Ce mufcle a des connexions avec le jambier poftérieur & avec le court fléchiffeur commun des orteils. Outre cela, les bandelettes qui réfultent de la division de son tendon, donnent naissance aux muscles lombricaux, comme les tendons du profond aux lombricaux de la main. Son principal usage est de fléchir les troisièmes phalanges des orteils sur les secondes. Cependant il agit aussi sur celles-ci & sur les premières. L'obliquité de la direction suivant laquelle il entraîne les doigts, est corrigée par celle de son accessoire, qui marche de dehors en dedans, au lieu qu'il se porte de dedans en dehors. Cette portion musculeuse augmente encore sa force. Le long fléchisseur commun des orteils peut aussi courber le pied sur sa longueur, l'étendre sur la partie inférieure de la jambe, & réciproquement la jambe sur le pied. Il la maintient dans la station, & la redresse quand elle a été entraînée en devant.

Du Jambier postérieur.

Le jambier postérieur est couché derrière le tibia & le péroné, & s'étend de ces os au scaphoïde & au premier os cunéiforme.

Ce muscle tient par des fibres tendineuses à la face posterieure & au bord externe du tibia, depuis l'insertion du muscle poplité, jusqu'à deux pouces au-dessous. Il est aussi attaché à la face postérieure de la partie voisine du péroné, puis plus bas à celle du ligament inter-osseux, jusqu'à la partie inférieure de la jambe. Quelques-unes de ses fibres se fixent encore à la face antétieure de l'aponévrose qui le recouvre, & qui est interposée entre le long fléchisseur commun des orteils & lui, & d'autres, en beaucoup plus grand nombre, à celle qui sépare son bord externe d'avec le long fléchisseur du pouce. Elles sont toutes obliques, & viennent se rendre à un tendon caché dans son épaisseur, & qui monte près de son extrémité supérieure. Vers le milieu de la longueur du tibia, ce tendon commence à paroître à la face antérieure & au bord interne du muscle seulement, étant accompagné en arrière de la chair qui ne le quitte que vers la malléole interne. Il passe derrière cette malléole, dans une coulisse qui lui est particulière, & qui est plus antérieure que celle qui transmet le tendon du long fléchisseur commun des orteils, & il y est retenu par une espèce de ligament annulaire. Sa largeur augmente beaucoup dans cette coulisse, & continue à devenir de plus en plus considérable, jusqu'à sa dernière insertion. Il se porte le long du bord interne du pied, où il est retenu dans une coulisse qui lui permet de couler librement. Vis-à-vis la partie inférieure & interne du scaphoïde, il renferme un os sésamoïde, au-delà duquel il s'insère en partie au scaphoïde même, & en partie au bord inférieur du premier os cunéiforme, sur lequel il se continue, en allant gagner l'articulation de cet os avec le premier os du métatarse.

Le jambier postérieur n'a guère de connexions qu'avec le long fléchisseur commun des orteils, & avec le long fléchisseur du pouce. Il est un de ceux qui meuvent le pied sur la jambe & la jambe sur le pied. Il porte l'un vers l'autre en dedans, sans les étendre ni les fléchir. Dans la station, ce muscle maintient la jambe sur le pied dans sa rectitude naturelle.

Des Muscles situés à la face supérieure du pied.

Les muscles situés à la face supérieure du pied, sont le pédieux ou le court extenseur commun des orteils, & les inter-osseux supérieurs. Le premier est couvert d'une toile aponévrotique très-mince qui vient de la jambe, & est bridé par le ligament annulaire du pied. Il est aussi superficiel, au lieu que les autres sont situés plus profondément. Leur nom indique assez les parties aux mouvemens desquelles ils sont destinés.

Du Pédieux.

Le pédieux ou le court extenseur commun des orteils est un muscle de peu de longueur, mais assez large, couché obliquement sur la face supérieure du pied, & étendu entre le calcanéum & la partie voisine de l'astragale, & les dernières phalanges des quatre premiers doigts ou orteils, compris le pouce. Il est attaché en arrière par des fibres tendineuses de peu de longueur, à la face externe de la grosse apophyse du calcanéum, puis à la partie supérieure & antérieure d'un ligament qui, de la partie inférieure, antérieure & interne du tibia, descend obliquement en devant & en dehors, vers la même apophyse, jusques vis-à-vis la partie interne de l'astragale. Sa largeur, en cet endroit, est assez considérable; mais elle augmente encore à mesure qu'il se porte en devant; ce qu'il fait dans une direction oblique de dehors en dedans. Il ne tarde pas à se diviser en quatre portions inégales, dont les deux internes sont les plus grosses & les plus courtes, & les deux externes les plus minces & les plus longues. Chacune renferme un tendon sur lequel les fibres viennent se rendre obliquement, qui paroît d'assez bonne heure, mais que la chair accompagne fort loin. Ces tendons croisent ceux du long extenseur commun, de dehors en dedans, & passent dessous, presque vis-à-vis l'extrémité postérieure des os du métatarse. Ils s'avancent vers les extrémités antérieures de ces os , & enfuite fur les premières phalanges des doigts auxquels ils appartiennent. Quand ils y font parvenus, ils fe placent au côté interne de ceux de l'extenfeur commun des doigts, s'y uniffent intimement, & fe terminent avec eux , comme il a été dit ci-deffus.

Le mufcle pédieux n'a d'autres connexions qu'avec les tendons du long extenfeur commun des doigts, & celui du petit péronier qui le bride près fa naiffance. Il étend les quatre premiers doigts & les porte en même temps en dehors, du côté du petit bord du pied. Par ce moyen , il corrige l'obliquité des tendons du long extenfeur qui le portent en dedans & du côté du pouce, & le mouvement qui réfulte de l'action combiné de ces deux mufcles, eft une extenfion directe.

Des inter-offeux fupérieurs.

Les inter-offeux fupérieurs font fitués entre les cinq os du métatarfe. Ils font au nombre de quatre, & reffemblent beaucoup aux inter-offeux externes de la main , c'eft-à-dire , qu'ils font compofés de derrière en devant pour former un tendon commun.

Le premier occupe l'intervalle du premier & du fecond os du métatarfe. Il tient en arrière à la moitié poftérieure & au bord externe du premier de ces os, du côté de la face fupérieure feulement , & à toute la longueur du fecond, qu'il embraffe intérieurement jufques vers fa face inférieure , & vers la plante du pied. Les fibres qui naiffent du premier os du métatarfe fe portent de dedans en dehors , & celles qui tirent leur origine du fecond , marchent de dehors en dedans. Elles fe réuniffent en formant un angle aigu en devant , & le tendon qui en réfulte va au côté

interne

interne de la première phalange du second orteil, auquel il s'attache en partie, après quoi il se continue le long du bord supérieur de cette phalange, pour se joindre au bord interne des tendons extenseurs qui s'y trouvent.

Le second des inter-osseux supérieurs appartient au côté externe du même doigt. Il est fixé à la partie interne & postérieure du troisième os du métatarse, & à toute la longueur du côté externe du second. Ses fibres s'avancent jusques sur la face inférieure de cet os, & même en arrière jusques aux ligamens par lesquels sa jonction avec le tarse est affermie.

Le troisième & le quatrième vont au côté externe du troisième & du quatrième doigt. Ils ont les mêmes attaches respectives. Le troisième au côté interne & à la partie postérieure du quatrième os du métatarse, & à tout le côté externe du troisième, & le quatrième au côté interne & à la partie postérieure du cinquième os du métatarse, & à tout le côté externe du quatrième. La seule différence que ces deux muscles présentent, c'est que vers la face inférieure du pied, non-seulement ils tiennent à la longueur des os du métatarse auxquels ils répondent, mais encore à une espèce de ligament qui naît de l'angle inférieur & externe de ces os, & qui donne aussi attache aux inter-osseux inférieurs.

Les muscles inter-osseux supérieurs ont de fortes connexions avec les inférieurs. Leurs tendons s'unissent sur les doigts avec ceux des lombricaux & des long & court extenseurs communs des orteils. Ils ont le même usage que ceux de la main, c'est-à-dire, qu'ils fléchissent les premières phalanges des doigts sur les os du métatarse, qu'ils étendent les secondes sur les premières, & les troisièmes sur les secondes, & que d'ailleurs ils portent le second doigt en dedans, & ce même doigt & les deux qui suivent en dehors.

Des Muscles situés à la partie inférieure du pied.

On trouve au-dessous des tégumens de la partie inférieure du pied, une aponévrose large & épaisse, semblable à quelques égards à l'aponévrose palmaire, mais qui n'est produite par l'épanouissement des fibres tendineuses d'aucun muscle. C'est l'aponévrose plantaire. Elle commence à la partie inférieure & postérieure du calcanéum, où elle est plus étroite & plus épaisse que par-tout ailleurs, & s'étend, en s'élargissant & en s'amincissant, jusques sous la tête que forme l'extrémité antérieure des os du métatarse. Sa forme est en quelque sorte triangulaire. Elle est divisée dans toute sa longueur en trois portions, une moyenne plus considérable, une externe qui l'est un peu moins, & une interne qui est mince.

La portion moyenne tient en arrière à la grosse tubérosité ou tubérosité interne du calcanéum. Elle s'avance entre les deux autres, & s'étend sous les têtes des cinq os du métatarse. Ses fibres rayonnées & écartées de derrière en devant, sont à peine croisées par quelques fibres transversales. Elle se divise en cinq languettes qui se subdivisent chacune en deux autres, lesquelles s'enfoncent profondément de bas en haut, pour s'attacher sur les côtés des têtes des os du métatarse, en laissant entre ces os un passage pour les tendons des muscles lombricaux, pour les vaisseaux sanguins & les nerfs, & un autre sous leur partie moyenne que traversent les tendons du court & du long fléchisseur commun des orteils. Une cloifon profonde, née de cette portion moyenne & des deux autres, partage le deffous du pied en trois loges, une au milieu & deux latérales.

La portion externe de l'aponévrofe plantaire eft attachée poftérieurement à la petite tubérofité ou tubérofité externe du calcanéum. Elle fe porte de dedans en dehors & de derrière en devant, fous la moitié poftérieure de l'abducteur du petit orteil, & va en partie fe fixer à la partie inférieure de l'extrémité poftérieure de l'os du métatarfe qui foutient ce doigt, & en partie fe continuer & fe perdre fous la partie antérieure du mufcle que l'on vient de nommer. Enfin, la portion interne de cette aponévrofe s'étend de derrière en devant fous le mufcle abducteur du pouce, & s'y perd. Ces trois portions, & fur-tout les deux premieres, fourniffent des attaches nombreufes aux mufcles qui leur répondent, c'eft-à-dire, au court fléchiffeur commun des orteils, & à l'abducteur du petit doigt.

Les mufcles fitués à la partie inférieure du pied & au-deffus de l'aponévrofe plantaire, forment comme trois couches placées les unes au-deffus des autres. La plus inférieure eft faite par l'abducteur du pouce, le court fléchiffeur commun des orteils & l'abducteur du petit doigt. La feconde par le court fléchiffeur & l'adducteur du pouce, par le tranfverfal des orteils, les lombricaux & le court fléchiffeur du petit orteil ; & la troifième par les inter-offeux inférieurs. Les noms de ces mufcles indiquent affez les parties du pied auxquelles elles appartiennent, & même la manière dont ils les meuvent.

De l'Abducteur du pouce.

L'abducteur du pouce est un muscle de forme alongée, assez gros en arrière, tendineux en devant, couché sur la face inférieure & sur le bord interne du pied, entre le calcanéum & la première phalange du pouce.

Il s'attache postérieurement à la partie latérale interne de la grosse tubérosité du calcanéum, par des fibres tendineuses courtes, puis à un ligament tendu entre cette tubérosité & la gaîne qui contient le tendon du jambier postérieur & plus antérieurement à tout le bord inférieur & interne de cette gaîne, dans l'étendue d'un pouce & demi. Ce muscle est aussi fixé à la cloison qui le sépare d'avec le court fléchisseur commun des orteils. Il devient tendineux vis-à-vis la partie postérieure du premier os cunéiforme, vers sa face inférieure seulement, & se retrécit beaucoup ; mais la chair accompagne son tendon jusqu'au milieu du premier os du métatarse. En cet endroit, le tendon de l'abducteur du pouce se joint fortement à la portion interne du court fléchisseur du même doigt, & se porte avec elle sur le côté inférieur & interne de l'articulation de sa première phalange avec le premier os du métatarse. Ensuite il s'attache à l'extrémité postérieure de cette phalange, après avoir passé par-dessous l'os sésamoïde qui se trouve dans son articulation avec le métatarse.

Les seules connexions de ce muscle sont avec le court fléchisseur du pouce. Il écarte le pouce des autres doigts, & il le fléchit en même temps un peu. Son action s'étend aussi sur le pied, qu'il courbe sur sa longueur, en approchant le pouce du calcanéum, & le calcanéum du pouce.

Du court Fléchisseur commun des orteils.

Le court fléchisseur commun des orteils règne fur toute la longueur de la face inférieure du pied, depuis le calcanéum jufqu'aux fecondes phalanges des orteils qui fuivent le pouce.

Il eft attaché en arrière à la face inférieure de la groffe tubérofité du calcanéum, par des fibres tendineufes affez courtes. Il l'eft auffi fur les côtés aux cloifons qui le féparent d'avec l'abducteur du pouce & d'avec celui du petit doigt, & à toute la face fupérieure de l'aponévrofe plantaire, au-deffus de laquelle il eft fitué. Ce mufcle, mince en arrière & un peu plus épais enfuite, fe divife entre les têtes poftérieures des os du métatarfe en quatre portions, dont celle qui appartient au troifième doigt eft la plus long-temps charnue, & dont les deux dernières font les plus petites. Leur arrangement eft tel, que la première du côté du pouce couvre un peu la feconde, celle-ci la troifième, & la troifième celle qui fuit. Elles fe terminent par un tendon qui commence plutôt à leur face fupérieure qu'à l'inférieure. Ces tendons vont gagner la partie inférieure de la tête des os du métatarfe, & paffer entre les languettes de l'aponévrofe plantaire, après quoi ils s'engagent dans la gaîne ligamento-cartilagineufe, qui fe trouve à la face inférieure des phalanges de tous les doigts. Vers la bafe des premières, ils fe partagent en deux bandelettes qui fe contournent comme celles du fublime à la main, pour former une efpèce de canal à travers lequel paffent les tendons du long fléchiffeur commun des orteils, & qui fe réuniffent fur la feconde phalange à laquelle ils s'attachent. On ne trouve pas au-dedans de la gaîne ligamento-cartilagineuse des doigts du pied, des membranes molles & lâches comme celles qui se rencontrent dans celles de la main, pour lier ensemble les tendons qui y passent.

Les connexions du court fléchisseur commun des orteils viennent d'être exposées. Ce muscle fléchit les secondes phalanges des doigts sur les premières, celles-ci sur les os du métatarse, & fait courber le pied sur sa longueur, en tirant les doigts vers le calcanéum, & le calcanéum vers les doigts.

De l'Abducteur du petit doigt.

L'abducteur du petit doigt est situé le long du bord externe & inférieur du pied, comme celui du pouce l'est le long de son bord interne. Il est étendu entre le calcanéum & le cinquième os du métatarse, & la première phalange du petit doigt.

Ses attaches au calcanéum sont à la face antérieure de la petite tubérosité ou tubérosité externe de cet os, par des fibres tendineuses assez courtes. Il tient aussi à la cloison qui le sépare d'avec le court fléchisseur commun des orteils, & à la face supérieure de la portion de l'aponévrose plantaire qui le recouvre. Son épaisseur devient assez considérable en devant, où il se porte obliquement de dedans en dehors. Il forme du côté externe & inférieur, un tendon qui va se fixer à la partie postérieure de la base du cinquième os du métatarse, après quoi se continuant de derrière en devant sur cet os, sans s'y attacher, & sans se joindre au court fléchisseur commun des orteils près lequel il marche, il forme un second tendon qui commence plutôt à sa face supérieure qu'à l'inférieure, & qui va s'attacher au côté externe & inférieur de l'extrémité postérieure de la première phalange du petit doigt.

Les connexions de ce mufcle font connues. Il
écarte & fléchit un peu le petit doigt, & courbe
légèrement le pied fur fa longueur, en approchant le calcanéum des orteils, & les orteils du
calcanéum.

Du court Fléchiffeur du pouce.

C'eft une maffe charnue affez épaiffe, couchée
fous le premier os du métatarfe, entre le tarfe
& la première phalange du pouce.

Il eft fimple en arrière, & compofé en devant,
de deux portions qui s'écartent l'une de l'autre.
Ses attaches poftérieures font à la cloifon aponévrotique interpofée entre le long abducteur du
pouce & le court fléchiffeur commun des orteils,
à des ligamens fitués obliquement à la partie inférieure & antérieure du tarfe, & un peu à la partie
inférieure du premier ou du grand os cunéiforme,
par un tendon très-confidérable, & d'un pouce
au moins de long, qu'on ne voit qu'à la face
de ce mufcle, qui eft fupérieure, & par laquelle
il regarde les os. Le court fléchiffeur du pouce
devient plus épais en fe portant en devant. Il fe
divife dès fon commencement pour former les deux
portions dont il a été parlé. L'une eft interne,
& l'autre eft externe; mais ces deux portions ne
s'écartent totalement l'une de l'autre que près la
tête qui forme l'extrémité antérieure du premier os
du métatarfe. Alors l'interne s'unit avec le tendon
antérieur de l'abducteur du pouce, & l'externe
avec celui de fon adducteur. Elles deviennent
toutes deux tendineufes au même endroit, paffent
fous les côtés interne & externe de l'articulation
du pouce, par-deffous les os féfamoïdes qui s'y
trouvent, & vont fe fixer à la partie inférieure

de la bafe de la première phalange. La cannelure formée en deſſous par leur écartement, loge & reçoit le tendon du long fléchiſſeur du même doigt.

Le court fléchiſſeur du pouce n'a d'autres connexions que celles qui viennent d'être décrites. Il fléchit la première phalange de ce doigt ſur l'os du métatarſe qui le ſoutient, & par conſéquent ſon uſage eſt conforme au nom ſous lequel on le déſigne.

De l'Adducteur du pouce.

L'adducteur du pouce a preſque la forme d'un éventail. Il eſt couché obliquement & profondément ſous la face inférieure du pied, au côté externe du court fléchiſſeur du pouce, entre le tarſe & la première phalange du pouce.

Ce muſcle eſt large en arrière & en dehors, & attaché par des fibres tendineuſes aſſez fortes vis-à-vis du ſecond & du troiſième os cunéiforme à la face inférieure de la gaîne ligamento-cartilagineuſe, ſous laquelle gliſſe le tendon du long péronier. Il ſe porte en devant & en dedans, en ſe retréciſſant, & ſe termine par un tendon qui s'unit au côté externe de la portion du court fléchiſſeur du pouce qui le regarde, paſſe par-deſſous l'os ſéſamoïde voiſin, & va ſe terminer ou à cet os ſéſamoïde, ou à la partie externe, inférieure & poſtérieure de la première phalange du pouce.

Outre les connexions que l'adducteur du pouce a avec le court fléchiſſeur du même doigt, il en a d'autres avec le tranſverſal des orteils, dont les fibres vont aboutir à ſon tendon. Ce muſcle ne peut qu'aider à la flexion du pouce, & le porter du côté des autres doigts.

Du Transfersal des orteils.

Le tranfverfal des orteils eft étendu tranfverfalement entre le bord externe & le bord interne
du pied , au-deffous des têtes antérieures des quatre
derniers os du métatarfe. Il eft petit en toutes fes
parties.

Ses attaches en dehors font à la face inférieure
du ligament qui unit les têtes des os du métatarfe,
par des efpèces de digitations , dont la plus antérieure, qui vient du fecond os, eft la plus courte,
& la poftérieure, qui vient du dernier, eft la plus
longue. Ces portions réunies vont fe fixer, prefque
charnues, au côté externe & à la face inférieure
du tendon de l'adducteur du pouce.

Le tranfverfal des orteils a des connexions avec
l'adducteur du pouce. Il rapproche les têtes des
os du métatarfe les unes des autres , comme pour
faire prendre au pied la forme d'une gouttière
alongée de devant en arrière.

Des Lombricaux.

Les lombricaux font au nombre de quatre ;
comme à la main, & viennent de même des
tendons du long fléchiffeur commun des orteils,
d'où ils fe portent aux premières phalanges des
quatre derniers doigts.

Ces mufcles longs & grêles font inégaux entre
eux. Le premier, qui eft le plus près du pouce,
eft un peu plus long que les autres. Il eft affez
mince, ainfi que le fuivant ; le troifième, & fur-
tout le dernier, font les plus gros. Celui-ci fe
rencontre en arrière avec la partie antérieure de
l'acceffoire du long fléchiffeur commun des orteils,

& il a quelques connexions avec ce muſcle. Les tendons qui terminent les lombricaux en devant, commencent plus loin à leur face ſupérieure qu'à l'inférieure. Ils paſſent dans les ouvertures que forment les languettes de l'aponévroſe plantaire, & vont tous les quatre au côté interne de la première phalange des quatre derniers doigts, & ſe continuent le long de cette phalange, ſous la convexité de laquelle ils montent pour s'unir aux tendons extenſeurs, comme à la main.

Le premier lombrical eſt fixé en arrière, au côté interne, & ſur-tout à la face ſupérieure du premier tendon du long fléchiſſeur commun, à-peu-près vers la baſe du premier os du métatarſe, par des fibres purement charnues, dans l'étendue d'un grand pouce. Le ſecond eſt attaché à la fourche que forment le premier & le ſecond tendon du long fléchiſſeur, mais plus au ſecond qu'au premier. Les deux autres viennent pareillement de la fourche des ſecond, troiſième & quatrième tendons du long fléchiſſeur.

Les lombricaux n'ont guère de connexions qu'avec le long fléchiſſeur commun des orteils, & avec les tendons extenſeurs des doigts auxquels ils appartiennent. Ces muſcles approchent les doigts du pouce. Ils aident auſſi à la flexion de leurs premières phalanges, & à l'extenſion des ſecondes & des troiſièmes.

Du court Fléchiſſeur du petit doigt.

Ce petit muſcle eſt ſitué le long de la face inférieure & du bord externe du dernier os du métatarſe, entre la baſe de cet os & celle de la première phalange du petit orteil. Il eſt tendineux en arrière, mais il devient bientôt charnu. Quelques-unes de ſes fibres ſe détournent en dehors,

& s'attachent à toute la longueur du cinquième os du métatarse ; mais le plus grand nombre s'avance au-delà de cet os, en formant un tendon qui passe sous le côté externe de son articulation avec le petit orteil, à l'extrémité postérieure de la première phalange duquel il s'attache, & qui se perd tout près de son abducteur.

Il ne peut que fléchir la première phalange du cinquième orteil sur le dernier os du métatarse.

Des Inter-osseux inférieurs.

Les inter-osseux inférieurs ne sont qu'au nombre de trois. Ils sont simples, comme les inter-osseux internes de la main, & vont au côté interne des trois derniers doigts. Ils tiennent à tout le bord interne des trois derniers os du métatarse, du côté de leur face intérieure seulement, aux ligamens qui joignent ces os avec le tarse, & au ligament que j'ai dit être interposé entre eux & les inter-osseux supérieurs. Leurs tendons passent dans les écartemens des languettes de l'aponévrose plantaire, & vont se porter aux doigts auxquels ils appartiennent, comme ceux des inter-osseux supérieurs.

Ils servent à l'adduction des trois derniers doigts qu'ils approchent du pouce. Ces muscles fléchissent aussi leurs premières phalanges sur les os du métatarse, & étendent les secondes sur les premières, & les troisièmes sur les secondes.

Des Muscles situés à la partie antérieure du cou.

Les muscles situés à la partie antérieure du cou sont le peaucier, le sterno-cléido-mastoïdien, le digastrique, les stylo, mylo, genio, sterno & omoplat-hyoïdiens, & les hyo & sternothyroïdiens. Le premier eſt un de ceux qui meuvent la mâchoire inférieure. Le ſecond appartient à la tête. Les cinq qui ſuivent ſont principalement deſtinés aux mouvemens de l'os hyoïde, & les deux derniers à ceux du cartilage thyroïde, ou plutôt du larinx.

Du Peaucier.

Le peaucier eſt un muſcle large & mince, ſitué au-devant du cou, ſous les tégumens de cette partie, & étendu entre les parties antérieure, ſupérieure & latérale de la poitrine, & le ſommet de l'épaule, & entre la mâchoire inférieure. & quelques-uns des muſcles des lèvres.

Il commence inférieurement par des fibres très-minces, écartées les unes des autres, répandues au-devant de la portion claviculaire du grand pectoral & de la partie antérieure du deltoïde, juſqu'à un grand pouce au-deſſous de la clavicule & de l'acromion. Ces fibres paroiſſent naître du tiſſu cellulaire & des tégumens. Elles ſe rapprochent en montant obliquement en devant, & le muſcle qu'elles forment ſe rétrécit un peu, & devient plus épais. Lorſqu'il eſt arrivé au voiſinage de la mâchoire inférieure, les fibres internes de celui du côté droit croiſent celles du peaucier gauche, & vont s'attacher au bas du menton. Celles qui ſuivent ſe courbent un peu de dehors en dedans pour paſſer au-deſſous du bord externe du triangulaire des lèvres, & pour aller ſe fixer à la partie latérale du menton. Les externes paſſent au-devant du bord antérieur & de l'extrémité inférieure du maſſeter, & ſe prolongeant obliquement de bas en haut, & de dehors en dedans, elles vont ſe perdre ſous les tégumens de la joue, & dans les muſcles du voiſinage.

Le muscle peaucier est assez écarté de l'autre
par en bas ; mais il s'en rapproche par en haut,
au point que leurs bords internes sont prêts à se
toucher. Il couvre la plupart des autres muscles
situés à la partie antérieure du cou. On ne sait
s'il appartient à la mâchoire inférieure, à l'abaissement de laquelle il paroît contribuer, ou s'il est
uniquement destiné à froncer les tégumens du cou
& ceux de la face. Ce muscle a été nommé par
Galien πλάτυσμα μῦωδες, par quelques-uns *pla-
tysma myoïdes*, & par d'autres, *quadratus & latissimus colli*, ce qui signifie la même chose.

Du Sterno-cléido-mastoïdien.

Ce muscle tire son nom de ses attaches, qui
sont d'une part au sternum & à la clavicule, &
de l'autre au voisinage de l'apophyse mastoïde. Il
est situé obliquement de bas en haut, de dedans
en dehors &.de devant en arrière à la partie antérieure du cou, de sorte qu'il est proche de celui
du côté opposé par en bas, & qu'il en est fort
éloigné par en haut. Ces deux muscles représentent
assez bien un V romain, ou un compas dont les
branches seroient écartées par en haut. Leur forme
est alongée.

Le sterno-cléido-mastoïdien est composé de deux
parties, une antérieure & externe qui tient au
sternum, & qui est connue sous le nom de sternale,
& une postérieure & interne qui tient à la clavicule, & que l'on appelle claviculaire. La première est fixée latéralement à la partie supérieure
de la face antérieure de la première pièce du
sternum, par un tendon de plus d'un pouce de
long, qui finit un peu plus tôt vers le bord interne
du muscle, que vers son bord externe, qui s'élargit

à l'endroit de fon infertion, où il eft reçu dans une échancrure de la partie voifine du grand peétoral & que la chair accompagne en arriere jufqu'à fa partie inférieure. Les fibres qui lui fuccedent forment un corps charnu qui s'épaiffit & s'élargit vers le milieu du cou, & dont les fibres, paralleles à fa longueur, montent obliquement de devant en arriere, & fe terminent enfin fupérieurement par un tendon qui commence plutôt du côté poftérieur & interne que de l'autre, & qui s'élargit beaucoup avant de fe fixer à l'apophyfe maftoïde & à l'occipital.

La feconde portion eft plus large & plus mince inférieurement que la première. Elle eft attachée au bord fupérieur & à la face antérieure de prefque toute la moitié interne de la clavicule, par des fibres tendineufes plus longues en devant & plus courtes en arrière. Cette portion monte enfuite, mais avec moins d'obliquité que la portion fternale, de forte que vers le milieu du cou elle paffe derrière elle, & la croife en fe portant de dehors en dedans, ou plutôt dans une direétion droite de bas en haut.

Les deux portions du fterno-cléido-maftoïdien réunies & prefque confondues, vont enfemble à leur deftination, & forment conjointement le tendon qui les termine fupérieurement. Ce tendon applati & large, un peu plus long vers le bord antérieur du mufcle que vers le poftérieur, monte au-deffus de l'apophyfe maftoïde à la bafe de laquelle il s'attache, après quoi il continue de fe fixer à la partie latérale de l'arcade occipitale fupérieure, dans une étendue de plus de deux pouces.

La moitié inférieure du fterno-cléido-maftoïdien eft couverte par le peaucier, le refte eft au-deffous des tégumens. Ce mufcle en couvre un grand nombre d'autres. Ses ufages font multipliés. Quand il fe contraéte avec fon femblable, il foutient la tête dans fa rectitude naturelle, & s'oppofe à fon renverfement en arrière. Il la ramène en devant lorfqu'elle a été entraînée dans ce fens, & redreffe en même temps la partie fupérieure du cou. Si l'on eft couché à la renverfe, ce mufcle foulève la tête & l'approche de la partie fupérieure de la poitrine; mais il faut alors qu'il foit aidé par les mufcles droits & obliques du ventre, fans quoi la charpente de la poitrine obéiroit à fon action, & une partie de l'effort qu'il fait feroit employée à élever les côtes. C'eft la raifon pour laquelle on fent dans ce mouvement les mufcles du bas-ventre tendus en manière de corde, depuis l'appendice xyphoïde jufqu'au pubis. Le concours de ces mufcles avec le fterno-cléido-maftoïdien mérite une attention particulière, foit lorfqu'on veut s'affurer par le toucher de la difpofition des vifcères du bas-ventre, foit lorfqu'il eft queftion de réduire une hernie, de replacer les inteftins ou l'épiploon fortis à la fuite d'une plaie pénétrant dans le ventre, &c. & il exige que la tête du malade foit bien foutenue, & qu'on avertiffe le malade lui-même de ne faire aucun mouvement pour la foulever. On peut ajouter que le fterno-cléido-maftoïdien fert encore à élever la clavicule & la première côte, lorfque la tête eft fortement retenue par fes mufcles extenfeurs, car il agit alors fur la poitrine avec toute la force qui lui eft propre. Ce qui le prouve, c'eft que dans les violentes infpirations, on renverfe la tête en arrière, & on la tient ferme, ainfi que le cou. D'ailleurs, en élevant & en retenant la clavicule, le mufcle dont il s'agit empêche que cet os ne foit abaiffé par le fous-clavier, dont l'action eft déterminée fur la première côte.

Outre ces ufages, le fterno-cléido-maftoïdien

en a d'autres, lorsqu'il agit seul, & qu'il n'est pas contre-balancé par celui du côté opposé. Il entraîne la tête & le cou obliquement en devant sur la partie latérale & supérieure de la poitrine, & sert aussi à mouvoir la première vertèbre sur la seconde, & à produire le tournoiement de la tête, en vertu duquel on porte le visage à droite & à gauche. La manière dont il produit ce dernier mouvement est telle, que celui du côté droit tourne la tête à gauche, *& vice versâ*. Il est quelquefois arrivé que, faute de connoître cette fonction du sterno-cléido-mastoïdien, on s'est mépris sur la nature de certaines indispositions qui dépendoient de ce muscle. Winslow en a communiqué deux exemples dans un Mémoire imprimé parmi ceux de l'Académie royale des Sciences pour l'année 1735.

Du Digastrique.

Le digastrique est ainsi nommé, parce qu'il est composé de deux ventres ou portions charnues, réunies par un tendon commun & mitoyen. Il est situé entre la partie supérieure & antérieure du cou, derrière le peaucier & le sterno-cléido-mastoïdien, & au-dessous de la mâchoire inférieure, & il s'étend de la rainure mastoïdienne à la partie inférieure & moyenne du menton.

Son ventre postérieur prend naissance dans la rainure dont il vient d'être parlé, par des fibres tendineuses de peu de longueur. Il descend obliquement en devant & en bas, dans l'étendue de deux pouces, & après s'être retréci inférieurement, il dégénère en un tendon qui commence près de son insertion, mais qui reste caché sous les fibres charnues dont il est entouré de tous côtés, & qui viennent s'y rendre de haut en bas. Ce tendon se porte dans la même direction que le muscle auquel il appartient, & après avoir parcouru un grand pouce de chemin, il traverse l'épaisseur de la partie inférieure du stylo-hyoïdien, qui est fendue pour le recevoir. Il s'avance encore deux ou trois lignes, après quoi il est retenu, & comme ployé de haut en bas par une espèce de bride membraneuse très-forte, d'une demi-ligne de largeur, longue de plus d'un pouce, & qui, après avoir monté de la partie latérale antérieure du corps de l'os hyoïde au-devant du tendon, passe derrière lui, & descend s'attacher à la même partie de l'os hyoïde. Cette bride a l'apparence d'une poulie dans laquelle le tendon du digastrique glisseroit de devant en arrière, & de derrière en devant, si rien ne s'y opposoit.

Lorsque ce tendon est sorti de la bride dont il s'agit, il commence à se couvrir des chairs du ventre antérieur du muscle, lequel s'élargit de plus en plus, en montant obliquement de bas en haut & de derrière en devant, & va enfin s'implanter auprès de celui du côté opposé, à la partie inférieure & moyenne du menton, par des fibres tendineuses assez courtes. Ce second ventre n'a guère plus de la moitié de la longueur du premier. La forme en est la même. Ses fibres charnues vont aussi se rendre de haut en bas, mais de devant en arrière, au tendon commun. Il fournit de sa partie inférieure & interne une aponévrose assez forte, large de quatre lignes, longue de sept à huit, qui couvre en descendant la partie voisine du mylo-hyoïdien, & qui va s'attacher au bas de la face antérieure du corps de l'os hyoïde. C'est cette aponévrose qui empêche que le tendon mitoyen puisse glisser librement à travers la bride ligamenteuse dont il a été parlé. Cependant si on tire le digastrique en arrière, il obéit un peu, & la partie antérieure s'approche de la poftérieure; mais lorfqu'on le tire en devant, il réfifte, & la partie poftérieure ne fuit pas l'antérieure.

Les principales connexions du digaftrique font avec le ftylo-hyoïdien, & fur-tout avec le mylo-hyoïdien, dont fon ventre antérieur couvre une grande partie. Ce mufcle eft lui-même recouvert par le peaucier & par le fterno-cléido-maftoïdien, comme il a été dit précédemment. Il eft un de ceux dont les ufages ont été le plus conteftés. On a cru long-temps qu'il ne fervoit qu'à l'abaiffement de la mâchoire inférieure, & que s'il parcouroit un chemin fi long avant de s'y attacher, ce n'étoit qu'afin que fes fibres euffent affez de longueur pour opérer le mouvement auquel il étoit deftiné : on a dit que le tendon qui fépare fes deux portions charnues, gliffoit aifément dans l'efpèce de poulie à travers laquelle on a cru qu'il paffoit, & qu'il n'avoit d'autre ufage que de ne pas gêner les parties qui l'avoifinent, autant que l'auroit pu faire un corps charnu, continu d'une des extrémités du mufcle à l'autre. Mais fi ce tendon eft fixé à l'os hyoïde, de manière à ne pouvoir être entraîné par le corps charnu du digaftrique; fi l'os hyoïde eft appuyé par l'extrémité de fes grandes cornes fur la partie antérieure des vertèbres du cou, & s'il ne peut reculer en arrière, avec quelque force que la partie poftérieure du digaftrique fe con-tracte, il eft impoffible qu'elle agiffe fur la mâchoire inférieure, & il faut qu'elle ait un autre ufage que celui de l'abaiffer. Il eft vraifemblable que ces deux portions du digaftrique entraînent des parties différentes. Celle qui eft antérieure abaiffe la mâchoire inférieure, & quelquefois elle ne fait que la mouvoir en arrière, pour la remettre dans fa fituation naturelle, lorfque cet os a été porté

horizontalement en devant. Celle qui eſt poſtérieure fait faire la baſcule à la tête, la renverſe
en arriere, & par conſéquent éleve la mâchoire
ſupérieure. Ce qui prouve que le digaſtrique exécute les mouvemens qui viennent d'être expoſés,
c'eſt que, quand on ouvre la bouche, la mâchoire
ſupérieure s'éleve pendant que l'inférieure s'abaiſſe.
Pour s'en aſſurer, que l'on mette la pointe d'un
couteau, ou qu'on tende horizontalement un fil
entre les dents de la mâchoire ſupérieure & celles
de la mâchoire inférieure d'une perſonne à qui on
fera enſuite ouvrir la bouche, on verra la mâchoire
ſupérieure s'élever, & l'inférieure s'abaiſſer; & ſi
l'écartement des deux mâchoires eſt d'un pouce,
la ſupérieure aura parcouru environ trois ou quatre
lignes de chemin, pendant que l'inférieure en aura
parcouru huit à neuf. L'élévation de la mâchoire
d'en haut pour l'ouverture de la bouche a été
connue de Boerhaave & de Monro; mais ils ont
cru qu'elle étoit produite par les muſcles *ſplénius*,
complexus & autres, deſtinés au renverſement de
la tête. Il eſt aiſé de ſe convaincre que ces muſcles
n'y ont aucune part, puiſqu'ils ſont alors dans le
plus grand relâchement. C'eſt le digaſtrique ſeul,
ou plutôt ce ſont la portion poſtérieure du digaſtrique, & le ſtylo-hyoïdien dont il ſera parlé
ci-après, qui y donnent lieu. Ces muſcles ne
pouvant faire reculer l'os hyoïde auquel ils vont
s'attacher, exercent leur action ſur la tête, & la
renverſent dans le ſens de l'extenſion : la roideur
qu'ils contractent alors, roideur que l'on apperçoit
facilement, en portant profondément les doigts
au-deſſous de l'angle de la mâchoire inférieure, le
prouve de la maniere la plus complete.

Ferrein, le premier qui ait fait connoître cette
fonction de la partie poſtérieure du digaſtrique,

penfe même que quand le tendon de ce mufcle glifferoit librement de derrière en devant, & de devant en arrière, la tête pourroit être renverfée en arrière, & la mâchoire fupérieure élevée par fon action, pendant que l'inférieure feroit abaiffée. En effet, un mufcle attaché à deux parties mobiles doit les approcher ou les écarter, s'il eft favorablement difpofé pour cela, & le mouvement qu'il leur imprime doit être en proportion de leur maffe ou de la réfiftance qu'elles oppofent à fon action. Si l'une des deux eft trois ou quatre fois plus pefante ou plus difficile à mettre en mouvement, elle parcourra trois ou quatre fois moins de chemin. Or voilà, felon lui, les circonftances où la mâchoire fupérieure & l'inférieure fe trouvent l'une par rapport à l'autre. La première a beaucoup plus de maffe, mais la feconde, quoique plus légère, eft affez difficile à entraîner, par rapport à la réfiftance que les parties antérieures du cou mettent à fon mouvement. Par conféquent elles doivent s'écarter à proportion de leur mobilité différente, & l'une doit s'éloigner de l'autre, de la quatrième ou cinquième partie du chemin que celle-ci peut parcourir.

Indépendamment des ufages qui viennent d'être attribués aux deux portions du mufcle digaftrique, il eft des circonftances où elles en ont d'autres; par exemple, lorfque des obftacles puiffans s'oppofent à l'abaiffement de la mâchoire inférieure, lorfqu'ayant le coude appuyé fur une table, on pofe le menton fur la main, & qu'on preffe avec force, elles opèrent l'ouverture de la bouche par la feule élévation de la mâchoire fupérieure. Il eft vrai que cette ouverture ne peut guère être plus grande que de huit à neuf lignes, mais elle concourt de plus en plus à prouver que le digaftrique eft capable de faire faire la bascule à la tête, de la renverser en arrière, & par conséquent d'élever la mâchoire supérieure, comme il a été dit ci-dessus.

Un autre usage du digastrique, c'est celui d'élever l'os hyoïde, & de l'approcher de la mâchoire inférieure. Cet usage a lieu dans la déglutition ; mais il n'est pas absolument nécessaire, comme l'a cru Winslow : car on peut avaler la bouche ouverte, & c'est ce que font tous les jours les gens qui boivent en versant la liqueur de haut dans leur bouche.

Les principales connexions du digastrique sont avec le stylo-hyoïdien, & sur-tout avec le mylo-hyoïdien, dont sa partie antérieure couvre une grande partie. Ce muscle est lui-même recouvert par le peaucier.

Du Stylo-hyoïdien.

Le stylo-hyoïdien est un muscle grêle, situé le long du bord supérieur & de la face interne du corps charnu postérieur, & du tendon mitoyen du digastrique, & étendu entre l'os hyoïde & l'apophyse styloïde de l'os des tempes.

Il est fixé à cette apophyse par un tendon long & mince, qui s'attache à sa racine & à son bord postérieur. Ce muscle descend ensuite, en formant un corps charnu, mince d'abord, puis un peu plus épais, que le tendon accompagne assez loin à son bord supérieur & externe. Lorsqu'il est arrivé à un pouce de l'os hyoïde, il se sépare en deux portions, une antérieure plus grêle, qui passe au-devant du tendon du digastrique, une postérieure plus épaisse, qui passe derrière le même tendon, sans y être autrement attachées que par du tissu cellulaire & des membranes lâches, & qui, après s'être réunies, paſſent derrière la bride ligamenteuſe du digaſtrique, & derrière l'aponévroſe du corps charnu antérieur de ce muſcle, pour aller ſe fixer enſemble à la partie latérale antérieure du corps de l'os hyoïde.

On trouve quelquefois au-deſſus du ſtylo-hyoïdien un muſcle tout ſemblable, mais beaucoup plus petit, qui ſe termine à la petite corne de l'os hyoïde. Souvent auſſi, au lieu de s'attacher uniquement à l'apophyſe ſtyloïde, il tient à la face interne & à la partie inférieure & poſtérieure de l'angle de la mâchoire inférieure, par une aponévroſe large & mince. Ce muſcle n'eſt pas toujours fendu pour laiſſer paſſer le tendon mitoyen du digaſtrique. Il y a des ſujets chez qui ſes fibres ſe confondent avec ce tendon d'une manière ſi intime, que le digaſtrique & lui ne paroiſſent former qu'un ſeul & même muſcle du genre des trigaſtriques.

Ses principales connexions ſont avec le digaſtrique, & quelquefois avec les muſcles omoplathyoïdien & hyo-thyroïdien, auxquels il fournit quelques fibres. Il élève l'os hyoïde, & le porte en arrière ; mais il ne peut exercer cet uſage qu'autant que l'os en queſtion eſt ſorti de la ſituation qui lui eſt naturelle, & qu'il a été porté en devant par le mylo & le génio-hyoïdien, & par la partie antérieure du digaſtrique. Le ſtylo-hyoïdien ſert auſſi à renverſer la tête, & à lui faire faire la baſcule en arrière. Outre cela, il eſt le congénère de la partie poſtérieure du digaſtrique. Ses adhérences avec l'angle interne de la mâchoire, contribuent peut-être à augmenter ſa force, ou à l'éloigner de l'artère carotide, qu'il pourroit gêner lorſqu'il entre en contraction.

Du Mylo-hyoïdien.

Le mylo-hyoïdien eſt un muſcle impair, qui tire ſon nom de ſes attaches, & qui eſt étendu entre la mâchoire inférieure & l'os hyoïde. Il eſt mince, large, plat, & de forme à-peu-près triangulaire.

Ce muſcle eſt attaché au bas & à la face interne du menton, au-deſſus de l'inſertion du corps charnu antérieur du digaſtrique, puis de côté & d'autre à la ligne oblique qui s'élève en dedans des parties latérales de l'arc de la mâchoire inférieure. Les fibres qui le compoſent ſont obliques, & viennent pour la plupart ſe rendre de devant en arrière, de dehors en dedans, & de haut en bas, ſur les côtés d'une ligne tendineuſe mitoyenne, qui, du milieu du menton, ſe porte au milieu du corps de l'os hyoïde, & qui le partage en parties droite & gauche. Les antérieures ſont très-courtes; celles qui ſuivent le ſont moins; les poſtérieures deviennent de plus en plus longues. Celles qui terminent ce muſcle ſur les côtés, ne vont pas aboutir à la ligne tendineuſe dont on vient de parler. Elles ſe rendent aux parties ſupérieures, antérieures & latérales du corps de l'os hyoïde. Une ligne graiſſeuſe les ſépare ordinairement des autres. Le tendon de ce muſcle n'eſt pas toujours fort apparent; mais la direction & la marche de ſes fibres ſont toujours aiſées à diſtinguer.

Le mylo-hyoïdien eſt couvert par le corps charnu antérieur & par l'aponévroſe du digaſtrique. Il cache le génio-hyoïdien & les glandes ſublinguales & maxillaires, au-deſſous deſquelles il eſt ſitué. Ses uſages ſont d'élever l'os hyoïde vers la mâchoire inférieure, en le portant en devant, & d'entraîner la mâchoire vers l'os hyoïde, lorſque celui-ci est retenu par les muscles qui s'attachent à sa partie inférieure. Il peut encore faire reculer la mâchoire de dedans en arrière, par un mouvement horizontal, & donner des secousses utiles aux glandes voisines.

Du Génio-hyoïdien.

Le génio-hyoïdien est situé auprès de son semblable, au-dessus de la partie moyenne du mylo-hyoïdien. Il est étendu, comme ce muscle, entre la mâchoire inférieure & l'os hyoïde. Sa forme est alongée ; il est mince & grêle en toutes ses parties.

Ce muscle est attaché par des fibres tendineuses assez courtes, mais plus longues à son bord externe qu'à l'interne, à la partie moyenne inférieure de l'éminence de la portion postérieure du menton. Il s'élargit & s'épaissit en descendant en arrière, & va enfin se terminer à la partie antérieure & supérieure du corps de l'os hyoïde, par des fibres tendineuses très-courtes.

Le génio-hyoïdien a des connexions avec le mylo-hyoïdien, au-dessus duquel il est placé, & avec le génio-glosse qui est couché au-dessus de lui. Il a les mêmes usages que le mylo-hyoïdien, si ce n'est que comme il n'est pas aussi large, il ne peut mouvoir que l'os hyoïde & la mâchoire inférieure, & que son action ne s'étend pas sur les glandes voisines.

Du Sterno-hyoïdien.

Le sterno-hyoïdien est couché un peu obliquement à la partie antérieure du cou, entre la première pièce du sternum & l'os hyoïde, derrière les tégumens & la partie inférieure du sterno-cléido-

maſtoïdien. Sa forme eſt alongée ; il eſt plat &
mince en toutes ſes parties.

Ce muſcle s'attache inférieurement par des fibres
tendineuſes fort courtes, à la face poſtérieure ou
interne de la première pièce du ſternum, & à la
capſule qui unit cet os avec la tête de la clavicule.
Il eſt d'abord aſſez éloigné de celui du côté oppoſé ;
mais il s'en rapproche bientôt, en montant ſur la
partie antérieure & latérale du cou, & ſemble
s'unir vis-à-vis la partie inférieure du larinx.
L'endroit de cette union préſente, pour l'ordinaire,
une énervation tendineuſe, de l'eſpèce de celles
qui ſe remarquent aux muſcles droits du ventre,
laquelle n'occupe que la moitié interne de ſa largeur.
Cette énervation forme une ligne tortueuſe, &
paroît moins à ſa face poſtérieure qu'à l'antérieure.
Le ſterno-hyoïdien s'écarte de nouveau de ſon
ſemblable, mais moins qu'à ſa partie inférieure.
Il paſſe ſur les côtés du cartilage thyroïde, &
après s'être beaucoup retréci, il va ſe fixer au
bas de la partie moyenne de l'os hyoïde, derrière
l'inſertion de l'omoplat-hyoïdien au même os.

Le ſterno-hyoïdien couvre les ſterno & hyo-
thyroïdiens. Il a quelques connexions par ſon bord
externe & ſon extrémité ſupérieure, avec l'omoplat-
hyoïdien. Ce muſcle n'eſt propre qu'à abaiſſer l'os
hyoïde, & à le retenir en bas, pendant que les
muſcles, ſitués à la partie ſupérieure de cet os, ſe
contractent pour mouvoir la mâchoire inférieure.

De l'Omoplat-hyoïdien.

L'omoplat-hyoïdien eſt un muſcle digaſtrique,
ſitué fort obliquement à la partie latérale du cou,
derrière le ſterno-cléido-maſtoïdien, entre l'omoplate, & quelquefois entre la clavicule & la partie

inférieure, antérieure & latérale du corps de l'os hyoïde.

Le corps charnu inférieur de ce muscle est plus long & plus large que le supérieur. Il s'attache en bas à la partie moyenne antérieure du bord supérieur de l'omoplate, au ligament qui ferme l'échancrure de la base de l'apophyse coracoïde de cet os, & quelquefois à cette apophyse même, par des fibres tendineuses assez longues en devant, & plus courtes en arrière; puis montant obliquement en devant & en dedans, il se porte derrière la partie moyenne du sterno-cléido-mastoïdien, dont il croise la direction. L'omoplat-hyoïdien s'amincit & devient plus étroit en cet endroit, où il forme un tendon court qui paroît à peine dans quelques sujets, & qui se voit également sur ses deux faces, dans ceux où il est le plus marqué. Après l'avoir produit, il s'élargit de nouveau, & va gagner, avec la même obliquité, la partie du corps de l'os hyoïde, à laquelle j'ai dit qu'il alloit se fixer, en se portant au-devant de l'extrémité supérieure du sterno-hyoïdien.

L'omoplat-hyoïdien est en partie couvert par le sterno-cléido-mastoïdien; il a d'ailleurs quelques connexions avec le sterno & avec le stylo-hyoïdiens, & ses fibres se continuent souvent avec celles de ce dernier muscle. On le trouve quelquefois attaché par en bas à l'extrémité humérale de la clavicule; & lors même qu'il n'y tient pas par l'extrémité de son corps charnu inférieur, il est fort ordinaire de le trouver fixé à cet os par une membrane en quelque sorte tendineuse, qui naît de ce même corps charnu, au voisinage de son tendon mitoyen. Ses usages sont les mêmes que ceux du sterno-hyoïdien. Cependant lorsque l'os hyoïde a été entraîné en devant, il peut le ramener en arrière, & le remettre dans sa situation naturelle.

De l'Hyo-thyroïdien.

L'hyo-thyroïdien est plat, mince & court. On le trouve derrière la partie supérieure de l'omoplat-hyoïdien, & du sterno-hyoïdien, & il est étendu entre le bord inférieur de l'os hyoïde, & la partie latérale du cartilage thyroïde.

Ses attaches à l'os hyoïde sont à la partie latérale inférieure du corps de cet os, & à la partie voisine de sa grande corne. On diroit que quelques-unes de ses fibres sont continues avec celles de l'hyo-glosse. Il descend de-là dans une direction droite, & va se terminer à la partie supérieure & antérieure d'une éminence oblique qui se voit à la partie latérale du cartilage thyroïde. L'extrémité inférieure de ce muscle semble se continuer sur l'extrémité supérieure du sterno thyroïdien.

L'hyo-thyroïdien élève le cartilage thyroïde vers l'os hyoïde, où il abaisse l'os hyoïde vers le cartilage thyroïde, selon que l'un ou l'autre est plus ou moins fortement retenu. Dans ce dernier cas, il contribue à mouvoir la mâchoire inférieure, parce qu'il détermine l'action du ventre antérieur du digastrique, & celle du mylo-hyoïdien, sur cette partie.

Du Sterno-thyroïdien.

Le sterno-thyroïdien est étendu le long de la partie antérieure du cou, derrière le sterno-hyoïdien, entre la première pièce du sternum & le cartilage thyroïde. Il est plus large & plus alongé que le précédent; mais il est plat & mince comme lui.

Inférieurement on le trouve attaché à la partie poſtérieure ou interne de la première pièce du ſternum, au-deſſous de la jonction du cartilage de la première côte à cet os, ainſi qu'à ce cartilage. Il eſt large en cet endroit, & deſcend plus bas du côté droit que du côté gauche. Ce muſcle ſe retrécit un peu, & monte directement de bas en haut. Il va gagner la partie antérieure & latérale de la trachée-artère, ſe porte au-devant de la glande thyroïde & du cartilage cricoïde, & ſe fixe enfin au bord inférieur & poſtérieur de l'éminence oblique du cartilage thyroïde, au-deſſous de l'hyo-thyroïdien, avec lequel quelques-unes de ſes fibres ſe continuent. Sa largeur diminue beaucoup à ſa dernière inſertion, & ſes fibres y ſont long-temps tendineuſes. Il s'approche auſſi de celui du côté oppoſé, de manière que leurs bords internes ſe touchent.

Le ſterno-thyroïdien abaiſſe le cartilage thyroïde & par conſéquent le larinx. Il peut auſſi contribuer aux mouvemens de l'os hyoïde, par le moyen de l'hyo-thyroïdien, & même à ceux de la mâchoire inférieure, en retenant l'os hyoïde en bas. Si, pendant que les deux mâchoires ſont rapprochées, il vient à ſe contracter en même temps que le hyo-thyroïdien, le ſterno, l'omoplat, le mylo & le génio-hyoïdiens, il agit ſur la tête qu'il maintient dans ſa rectitude naturelle, & qu'il empêche de ſe renverſer en arrière. On peut s'en aſſurer, en portant une des deux mains ſur la partie antérieure du cou d'une perſonne, ſur le front de laquelle on appuie en même temps de l'autre, comme pour forcer la tête & le cou de ſe renverſer, car on ſent que tous ces muſcles ſont tendus. Leur force en cette circonſtance eſt d'autant plus grande, qu'ils ſont attachés à la mâchoire inférieure, c'eſt-à-dire, à une partie éloignée de l'articulation de la tête avec les vertèbres.

Des Muſcles qui entourent l'articulation de la mâchoire inférieure.

Quatre muſcles entourent l'articulation de la mâchoire inférieure ; ſavoir, le crotaphyte ou le temporal, le maſſeter, le ptérigoïdien interne ou le grand ptérigoïdien, & le ptérigoïdien externe ou le petit ptérigoïdien. Les deux premiers ſont ſitués ſur les parties latérales de la tête & des deux mâchoires ; les deux autres le ſont au-deſſous, ou plutôt au-dedans de la branche de l'inférieure.

Du Crotaphyte ou Temporal.

Le crotaphyte ou temporal occupe le grand plan demi-circulaire de l'os des tempes, la foſſe temporale & une partie de la foſſe zygomatique. Il eſt entièrement couvert par une membrane forte & comme aponévrotique, qui vient de ſa circonférence, & qui ſe termine au bord de l'apophyſe angulaire externe du coronal & de l'os de la pommette, & au bord ſupérieur du zygoma. Sa forme eſt demi-circulaire : on le trouve compoſé de deux plans de fibres ; un interne beaucoup plus épais, charnu vers ſes bords, tendineux à ſa partie moyenne, attaché au coronal, au pariétal, au temporal & à l'os ſphénoïde ; & un externe fort mince, fixé à la face interne de l'aponévroſe qui le recouvre. Celui-ci eſt auſſi compoſé de fibres charnues qui aboutiſſent à un large tendon mitoyen. Ces deux plans s'uniſſent l'un à l'autre inférieurement, & ne forment qu'un tendon épais qui, après avoir passé sous le zygoma, vient se fixer à l'apophyse coroncïde de la mâchoire inférieure, qu'il embrasse de tous les côtés.

Le crotaphyte est couvert par une portion de l'aponévrose de l'occipito-frontal, & par les muscles supérieur & antérieur de l'oreille. Ses autres connexions sont avec le masseter. Ce muscle éleve la mâchoire inférieure, abaisse la supérieure, & les rapproche l'une de l'autre. On avoit pensé que sa partie postérieure pouvoit entraîner la mâchoire inférieure en arrière ; mais les fibres de cette partie du crotaphyte passent sur la racine de l'apophyse zygomatique du temporal, comme sur une poulie, & ne parviennent à la mâchoire qu'en se portant directement de haut en bas, d'où il résulte qu'elle n'a pas un usage différent de celui que le reste de ce muscle exerce.

Du Masseter.

Le masseter est un muscle puissant, situé entre l'arcade zygomatique formée par l'os maxillaire, l'os de la pommette & l'os temporal, & entre la face externe de presque toute la longueur de la branche de la mâchoire inférieure, jusqu'à l'angle de cette mâchoire. Son épaisseur est fort considérable, & les fibres qui le composent sont en partie charnues & en partie tendineuses.

Il paroît composé de trois portions qui sont plus ou moins étroitement unies. La première, qui est en même temps la plus antérieure, descend obliquement en arrière, depuis l'apophyse molaire de l'os maxillaire, & le bord inférieur de l'os de la pommette, jusqu'à l'angle de la mâchoire inférieure. Sa moitié supérieure est tendineuse, & l'inférieure est charnue. La seconde vient du bord inférieur de la partie du zygoma, formée par l'os des tempes, & se porte obliquement en devant, au-dessous de celle qui vient d'être décrite, vers le milieu de la face externe de l'angle de la mâchoire : elle est charnue en arrière & en haut, & tendineuse en devant & en bas. La troisième, située plus profondément que les deux autres, est aussi plus courte. Elle tire son origine de la face interne de toute l'arcade zygomatique, & même de la face interne du bas de l'aponévrose qui couvre le muscle temporal, & va se porter au haut de la face externe de la branche de la mâchoire.

Le masseter est couvert par quelques fibres du muscle peaucier. Il a de légères connexions avec le crotaphyte. Ce muscle sert à l'élévation de la mâchoire inférieure, & à l'abaissement de la supérieure. Si les différentes portions dont il est composé pouvoient agir indépendamment les unes des autres, la première feroit avancer la mâchoire en devant, & la seconde la feroit reculer en arrière.

Du Ptérigoïdien interne.

Le ptérigoïdien interne est ainsi nommé, parce qu'il vient du dedans de l'apophyse ptérigoïde. On le nomme encore le grand ptérigoïdien, pour le distinguer du muscle suivant, qui est beaucoup plus petit. Sa forme est un peu alongée ; mais sa largeur & son épaisseur sont considérables. Il est situé obliquement entre la face interne de l'aile interne de l'apophyse ptérigoïde, & celle de toute la branche de la mâchoire inférieure.

Supérieurement ce muscle est tendineux & d'une largeur médiocre. Il devient bientôt charnu & s'élargit beaucoup ; puis il descend obliquement de haut en bas, de derrière en devant, & de dedans en dehors, à la partie de la mâchoire à laquelle il se termine, & s'avance jusqu'au bas de son angle.

Le ptérigoïdien interne est caché sous la mâchoire inférieure. Il couvre une grande partie du ptérigoïdien externe. On trouve constamment le long de son bord postérieur une bandelette ligamenteuse, qui vient de la partie postérieure de l'apophyse styloïde, & qui va se terminer en arrière au bas de l'angle de la mâchoire inférieure. Ce muscle agit principalement sur cette mâchoire qu'il élève vers la supérieure, & que sans doute il peut faire reculer de devant en arrière, puisqu'il descend de derrière en devant. Outre cela, il paroît pouvoir agir sur la mâchoire supérieure qu'il abaisse vers l'inférieure.

Du Ptérigoïdien externe.

Une autre bandelette ligamenteuse, née du bord interne de la portion articulaire de la cavité glénoïde de la mâchoire inférieure, au-devant de l'apophyse styloïde de l'os des tempes, beaucoup plus large que celle dont il vient d'être parlé, & qui descend obliquement de haut en bas, de derrière en devant, & de devant en dehors, jusqu'à la face interne de la branche de la mâchoire inférieure, au-dessous du trou qui transmet les nerfs & les vaisseaux sanguins au-dedans de cet os, couvre la partie du ptérigoïdien externe ou du petit ptérigoïdien qui n'est pas cachée par le grand. Ce muscle, plus petit que l'autre, est situé plus haut, & en grande partie au-dessus de lui, entre l'apophyse ptérigoïde & le col de la mâchoire inférieure. Il a une forme semblable à la sienne, c'est-à-dire, qu'il est épais & un peu plus long que large.

On le trouve attaché par des fibres tendineuses

à

à la face externe de l'aîle externe de l'apophyse
ptérigoïde. De-là il se porte presque transversalement de dedans en dehors & de devant en arrière,
à la partie antérieure du col du condyle de la
mâchoire, & à la face antérieure de la capsule qui
entoure l'articulation de cet os.

Le petit ptérigoïdien n'a d'autres connexions
qu'avec le grand. Il agit sur la mâchoire inférieure
dont il tire le condyle de derrière en devant,
soit qu'elle doive s'abaisser & s'éloigner de la
supérieure, ou qu'elle doive se porter horizontalement en devant. Ce muscle entraine en même-
temps la capsule articulaire à laquelle plusieurs
de ses fibres vont se fixer, & le cartilage intermédiaire qui tient à cette capsule, & qui doit
suivre le condyle de la mâchoire dans tous ses
mouvemens.

Des Muscles situés à la partie postérieure du cou.

Les muscles situés à la partie postérieure du cou,
servent tous aux mouvemens de cette partie, &
sur-tout à ceux de la tête. Ils sont couverts en
arrière & en haut par le trapèze, & en bas par
le rhomboïde & le petit dentelé postérieur supérieur, & ne peuvent être apperçus que lorsque
ces muscles ont été enlevés. Ce sont le splénius,
le petit & le grand complexus, l'oblique supérieur,
le grand & le petit droits postérieurs de la tête,
& l'oblique inférieur.

Du Splénius.

Le splénius tire son nom de la ressemblance qu'on
a cru lui trouver avec la rate. Il est situé obliquement à la partie postérieure du cou & de la

tête, & s'étend de quelques apophyses épineuses des vertèbres du dos & du cou, & du ligament cervical postérieur, aux apophyses transverses des deux premières vertèbres du cou & à la partie latérale externe de l'occipital.

On peut aisément le diviser en deux portions, une inférieure qui se porte au cou, & que quelques-uns appellent le splénius du cou, & une supérieure qui va à la tête, & qui est connue sous le nom de splénius de la tête. Elles ne forment qu'un seul & même plan; mais leurs bords voisins sont pour le plus souvent séparés par une ligne graisseuse qui règne dans toute leur longueur. La première est attachée inférieurement aux apophyses épineuses des quatre ou cinq vertèbres du dos, qui suivent la première, par des fibres tendineuses plus longues en bas qu'en haut. Elle est mince en cet endroit, mais elle s'épaissit bientôt, devient charnue, & monte de dedans en dehors. Vers la partie supérieure du cou, elle se partage en deux languettes charnues d'abord, puis tendineuses qui se terminent à la partie inférieure & postérieure du tubercule antérieur des apophyses transverses de deux premières vertèbres du cou. Il s'en détache souvent de petits faisceaux musculeux, qui se joignent au petit complexus & à l'angulaire de l'omoplate. La seconde portion est beaucoup plus large, mais moins longue. Ses attaches inférieures sont à l'apohyse épineuse de la première vertèbre du dos, à celle de la dernière vertèbre du cou, & plus haut à la partie latérale inférieure du ligament cervical postérieur, jusqu'au bas du tiers supérieur de la longueur du cou. Elles sont toutes tendineuses à leurs extrémités seulement. Cette portion monte, comme la première, en se portant obliquement en dehors,

& fe termine fupérieurement par des fibres aponévrotiques très-courtes, à la partie fupérieure &
poftérieure de l'apophyfe maftoïde, & à l'arcade
occipitale fupérieure, au-deffous de l'infertion du
fterno-cléido-maftoïdien.

Le fplénius couvre une partie du complexus.
Ses autres connexions font fi nombreufes, qu'elles
ne pourroient être expofées fans jeter quelque
obfcurité fur la defcription de ce mufcle. Il a beaucoup d'ufages. Lorfqu'il agit avec celui de l'autre
côté, il foutient la tête & l'empêche de flechir
en devant. Il la renverfe en arrière avec plus ou
moins de force. Lorfqu'il vient à fe relâcher, &
que les autres mufcles extenfeurs font auffi dans
le relâchement, il permet à la tête de fléchir en
devant par fa feule pefanteur, fans qu'aucun mufcle
l'entraîne de ce côté. La portion cervicale du
fplénius donne au cou des mouvemens femblables
à ceux que la portion fupérieure imprime à la
tête. Lorfqu'un des deux fplénius fe contracte feul,
la tête eft renverfée obliquement en arrière & de
fon côté : on la voit auffi alors tourner comme
fur un pivot, & le vifage eft porté du même côté,
de forte que le fplénius eft congénère du fterno-
cléido-maftoïdien du côté oppofé, & en quelque
forte l'antagonifte de celui qui eft de fon côté.

Du petit Complexus.

Le petit complexus eft couché fur la partie poftérieure & latérale du cou, au-devant de la portion cervicale du fplénius & derrière le grand
complexus. Ce mufclé eft étendu entre les apophyfes tranfverfes des vertèbres du cou & la partie
inférieure & poftérieure de l'apophyfe maftoïde.
Sa forme eft alongée.

Il eft fixé par en bas à l'apophyfe tranfverfe

de la première vertèbre du dos, & des quatre vertèbres inférieures du cou, par autant de languettes tendineuses, qui chacune aboutissent à une portion charnue isolée de celles qui l'avoisinent. Ces petites portions musculeuses se réunissent pour former un corps charnu, qui monte directement de bas en haut, & qui se termine par un tendon applati, à la partie inférieure & postérieure de l'apophyse mastoïde de l'occipital. Ce corps charnu est traversé de quelques portions tendineuses qui le font ressembler en quelque sorte au grand complexus. C'est ce qui lui a fait donner le nom sous lequel on le désigne. Il porte aussi celui de mastoïdien latéral. Douglas & Albinus l'appellent *trachelo-mastoïdeus.*

Quelques-unes des portions du petit complexus s'unissent quelquefois avec le grand & avec l'accessoire du long dorsal, d'une manière intime. Il est un peu couvert par le splénius du cou. Ses usages sont de maintenir le cou & la tête dans leur rectitude naturelle, de s'opposer à leur renversement du côté opposé à celui qu'il occupe, de les redresser quand ils sont courbés & fléchis, & enfin d'entraîner l'un & l'autre obliquement en arrière, & de son côté.

Du grand complexus.

Le grand complexus est situé à la partie postérieure du cou, au-devant des deux portions du splénius & du petit complexus. Il tire son nom des fibres tendineuses, dont sa portion charnue est entrelacée. Ce muscle est étendu entre quelques apophyses transverses du dos & du cou, & la partie latérale & moyenne de la grande arcade occipitale.

Il est quelquefois divisé en deux portions, une

inférieure plus étroite , & une supérieure plus large. La première est composée de deux ventres, qui font séparés par un tendon mitoyen, & s'appelle le muscle digastrique du cou, pendant qu'on réserve le nom de complexus pour la seconde ; mais cette distinction n'a pas toujours lieu, & le digastrique du cou est souvent uni & confondu avec le complexus.

Ce muscle vient des apophyses transverses des quatre premières vertèbres du dos , & de celles des six vertèbres inférieures du cou, par autant de tendons plus courts en bas qu'en haut, lesquels appartiennent à pareil nombre de bandelettes charnues qui tiennent ensemble par leurs bords voisins, & qui forment un corps continu. Il monte de dehors en dedans , & de devant en arrière, jusqu'à la grande arcade occipitale , à laquelle il s'attache par un tendon plat au-dessous de la portion voisine du splénius de la tête. Les bords internes des deux complexus se toucheroient, sans l'interposition du ligament cervical postérieur. Une portion charnue, attachée par de courts tendons à l'apophyse épineuse de la dernière vertèbre du cou, & à celle des deux vertèbres supérieures du dos, vient souvent se rendre à leur partie inférieure & interne.

Le complexus couvre les grands & petits droits & obliques de la tête. Lorsque ce muscle agit avec celui du côté opposé, il maintient la tête dans sa rectitude naturelle , & l'empêche de fléchir en devant. Il la redresse , quand elle a été portée dans cette direction, & la fléchit en arrière. Mais quand il agit seul, il l'a fait tourner sur son axe, du côté opposé à celui auquel il répond, & devient à cet égard le congénère du sterno-cléido-mastoïdien , & l'antagoniste du splénius. Il peut aussi renverser la tête en arrière, du côté opposé au sien.

De l'Oblique supérieur.

L'oblique supérieur est encore appelé le petit oblique, pour le distinguer de l'oblique inférieur qui est beaucoup plus grand que lui. Il est situé à la partie supérieure, latérale & postérieure du cou, entre la première vertèbre & l'occipital.

Ce muscle s'attache inférieurement à la partie supérieure & postérieure de l'apophyse transverse de la première vertèbre du cou, par un tendon assez épais & court, & monte ensuite en dedans & en arrière, en s'élargissant beaucoup. Il se termine par un tendon large & applati à la partie la plus latérale de l'arcade occipitale inférieure, au-dessous de l'insertion du splénius, & un peu au-dessus de celle du grand droit postérieur de la tête.

L'oblique supérieur est entièrement caché par le splénius de la tête. Il ne peut que la maintenir droite, empêcher qu'elle ne fléchisse en devant, la ramener lorsqu'elle a été entraînée dans cette direction, & la porter en arrière, ou, ce qui revient au même, dans le sens de l'extension.

Du grand Droit postérieur.

La forme, la situation & l'étendue du grand droit postérieur de la tête sont presque les mêmes que celles du précédent. Il est aussi fort oblique, mais dans un sens contraire.

Ses attaches inférieures sont à la partie supérieure & postérieure de l'apophyse épineuse de la seconde vertèbre du cou, par un tendon court & épais. Il monte obliquement en dehors, en s'élargissant, & se termine enfin par un tendon applati, à la partie latérale externe de l'arcade occipitale inférieure, au-dessus du petit oblique, en formant avec ce mufcle un angle prefque droit. Ses fonctions font abfolument les mêmes.

Du petit Droit poftérieur.

Le petit droit poftérieur de la tête, ainfi nommé à caufe de fa petiteffe, eft fitué, avec celui du côté oppofé, dans l'intervalle que les grands droits laiffent entre eux. Du refte, fa direction & fa forme font les mêmes.

Il eft attaché inférieurement à la partie fupérieure & latérale du tubercule poftérieur de la première vertèbre du cou, par un tendon court & épais. Il monte en s'écartant de celui du côté oppofé, & devient large & mince. Le tendon applati qui le termine, s'attache au-deffous & au-dedans de celui du grand droit, à la partie latérale & moyenne de l'arcade occipitale inférieure. Ses ufages, ne diffèrent point de ceux du grand droit & de l'oblique fupérieur.

De l'Oblique inférieur.

L'oblique inférieur, autrement le grand oblique de la tête, eft fitué au même lieu que ceux dont on vient de parler. Il eft étendu obliquement entre les deux premières vertèbres du cou.

Ce mufcle eft fixé à la partie moyenne & latérale externe de l'apophyfe épineufe de la feconde vertèbre du cou. Il monte obliquement en dehors, pour fe terminer à la partie inférieure & poftérieure de l'apophyfe tranfverfe de la première. Ces deux attaches font légèrement tendineufes. Sa partie moyenne eft affez épaiffe.

Le grand oblique agit fur la première vertèbre, qu'il fait tourner fur la feconde, comme fur un pivot, & fert en même temps à porter la face vers l'épaule, du côté auquel il répond. Ainfi il est congénère du splénius, & antagoniste du complexus & du sterno-cléido-mastoïdien.

Des Muscles couchés sur l'épine.

Les muscles couchés sur l'épine se trouvent à sa partie antérieure, à ses parties latérales & à sa partie postérieure.

Des Muscles situés à la partie antérieure de l'épine.

Les uns occupent la région du cou, & les autres celle des lombes. Les premiers sont les grand & petits droits antérieurs de la tête, le droit latéral & le long du cou. Les seconds sont le petit & le grand psoas. Des considérations particulieres qui ont été exposées dans le temps, nous ayant obligés à décrire le dernier en parlant de ceux qui sont situés à la partie supérieure & antérieure de la cuisse, nous n'y reviendrons plus.

Du grand Droit antérieur.

Le grand droit antérieur de la tête est couché sur la partie antérieure & latérale des vertèbres du cou, & étendu depuis les cinq dernières jusqu'à l'occipital. Sa forme est alongée. Il est épais en haut, mince & terminé en pointe en bas, & aponévrotico - tendineux à sa partie moyenne & antérieure.

Ses attaches inférieures sont à la partie supérieure antérieure des tubercules antérieurs des apophyses transverses de la septième, sixième, cinquième, quatrième & troisième vertèbres du cou, par autant de tendons applatis, dont les inférieurs sont les plus minces & les plus étroits, & qui aboutissent chacun à des bandelettes charnues, affez diftinctes. Ces bandelettes fe voient plus facilement lorfqu'on détache ce mufcle de fon bord interne à l'externe, que lorfqu'on le lève dans un fens contraire. Elles fe réuniffent en haut & en dedans pour en former le corps qui monte dans la même direction, & qui va paffer par-deffus la partie latérale antérieure de la feconde vertèbre. Il s'unit au-devant de l'anneau de la première avec celui du côté oppofé, & fe fixe à la partie latérale antérieure de l'apophyfe bafilaire de l'occipital.

Le grand droit antérieur de la tête couvre une partie du long du cou & du petit droit antérieur. Il maintient la colonne cervicale dans fa rectitude naturelle, l'empêche de fe renverfer en arrière, la redreffe quand elle a été entraînée dans cette direction, & fléchit la tête fur le cou.

Du petit Droit antérieur.

Le petit droit antérieur de la tête eft un petit mufcle qui eft caché derrière le tendon externe du grand droit, & qui s'étend de la première vertèbre à l'occipital.

Il s'attache au bord fupérieur de la partie latérale de l'anneau de la première vertèbre, tout près de la naiffance de fon apophyfe tranfverfe ; enfuite il monte obliquement de dehors en dedans, & fe fixe à la partie latérale de l'apophyfe bafilaire de l'occipital.

Il ne peut avoir d'autre ufage que celui de contribuer à la flexion de la tête.

Du Droit latéral.

Le droit latéral reffemble beaucoup à celui qui vient d'être décrit. Il s'étend de même de la première vertèbre à l'occipital.

On le trouve fixé à la première vertèbre , au-devant & au bord supérieur de son apophyse transverse. De-là il monte , en s'inclinant un peu en dehors , derrière la tête de la veine jugulaire interne , & s'attache à la partie de l'occipital qui forme le bord postérieur & un peu externe du trou déchiré postérieur. Ses usages sont les mêmes que ceux du précédent.

Du Long du cou.

Le long du cou est un muscle fort composé , qui règne le long de la partie antérieure & latérale des vertèbres du cou , sur laquelle il porte dans toute son étendue. Il est tendino-aponévrotique à sa partie supérieure & interne , & à sa partie inférieure & externe. On le voit s'élever du dedans de la poitrine , où il est attaché aux parties latérales des trois premières vertèbres du dos , par des languettes tendineuses , puis charnues , qui montent obliquement en dehors se fixer au-devant & au bas de l'apophyse transverse de la seconde & de la première vertèbre du dos , & de la dernière vertèbre du cou. Le reste de sa longueur est attaché par de semblables languettes à la partie supérieure & antérieure des tubercules antérieurs des apophyses transverses de la sixième , cinquième , quatrième & troisième vertèbres du cou , lesquelles montent obliquement en dedans , & se réunissent pour former un corps charnu , puis un tendon qui va se terminer à la partie moyenne du corps de la seconde vertèbre du cou , auprès de celui du côté opposé.

Le bord externe du long du cou est couvert par le grand droit antérieur de la tête. Ce muscle retient le cou dans sa rectitude naturelle ; il l'empêche de se courber en arrière ; il le redresse quand il a été

entraîné dans cette direction ; il le porte en devant
& de son côté, quand il se contracte seul ; & dans
tous ces cas, il agit en même temps sur la tête,
dont le cou est, pour ainsi dire, le pivot.

Du petit Psoas.

Le petit psoas ne se rencontre qu'en peu de
sujets. On le trouve aussi facilement chez les
femmes que chez les hommes. Il est couché au-
devant du grand, dont il imite la forme, mais
auquel il ne ressemble ni par ses attaches, ni par
son étendue.

Ce muscle naît par un principe mince, large
& tendineux, de la partie latérale & du bord
inférieur du corps de la dernière vertèbre du dos,
des ligamens interposés entre cette vertèbre & la
première des lombes, quelquefois aussi du bord
supérieur du corps de cette vertèbre & de l'apophyse transverse de l'une ou de l'autre. Il devient
légèrement charnu, excepté du côté par lequel il
regarde le grand psoas, & descend avec lui jusqu'à
l'endroit où ce dernier sort du bassin pour se
porter à la partie supérieure de la cuisse. Le tendon
qui le termine inférieurement commence vers le
milieu de sa longueur. Il est d'abord large, plat
& mince ; mais il se retrécit ensuite pour s'élargir
de nouveau. Ce tendon se fixe à l'éminence ilio-
pectiné ; il s'en détache un grand nombre de fibres
qui forment une aponévrose mince au-devant de
l'extrémité tendineuse du grand psoas & de l'iliaque
interne, & qui vient se perdre à la partie antérieure de la cuisse.

Les connexions du petit psoas viennent d'être
indiquées. Il fléchit les lombes sur le bassin & le
bassin sur les lombes. Ce dernier usage ne peut avoir

lieu que lorfqu'on eft couché, ou, qu'étant fuf-
pendu avec les mains, on cherche à élever le tronc.
Ce mufcle, en bridant le grand pfoas & l'iliaque
interne, doit beaucoup augmenter leur force.

Des Mufcles fitués fur les parties latérales de l'épine.

Ces mufcles font les fcalènes, le quarré des
lombes & l'ifchio-coccigien. Les premiers fe trouvent au cou, le fecond occupe les lombes, & le
troifième eft caché à la partie inférieure & poflé-
rieure du petit baffin.

Des Scalènes.

Les fcalènes font des mufcles de forme triangulaire, fitués profondément fur les parties latérales
du cou, & qui s'étendent depuis le plus grand
nombre des apophyfes tranfverfes de cette partie,
jufqu'à la première & à la feconde côte.

A proprement parler, il n'y a que deux fcalènes,
un antérieur qui va à la première côte, & un
poflérieur qui va à la même première côte & à la
feconde, lefquels laiffent entre eux un intervalle
triangulaire, deftiné au paffage de l'artère & de la
veine fous-clavière & des nerfs brachiaux; mais il
eft plus convenable de divifer le fcalène poflérieur
en deux mufcles, un pour la première côte, &
l'autre pour la feconde; d'où il réfulte qu'il y a
trois fcalènes, deux qui appartiennent à la première
côte, l'un antérieur, l'autre poflérieur, & un troifième qui appartient à la feconde.

Le fcalène antérieur de la première côte defcend
de la partie inférieure des tubercules antérieurs des
apophyfes tranfverfes des fix vertèbres inférieures

du cou, où il est attaché par des languettes tendineufes fort courtes, puis charnues, qui se réunissent
les unes aux autres. Sa direction est oblique de
dedans en dehors. Il se divise souvent, à un pouce
& demi de la première côte, en deux portions,
une antérieure assez épaisse, l'autre postérieure fort
mince, qui laissent passer l'artère axillaire seule
dans leur écartement, & vont s'insérer l'une près
de l'autre à la face supérieure & au bord interne
& supérieur de la première côte, tout près de
son cartilage, chacune par un tendon assez épais
& assez court.

Le scalène postérieur de la première côte est
un peu moins long. Il vient de la partie inférieure
& antérieure des tubercules postérieurs des apophyses transverses des quatre dernières vertèbres
du cou seulement, par des languettes tendineuses,
puis charnues, comme les précédentes, mais dont
les inférieures font les plus épaisses. Ce muscle
se porte aussi en dehors & un peu en arrière, à
la face supérieure de la première côte, depuis le
bord supérieur & interne jusqu'à l'intérieur &
l'externe, un pouce plus loin que l'antérieur, &
il s'y termine par un tendon plus long en devant
qu'en arrière. L'espace qui le sépare d'avec la partie
postérieure du scalène antérieur de la première
côte, donne passage aux nerfs brachiaux. Il est
couvert en arrière & en dehors par le scalène de
la seconde côte, qui ne paroît faire qu'un seul corps
avec lui.

Ce dernier est le plus long & le plus mince
des trois. Il vient supérieurement de la partie inférieure & postérieure des tubercules antérieurs
des apophyses transverses de la seconde, troisième
& quatrième vertèbres du cou, & de la partie
inférieure & antérieure du tubercule postérieur de

l'apophyſe tranſverſe de la cinquième vertèbre.
Les languettes qui le fixent à cette apophyſe ſont
plus longues qu'aux autres ſcalènes, & les portions charnues qui leur ſuccèdent, plus long-temps
ſéparées. Il va s'attacher au bord ſupérieur de la
ſeconde côte, dans l'étendue de plus d'un pouce
& demi, & à pareille diſtance de l'articulation de
cette côte, par un tendon applati, & de plus d'un
demi-pouce de long. Le bord antérieur de ce muſcle
tient au bord poſtérieur du ſecond ſcalène de la
première côte.

Les ſcalènes ſont en même temps deſtinés aux
mouvemens de l'épine & à ceux du thorax. Ils
ſoutiennent la colonne cervicale; ils l'empêchent
de ſe renverſer en arrière; ils la ramènent en devant, & ils l'inclinent obliquement du côté vers
lequel ils agiſſent, lorſqu'ils ne ſont pas contre-
balancés par ceux du côté oppoſé. Ces muſcles
paroiſſent auſſi fort propres à élever la première
& la ſeconde côtes, & à les porter en arrière &
en dehors; mouvement qui contribue puiſſamment
à la dilatation du thorax, parce que ces deux premières côtes ſervent d'appui à toutes les autres.

Du Quarré des Lombes.

Le quarré des lombes porte auſſi le nom de triangulaire, eu égard à ſa figure, qui eſt celle d'un
quarré alongé, ou celle d'un triangle tronqué à
ſon extrémité ſupérieure. Il eſt ſitué ſur la partie
inférieure de l'épine, dans l'intervalle qui ſépare
la crête de l'os des iles d'avec le bord inférieur de
la dernière fauſſe côte, & s'étend de l'une de ces
parties juſqu'à l'autre.

Ce muſcle eſt attaché inférieurement à la partie
poſtérieure de la crête de l'os des iles, dans une

étendue de deux pouces, par des fibres qui font long-temps aponévrotiques à fa face antérieure. Il monte obliquement de dehors en dedans , & fe partage en diverfes languettes applaties , continues par leurs bords voifins , lefquelles vont s'attacher au bord inférieur de toute l'étendue des apophyfes tranfverfes des quatre vertèbres fupérieures des lombes , par des fibres tendineufes , fur - tout en arrière , & enfuite à la face poftérieure du ligament qui unit la dernière côte avec la première apophyfe tranfverfe des lombes , au bord inférieur de cette même dernière côte , & quelquefois à celui de l'avant-dernière , jufqu'où il s'étend par un prolongement de fa partie fupérieure.

Ce mufcle eft couvert en arrière par une forte aponévrofe qui appartient au tranfverfe du ventre. Intérieurement il l'eft par une toile membraneufe & légèrement fibreufe , qui paroît abfolument cellulaire. Il foutient l'épine dans fa rectitude naturelle , lorfqu'il agit avec celui du côté oppofé , & il l'incline de fon côté , quand il agit feul. Peut-être meut-il les deux dernières côtes de haut en bas , & contribue-t-il par-là en quelque forte à la refpiration.

De l'Ifchio-coccigien.

L'ifchio - coccigien eft fitué à la partie interne inférieure & un peu poftérieure du baffin , entre l'épine de l'ifchion & la partie latérale inférieure du facrum & du coccix. Sa forme eft à-peu-près triangulaire. Il eft garni d'un grand nombre de fibres tendineufes qui le font paroître autant aponévrotique que charnu.

Ses attaches à l'épine de l'ifchion font à la face interne & au bord poftérieur de cette apophyfe , près fon extrémité. De-là fes fibres fe portent en dedans & en arrière , en s'écartant beaucoup les unes des autres, & vont se fixer aux parties désignées des os sacrum & coccix , vers leur face interne.

Ce muscle est continu par son bord antérieur au bord postérieur du releveur de l'anus, avec lequel il forme une espèce de voûte musculeuse renversée , dont la cavité regarde le bas-ventre , & dont un des principaux usages est de terminer cette cavité inférieurement , de soutenir les viscères qui y sont contenus , & de s'opposer à ce qu'ils s'échappent pour former des hernies. L'ischio-coccigien a encore celui de courber le coccix , de l'empêcher de se renverser en arrière , & de le ramener en devant, lorsqu'il a été poussé dans cette direction par la pression que le rectum exerce sur lui, lors de la contraction simultanée des muscles du bas-ventre & du diaphragme.

Des Muscles situés à la partie postérieure de l'épine.

Le nombre de ces muscles a été prodigieusement multiplié. Cependant on peut aisément les réduire, sans rien diminuer de l'exactitude avec laquelle ils doivent être décrits. Je n'en vois que six de chaque côté , savoir , le sacro-lombaire & le long dorsal, l'épineux du dos, le grand transversaire épineux , & les inter-épineux & inter-transversaires du cou. Ces derniers sont comptés collectivement.

Du Sacro-lombaire.

Le sacro-lombaire & le long dorsal sont unis ensemble à leur partie inférieure , & ne forment qu'un seul muscle aponévrotico - tendineux en
arrière,

arrière, & charnu en devant, lequel se divise au
niveau de la dernière fausse côte, en deux portions
qui s'écartent un peu l'une de l'autre, & qui montent le long du dos. L'une va gagner les angles
des côtés, l'autre se porte derriere les apophyses
transverses des vertèbres du dos, & les parties
voisines des côtes. La première est celle que l'on
nomme le sacro-lombaire, & la seconde celle que
l'on appelle le long dorsal. Toutes deux s'étendent
jusqu'à la partie inférieure du cou.

Le corps charnu qui leur est commun, commence en bas par une aponévrose qui occupe la
partie postérieure de l'os sacrum, le bord postérieur de la crête de l'os des iles, & toute la face
postérieure & latérale des vertebres des lombes.
Cette aponévrose est épaisse & forte ; mais au
milieu des lombes on y apperçoit des traces de
division, comme si elle étoit faite de bandelettes
étroites, egèrement unies par leurs bords, & qui se
portassent obliquement de dedans en dehors, & de
bas en haut. Elle règne le long de la face postérieure
du long dorsal, jusqu'au milieu du dos. La chair commence à naître de sa face & de son bord antérieur,
vis-à-vis la crête de l'os des iles. Elle forme sur la
région des lombes plusieurs languettes fort grosses
& presque isolées, dont les tendons se portent de
bas en haut & de dedans en dehors, à la face postérieure & à la partie inférieure des apophyses transf-
verses des vertèbres de cette région. Vers le bas
du dos ce corps charnu se divise comme il a été
dit.

Le sacro-lombaire, séparé d'avec le long dorsal,
monte obliquement de dedans en dehors. Il diminue
peu à peu d'épaisseur, & se termine en haut par
une pointe étroite. Ce muscle est charnu à son
bord postérieur, & tendineux à l'antérieur. Il est

divifé de ce côté en autant de languettes qu'il y a de côtes auxquelles il doive s'attacher , & qui aboutiffent à des portions charnues, lefquelles font féparées les unes des autres en devant , & réunies en un corps de mufcle en arrière. Les inférieures font les plus épaiffes, les plus larges, les plus courtes , & celles que la chair accompagne le plus long-temps. Elles vont fe fixer au bord inférieur & au bas de l'angle de toutes les côtes. La dernière monte jufqu'à la partie poftérieure & inférieure de l'apophyfe tranfverfe de la dernière vertèbre du cou.

On trouve le long de la face poftérieure du facro-lombaire , & du côté par lequel ce mufcle regarde le long dorfal, une portion charnue, mince, alongée , qui lui eft étroitement unie, qui vient du cou, & que l'on nomme l'acceffoire du facro-lombaire. Cette portion mufculeufe eft attachée fupérieurement à la partie poftérieure & inférieure des apophyfes tranfverfes des cinq vertèbres inférieures du cou , par autant de tendons féparés qui viennent de languettes charnues dont la réunion forme fon épaiffeur. Elle fe termine inférieurement par d'autres languettes charnues , puis tendineufes , qui croifent la direction de celles du facro-lombaire , & qui defcendent de haut en bas fe fixer à la partie fupérieure de l'angle de toutes les côtes. Les fupérieures font les plus minces & les plus arrondies ; les inférieures, au contraire , font les plus épaiffes, & celles que la chair accompagne le plus long-temps. La partie poftérieure du facro-lombaire eft ce que quelques-uns appellent le tranfverfaire grêle du cou, & ce que beaucoup d'autres ont défigné fous le nom de cervical defcendant de Diemebroeck.

Le facro-lombaire & les mufcles fuivans font

situés au-devant des petits dentelés postérieur, supérieur & inférieur, du rhomboïde, du trapèze & du grand dorsal qui les couvrent en arrière, & qu'il faut enlever pour qu'ils puissent être apperçus. Les usages de ce muscle sont de maintenir la colonne dorsale dans sa rectitude naturelle, de l'y ramener quand elle s'en est écartée par la flexion du tronc en devant, & de la renverser en arrière ; ce qu'il fait d'une manière oblique quand il agit seul, & directe quand il agit avec celui du côté opposé. Ce muscle peut encore faire tourner le tronc sur son axe & de son côté, en quoi il est aidé par l'action des muscles situés à la partie antérieure du ventre, & sur-tout par celle des obliques externes & internes. Lorsqu'on est debout, il favorise l'inflexion de l'épine en devant, par le seul relâchement de ses fibres, parce qu'alors il ne faut aucune autre force que celle de la pesanteur du corps pour la courber de ce côté. Mais lorsque l'on est couché, ce mouvement dépend des muscles droits du ventre & des autres muscles de cette partie. On a pensé que le sacro-lombaire contribuoit aussi à l'abaissement des côtes ; mais il s'attache si près du centre de leur articulation, que ses usages à cet égard doivent être fort bornés. Il en faut dire autant de son accessoire, qui paroît moins propre à élever les côtes auxquelles il est fixé, qu'à mouvoir les vertèbres du cou sur lesquelles il agit, comme le sacro-lombaire même agit sur celles des lombes & du dos.

Du long Dorsal.

Le long dorsal est beaucoup plus épais dans toutes ses parties que le sacro-lombaire. Il diminue aussi d'une manière sensible à mesure qu'il monte, & se

termine de même en pointe à sa partie supérieure.
Ce muscle se divise, de bas en haut, en un grand
nombre de languettes, charnues d'abord, puis tendineuses, qui forment deux rangées distinctes, une
en dehors, du côté du sacro-lombaire, l'autre en
dedans, du côté de l'épine. La première n'a que
sept à huit languettes beaucoup plus long-temps
charnues que celles de la rangée interne, & qui
sont terminées par un tendon court. Les inférieures
sont les plus épaisses. Elles se fixent à la face externe
des sept ou huit dernières côtes, près leur bord
inférieur; celles d'en bas plus loin de leur articulation, & les autres plus près. La seconde rangée
est composée de treize languettes terminées par
de longs tendons, épaisses, courtes & plus long-
temps charnues en bas, minces, longues & plus
long-temps tendineuses en haut, lesquelles s'attachent enfin à la partie postérieure inférieure des
apophyses transverses de toutes les vertèbres du
dos, & de celle de la dernière vertèbre du cou.

Le long dorsal a aussi une portion accessoire
qui descend du cou, dont les fibres croisent les
siennes, & qui est collée à son bord interne,
comme celle du sacro-lombaire. Cette portion est
formée de six languettes tendineuses fort courtes,
puis charnues, lesquelles viennent de la partie
postérieure inférieure des six vertèbres inférieures
du cou, & qui se réunissent en un corps charnu,
mince & assez large, qui règne le long de cette
partie, & qui se porte le long du bord interne
& de la face par laquelle le long dorsal regarde
les côtes, après quoi il se divise en sept tendons
alongés, qui vont, de haut en bas, à la partie supérieure & postérieure des apophyses transverses des
sept vertèbres supérieures du dos. C'est ce que l'on
appelle communément le grand transversaire du cou.

Les fonctions du long dorsal, & celles de son accessoire sont précisément les mêmes que celles du sacro - lombaire, excepté que, comme il est moins oblique de dedans en dehors, il contribue moins au mouvement par lequel le tronc tourne sur son axe, & qu'il agit avec une force plus grande & relative à son épaisseur & au nombre de ses fibres.

De l'Epineux du dos.

On rencontre le long des apophyses épineuses des vertèbres du dos, & du bord interne du grand dorsal, une masse en partie tendineuse, & en partie charnue, qui, des vertèbres supérieures des lombes, & des inférieures du dos, monte aux supérieures de cotte dernière classe, & s'attache à leurs apophyses épineuses. Elle est composée de fibres concentriques, c'est - à - dire, que celles qui viennent des vertèbres les plus éloignées, sont les plus longues, & les autres, à proportion, de plus en plus courtes. Mais son union avec le grand transversaire épineux sur lequel elle est couchée, & ses adhérences avec le bord interne du long dorsal empêchent pour l'ordinaire de les bien distinguer. Cette masse est ce que l'on appelle le grand épineux du dos. Ses usages sont presque les mêmes que ceux du sacro-lombaire & du long dorsal.

Du Transversaire épineux.

La partie supérieure & convexe de l'os sacrum, la partie postérieure des vertèbres des lombes, du dos & du cou, sont couvertes d'une grande quantité de portions musculeuses, en partie jointes

enfemble , en partie féparées & diftinctes & tendineufes à leurs extrémités , lefquelles forment le
tranfverfaire épineux.

Ce mufcle peut être divifé en trois portions ;
une inférieure, qui répond à l'os facrum & aux
lombes, une moyenne, qui répond au dos , &
une fupérieure, qui appartient au cou. La première
eft la plus épaiffe. Ses faifceaux charnus font plus
confondus , & plus étroitement unis enfemble,
que ceux des autres portions. Ils montent obliquement des apophyfes tranfverfes de l'os facrum
& des apophyfes articulaires des vertèbres des
lombes, aux apophyfes épineufes de ces mêmes
vertèbres, & au bord inférieur de leur arc poftérieur. La feconde portion eft la plus mince des
trois. Elle monte des apophyfes tranfverfes des
vertèbres du dos aux apophyfes épineufes des
mêmes vertèbres, & à toute la longueur de leur
arc poftérieur. La troifième eft compofée d'un
plus grand nombre de faifceaux charnus que les
précédentes. Ces faifceaux font auffi longs qu'aux
lombes & au dos. Ils commencent au milieu du
dos, à l'apophyfe tranfverfe de la feptième des
vertèbres de cette partie, & continuent de fe fixer
à celles des fept vertèbres fuivantes , puis le long
du cou aux apophyfes articulaires des cinq vertèbres inférieures. On les voit monter en dedans
& en arrière, pour fe terminer par des tendons
féparés aux parties latérales inférieures des apophyfes épineufes des fix dernières vertèbres du
cou, & en même temps à toute la longueur du
bord inférieur de leur arc poftérieur , comme
aux deux autres portions. Celle-ci couvre en arrière
la partie fupérieure de celle qui appartient au dos.

Le tranfverfaire épineux a les mêmes ufages que
les précédens.

Des Inter-épineux.

Les intervalles des apophyfes épineufes des vertèbres du cou font remplis de deux rangées de petits
mufcles, l'une à droite & l'autre à gauche, qui,
de l'extrémité inférieure de l'une, vont à l'extrémité
fupérieure de l'autre. Ces mufcles ne commencent
qu'au-deffous de la feconde vertèbre. Leur nombre
en tout eft de douze, fix de chaque côté. Ce font
les inter-épineux du cou. J'ai inutilement cherché
de pareils mufcles au dos & aux lombes.

Des Inter-tranfverfaires.

Les inter-tranfverfaires ne diffèrent des précédens, qu'en ce qu'ils font fitués entre les apophyfes
tranfverfes des vertèbres. Je n'en ai vu qu'au cou. Ils
forment deux rangées de chaque côté, une antérieure
attachée aux tubercules antérieurs des apophyfes
tranfverfes, l'autre poftérieure, fixée aux tubercules
poftérieurs des mêmes apophyfes. Les fupérieurs
font les plus longs. Ils commencent entre la première
& la feconde vertèbre, & finiffent entre la fixième
& la feptième. Par conféquent, chaque rangée eft
compofée de dix, & il y en a vingt - quatre en
tout.

Ces mufcles, ainfi que les inter-épineux, partagent
les fonctions des acceffoires du facro - lombaire
& du long dorfal, & celles de la partie fupérieure
du tranfverfaire épineux.

Des Mufcles qui contribuent à former la cavité de la poitrine.

Les mufcles qui contribuent à former la cavité
de la poitrine, font le diaphragme, les fur-coftaux,

les inter - coſtaux externes & internes , les ſous-
coſtaux & les ſterno-coſtaux ou les triangulaires
du ſternum.

Du Diaphragme.

Le diaphragme eſt un muſcle ſitué obliquement
entre la partie inférieure de la poitrine , & la partie
ſupérieure du bas-ventre qu'il ſépare l'une de
l'autre , de figure circulaire à ſa partie antérieure &
ſupérieure , a'ongée & pointue à ſa partie inférieure
& poſtérieure , & qui eſt étendu entre le ſternum ,
les ſix dernières côtes & les vertèbres ſupérieures
des lombes.

Sa partie antérieure & ſupérieure eſt fort large ,
médiocrement épaiſſe & compoſée de fibres qui
paroiſſent en quelque ſorte rayonnées. Celles de
ces fibres qui ſont mitoyennes , naiſſent de l'appendice xyphoïde du ſternum. Elles ont peu de
largeur & vont directement, de devant en arrière ,
ſe terminer à une large aponévroſe qui répond au
centre de cette partie du diaphragme. Les ſuivantes
viennent de la face interne de la partie cartilagineuſe de la ſeptième des vraies côtes , en commençant à deux pouces de ſon inſertion au ſternum.
Elles ſont beaucoup plus long-temps charnues ,
& marchent de devant en arrière , & de dehors
en dedans. L'étendue qu'elles occupent au-dedans
de la côté à laquelle elles appartiennent, n'eſt guère
que d'un pouce. Elles ſont ſéparées de chaque côté
de celles qui tirent leur origine du ſternum , par
un eſpace triangulaire que le tiſſu graiſſeux remplit.
Les autres ont beaucoup de longueur. Elles naiſſent
de la face interne des cinq côtes ſuivantes , c'eſt-
à-dire , de celle des cartilages des deux premières
fauſſes côtes , de celle des portions oſſeuſes de la
troiſieme & de la quatrieme , & de l'extrémité

tant offeufe que cartilagineufe de la cinquième.
Celles de la première fauffe côte marchent de devant
en arrière, & de dehors en dedans. Celles de la
feconde & de la troifième vont directement de
dehors en dedans. Enfin, les dernières fe portent
de dehors en dedans, & de derrière en devant.
Elles forment toutes des efpèces de digitations qui
s'entre-croifent avec pareilles digitations appartenant au mufcle tranfverfe du bas - ventre, &
elles aboutiffent entièrement à l'aponévrofe mitoyenne dont il a été parlé précédemment. Cette
aponévrofe, dont l'étendue eft confidérable, a la
forme d'une feuille de trèfle qui feroit largement
échancrée à l'endroit de fon pédicule, & dont les
trois portions auroient une largeur fort inégale,
& feroient tournées en devant. Celle de ces portions qui eft à gauche, eft la plus grande. Celle
qui eft à droite l'eft un peu moins, & celle du
milieu eft la plus petite. Cette dernière n'eft pas
auffi arrondie que les autres, & fe termine en une
pointe mouffe.

Toute la partie du diaphragme que je viens de
décrire, eft voûtée de bas en haut, & forme une
large convexité du côté de la poitrine, & une
concavité proportionnée du côté du bas - ventre.
Cette voûte n'eft pas régulière. Elle eft généralement inclinée de devant en arrière, & de haut
en bas ; & le lieu qui répond à l'aponévrofe
mitoyenne eft moins élevé que les parties latérales & charnues. On obferve d'ailleurs que cette
élévation eft plus confidérable du côté droit,
lequel eft en même temps le plus large & le plus
évafé.

La partie inférieure & poftérieure du diaphragme eft beaucoup plus épaiffe. Elle commence en devant & en haut à la grande échan-

crure que forme l'aponévrose de la partie rayonnée, & finit en bas à la partie antérieure de la seconde vertèbre des lombes, & sur les parties latérales, à une espece de ligament cintré par en haut, qui, de la racine de l'apophyse transverse de la premiere vertèbre des lombes, monte obliquement au bas du milieu de la portion osseuse de la cinquième fausse côte. Ce même ligament embrasse par son bord inférieur le sommet du muscle psoas. La partie du diaphragme dont il s'agit, après avoir été large & mince supérieurement, devient épaisse & étroite inférieurement. Les fibres les plus courtes sont celles qui vont au ligament cintré, sur lequel elles descendent dans une direction qui paroît droite, quoiqu'elle soit légèrement courbée de dedans en dehors. Elles couvrent en bas les fibres de la partie rayonnée qui viennent de la dernière fausse côte. Les plus longues sont celles qui aboutissent à la seconde vertèbre lombaire. Celles-ci forment en descendant deux espèces de piliers separés l'un de l'autre, & placés l'un à droite & l'autre à gauche. Le pilier droit est le plus large. Il est situé un peu plus antérieurement, de sorte qu'il approche beaucoup du milieu du corps des vertèbres. Ce pilier est composé de deux portions, une externe plus large qui descend de dehors en dedans, une interne plus étroite, qui descend au contraire de dedans en dehors, & qui couvre la première. On voit chacune de ces deux portions se terminer par un tendon applati, d'un pouce à-peu-près de longueur, qui se fixe au corps de la seconde vertèbre des lombes, & qui s'avance jusques sur les ligamens qui unissent cette seconde vertèbre à la troisième. Ces tendons se croisent, de sorte que celui de la portion externe se porte en arrière & en dedans, & celui de la portion interne en devant & en dehors. Le pilier gauche est à-peu-près disposé de la même manière ; cependant les deux portions dont il est composé font moins distinctes & moins faciles à appercevoir.

Les deux piliers du diaphragme font séparés dans toute leur longueur ; mais ils communiquent ensemble à leur partie moyenne, par des trousseaux de fibres qui passent de l'un à l'autre. Celui de ces trousseaux qui vient du pilier droit, passe au-devant de celui qui vient du pilier gauche ; il est plus étroit & plus mince. Leur entre-croisement partage l'intervalle qui se trouve entre les deux piliers, en deux ouvertures ; une supérieure & l'autre inférieure. La supérieure est la plus courte & la plus étroite. Sa forme est oblongue. Elle commence au bord postérieur & inférieur de l'aponévrose mitoyenne de la portion circulaire du diaphragme, & laisse passer l'œsophage. L'inférieure a la même forme. Elle est étroite en haut, un peu plus large en bas, & tendineuse dans tout son contour. Cette seconde ouverture permet à l'aorte de se porter de la cavité de la poitrine dans celle du bas-ventre, & aux racines du réservoir du chyle, de monter de la cavité du bas-ventre dans celle de la poitrine. Les deux portions charnues qui forment les piliers du diaphragme, laissent encore passer entre elles, de chaque côté, deux gros cordons nerveux qui appartiennent au nerf inter-costal, par des ouvertures proportionnées à leur grosseur. Le premier de ces nerfs donne naissance au ganglion semi-lunaire, & le second est le tronc même de l'inter-costal, dont l'autre n'est qu'une branche.

La portion droite de l'aponévrose mitoyenne

du diaphragme eft auffi percée d'une ouverture, laquelle eft beaucoup plus grande que celles dont il vient d'être parlé, & fe trouve vers fa partie antérieure & interne, à l'endroit où cette portion s'unit avec celle qui eft antérieure. Cette ouverture, deftinée au paffage de la veine-cave, eft tendineufe dans fon contour. La forme en eft prefque ronde, & pourtant approchant d'un quarré dont les côtés font inégaux. Deux font internes & plus courts, & deux externes & beaucoup plus alongés. Le côté interne & antérieur eft le plus court de tous. Les fibres qui le forment font cachées en arrière par celles du côté interne & poftérieur, & en devant par celles du côté externe & antérieur. Celui-ci eft moins alongé que le poftérieur. Ses fibres couvrent non-feulement celles du côté interne & antérieur en devant, mais encore celles du côté externe & poftérieur en arrière. Ce dernier eft le plus alongé des quatre. Les fibres de la portion aponévrotique du diaphragme ne fe croifent pas feulement en cet endroit ; on les voit encore diverfement inclinées les unes fur les autres, dans toute la partie antérieure de la feuille de trèfle que cette aponévrofe répréfente.

Le diaphragme n'a de connexions réelles qu'avec le tranfverfe du ventre. Celles qu'il a avec la partie fupérieure du pfoas, font moins intimes, puifqu'il en eft féparé par le ligament cintré dont il a été fait mention. Ce mufcle eft couvert fupérieurement par la plèvre, & inférieurement par le péritoine, excepté aux endroits où il donne attache au péricarde, au médiaftin & au bord poftérieur du foie. Il reçoit des artères dont les principales, connues fous les noms de phréniques ou de diaphragmatiques inférieures, viennent de la partie supérieure de la portion de l'aorte qui est contenue dans le ventre, & quelquefois du tronc céliaque ou des artères émulgentes ; & les autres, des intercostales inférieures, des médiastines, des péricardines, des mammaires internes & des lombaires supérieures. Ses veines, qui sont également nombreuses, ou lui sont particulières, & vont s'ouvrir dans la veine-cave inférieure ; ou lui sont communes avec plusieurs autres parties, & se terminent dans divers troncs veineux. Il a aussi beaucoup de nerfs, parmi lesquels ceux qui portent son nom, & qui viennent des paires cervicales, sont les plus remarquables.

Ce muscle se contracte & se relâche alternativement dans les deux temps de la respiration. Comme il forme une voûte dont la convexité regarde la poitrine, & dont la concavité regarde le bas-ventre, le premier effet de sa contraction doit être de descendre vers la seconde de ces deux cavités, & d'augmenter les dimensions de la première. En conséquence, les viscères du bas-ventre sur lesquels il porte, tels que le foie, la rate, l'estomac, les reins, puis les autres, comme les intestins, le mésentère, &c. sont chassés en devant, où ils trouvent moins de résistance, parce que les muscles du bas-ventre, qui jouissent des mêmes mouvemens, sont alors relâchés, & l'air se précipite dans les poumons, & les distend. Certaines parties du diaphragme, qui sont plus élevées que les autres, descendent davantage. L'aponévrose qui fait la partie moyenne de ce muscle, descend aussi, mais d'une moindre quantité, tant parce qu'elle est naturellement située plus bas, que parce qu'elle tient au péricarde, qui lui-même est assujetti en quelque manière par les gros vaisseaux qui le traversent. La crainte qu'il n'arrive quelque dérangement dans les organes les plus effentiels à la vie, fi cette partie du diaphragme avoit des mouvemens marqués, a fait penfer à quelques-uns qu'elle étoit prefque immobile. Mais on ne peut douter qu'elle ne s'abaiffe dans les grandes infpirations, & le témoignage de la nature doit l'emporter fur les raifonnemens tirés des défordres qu'on a cru pouvoir en réfulter.

Le fecond effet de la contraction du diaphragme eft le raccourciffement de fes fibres, en conféquence duquel la partie droite de ce mufcle doit être rapprochée de la gauche, & les côtes auxquelles il tient, doivent être portées en dedans. Mais cette action ne pourroit avoir lieu, qu'autant que les mufcles du voifinage, & fur-tout le petit dentelé poftérieur inférieur, feroient relâchés : car lorfqu'ils fe contractent en même temps, les côtes ne font entraînées ni en dedans, ni en dehors. C'eft peut-être une des utilités les plus grandes de ce mufcle, que celle d'empêcher que les côtes n'obéiffent à l'action du diaphragme, & de déterminer cette action en entier fur la poitrine & fur le bas-ventre. En outre, la contraction du diaphragme refferre l'œfophage. Elle ne comprime pas moins la veine-cave, quoique cette veine ne traverfe que fa partie tendineufe. Plufieurs perfonnes ont cru pouvoir le nier. Mais l'infpection anatomique des animaux vivans l'a fait voir un trop grand nombre de fois à Haller, & à ceux qui ont répété ces expériences, pour qu'il foit poffible d'en douter.

Lorfque le diaphragme vient à fe relâcher, les mufcles du bas-ventre, que la preffion des vifcères de cette cavité avoit obligés de prêter, & de fe courber de dedans en dehors, & de derrière en devant, fe contractent à leur tour. Ils repouffent ces viſcères & les portent de bas en haut & de devant en arrière. Le diaphragme remonte vers la poitrine, dont les dimenſions diminuent. L'air s'échappe des poumons comprimés & reſſerrés. L'expiration ſuccède à l'inſpiration, & ces mouvemens répétés produiſent dans toutes les parties du ventre un doux ballotement qui favoriſe le cours du ſang & des autres liqueurs qui circulent dans les vaiſſeaux de ſes viſcères, & la progreſſion des matières que le canal inteſtinal contient.

Il y a des circonſtances dans leſquelles les muſcles du bas-ventre & le diaphragme, au lieu de ſe contracter alternativement, agiſſent en même temps, & d'une manière ſimultanée. Alors la cavité de l'abdomen ſe retrécit, les viſcères qu'elle contient éprouvent une preſſion plus ou moins forte, & les ſubſtances étrangères qu'ils renferment, ſont pouſſées au dehors. C'eſt ce qui arrive dans l'action de vomir, dans l'expulſion des gros excrémens, & lors de celle du fœtus dans l'accouchement.

Des Sur-coſtaux.

Les ſur-coſtaux, ou autrement les releveurs des côtes de Stenon, ſont de petits muſcles de forme triangulaire, étendus en arrière, entre les parties inférieures des apophyſes tranſverſes de la dernière vertèbre du cou, & des onze vertèbres ſupérieures du dos, & le bord ſupérieur de toutes les côtes. Leur nombre eſt de douze de chaque côté.

Ils ſont tendineux aux apophyſes tranſverſes, & tendino-aponévrotiques aux côtes, vers leſquelles ils deſcendent de derrière en devant, & de dedans en dehors, en s'élargiſſant. Les ſupérieurs font les plus petits & les plus minces. Les inférieurs ont plus d'étendue & d'épaiffeur. Il fe détache du bord inférieur de prefque tous ces mufcles, un long trouffeau charnu, qui, paffant par-deffus la côte à laquelle ils appartiennent, va a celle qui eft au-deffous. On en voit quelques-uns qui fe portent en entier d'une vertebre à la feconde des côtes qui la fuivent. Ceux-ci font défignés fons le nom de *levatores coftarum longiores*, pendant que ceux qui defcendent d'une vertebre à la côte fuivante, font nommés *levatores coftarum breviores*. Leur obliquité répond à celle des inter-coftaux externes, dont ils ne font pas bien exactement féparés.

Les fur-coftaux font cachés en arrière par les mufcles facro-lombaire & long dorfal. Ils élèvent les côtes, & les portent en dehors. Senac, dans un Mémoire imprimé parmi ceux de l'Académie des Sciences, année 1724, a avancé qu'ils étoient plus propres à maintenir les vertèbres du dos dans leur fituation, & à les entraîner dans des inflexions latérales ; mais la mobilité des côtes, comparée avec celle des pièces qui compofent l'épine, femble prouver le contraire.

Des Inter-coftaux externes.

Les inter-coftaux externes font au nombre de onze de chaque côté. Ils occupent les intervalles des côtes auxquelles ils font attachés fupérieurement & inférieurement, tout le long de leur lèvre externe, & fe portent obliquement de haut en bas, & de derrière en devant. Les inter-coftaux externes commencent à la partie la plus reculée des côtes, & finiffent à l'endroit où ces os fe joignent à leurs cartilages. Ils font peu épais &

tendino-

tendino-aponévrotiques à leurs bords supérieur &
intérieur. Ces muscles se terminent en devant par
une aponévrose mince qui remplit les intervalles des
cartilages des côtes, comme eux-mêmes remplissent
les intervalles de leurs portions osseuses. Ils ne sont
certainement pas inutiles, quoique leur action s'ap-
perçoive avec peine sur les personnes saines, & qui
tirent librement leur respiration. Les inter-costaux
externes élèvent les côtes dans beaucoup de circonstances, & peut-être les élèvent-ils toujours. En
général, la nature prudente a rendu la poitrine plus
mobile chez les femmes que chez les hommes, afin
que dans la grossesse où le diaphragme monte très-
haut, eu égard au volume de la matrice, le mouvement des côtes pût suppléer à l'affoiblissement de
son action. Aussi voit-on que la poitrine s'élève &
s'abaisse d'une manière manifeste chez elles.

Des Inter-costaux internes.

Le nombre des inter-costaux internes est aussi de
onze de chaque côté. Ils occupent les intervalles des
côtes vers le dedans de la poitrine, & sont fixés à
la lèvre interne de leurs bords supérieur & inférieur.
Ces muscles montent de bas en haut & de derrière
en devant. Leur obliquité est moindre que celle des
externes. Ils commencent vis-à-vis l'angle des côtes,
& se continuent jusques vers la partie latérale du
sternum. Leurs fibres sont terminées par des tendons
d'inégale longueur, de sorte qu'ils paroissent aponévrotico - tendineux dans toute leur étendue. Ces
fibres ont beaucoup de longueur, parce qu'elles se
portent jusques sous la face interne des côtes.

Galien a avancé que les inter - costaux internes
ervoient à abaisser les côtes, & qu'ils étoient l'or-
ne des fortes expirations. Tout le monde l'a suivi.

François Bayle a confirmé cette opinion vers la fin du fiècle dernier, par un raifonnement qui paroît avoir beaucoup de force. Les inter-coftaux internes, a-t-il dit, font difpofés de manière qu'ils s'infèrent aux côtes inférieures, plus près de leur articulation avec les vertèbres du dos, & aux côtes fupérieures, plus loin de cette même articulation. Or, la mobilité des côtes par l'action des mufcles inter-coftaux, doit être comme la diftance du lieu auquel ces mufcles s'attachent. Donc les inter-coftaux internes doivent les abaiffer. Hamberger a enfuite ajouté à ce raifonnement, que non-feulement les côtes, mais le fternum, font élevés par les inter-coftaux externes, & abaiffés par les internes. Il a fait conftruire un inftrument particulier pour confirmer le fentiment de Galien. Il a dit que les intervalles des côtes font augmentés par leur élévation, & diminués par leur abaiffement ; enfin, que la portion des inter-coftaux internes, placés entre les parties offeufes des côtes, fert à les abaiffer ; mais que celle qui eft fituée entre leurs parties cartilagineufes fert à les élever, & concourt avec les inter-coftaux externes.

Fabrice d'Aquapendente eft le premier qui fe foit écarté de l'opinion que l'on vient d'expofer ; mais il n'a pas affez prouvé la fienne, pour entraîner tous les fuffrages. Mayou qui l'a fuivi, a dit que les mufcles inter-coftaux internes étoient trop foibles pour l'ufage qu'on leur attribuoit ; & Borelli, qui eft venu enfuite, a démontré que tous les mufcles placés entre les côtes fervent à les élever, & depuis lui, tous les Anatomiftes ont penfé & penfent de même.

Ce qui a trompé Hamberger, c'eft qu'il a cru que tout le thorax s'élevoit d'une manière uniforme, & que les premières côtes montoient auffi. L'opinion de Galien, qu'il a embraſſée, ſeroit vraie, ſi les côtes étoient toutes également mobiles. C'eſt le défaut de la machine dont on a parlé. Mais cette mobilité égale dans les côtes, n'eſt pas conforme à la nature. La première eſt très-ferme, la ſeconde l'eſt un peu moins, & la troiſième moins encore, & ainſi de ſuite juſqu'à la dernière qui eſt fort mobile. A préſent, ſi on attache des fils ſuivant toute ſorte de direction, entre la première côte immobile & la ſeconde mobile, il eſt certain que celle-ci montera vers la première. Si la direction de ces fils eſt telle qu'ils ſoient attachés à la ſeconde côte, plus près de ſon articulation qu'à la première, elle montera moins, & ſon action ſe trouvera affoiblie à proportion de la diſtance de ces fils au centre du mouvement. Mais ſi la côte ſupérieure, ſans être abſolument immobile, eſt cependant beaucoup plus ferme que l'inferieure, il faudra, pour déterminer l'action du muſcle, obſerver lequel des deux l'emporte, de ſa moindre diſtance au centre du mouvement de la côte inférieure, ou de la plus grande fermeté de la côte ſupérieure. Il y a déjà long-temps que Haller a démontré, dans ſes Mémoires ſur la reſpiration, que la différence qui naît du plus grand voiſinage au centre du mouvement, eſt fort petite, & qu'elle ne ſurpaſſe pas la vingtième partie de la longueur des côtes. Comme d'ailleurs il eſt certain que la première côte eſt cinq fois au moins plus ferme que la ſeconde, donc la force attribuée au premier inter-coſtal interne, pour l'abaiſſement de la côte ſupérieure, doit beaucoup diminuer.

Ce qui fait contre l'opinion qu'a embraſſé Hamberger, c'eſt qu'il n'eſt pas vrai que les muſcles inter-coſtaux internes s'inſèrent plus près du centre du mouvement aux côtes inférieures qu'aux côtes fupérieures , comme il l'a avancé d'après Bayle. Pour s'en affurer , il ne faut que prendre garde à la longueur différente des côtes. On a trouvé , qu'eu égard à cette différence , la diftance de l'infertion du premier mufcle inter-coftal interne , au centre du mouvement de la première côte , eft comme vingt , & celle de l'infertion de ce mufcle au centre du mouvement de la feconde , comme trente - quatre. Donc , au lieu de s'attacher plus loin de l'articu'ation de la première côte que de celle de la feconde , il s'attache effectivement plus loin de la jonction de la feconde avec les vertèbres , & doit par conféquent l'élever , fuivant le principe même de Bayle & de Hamberger. Ce même raifonnement a lieu & conferve toute fa force jufqu'à la feptième des vraies côtes. Mais cette loi étant conftante pour les fept côtes fupérieures , qui pourra croire que les inter-coftaux internes , placés entre les cinq autres , aient un ufage différent?

. Ces raifons fuffiroient fans doute pour détruire l'opinion de Galien , & confirmer celle de Fabrice d'Aquapendente & de prefque tous les Anatomiftes modernes. Mais Haller a cru devoir l'appuyer par des expériences qui ne puffent être conteftées. Il a mis à nu & vidé la poitrine de plufieurs cadavres ; il en a confervé la mobilité avec de l'eau tiède ; il a attaché des fils aux côtes , dans la direction des inter-coftaux internes , & il a toujours vu celles qui font inférieures s'élever. Des animaux vivans , foumis à fes épreuves , lui ont laiffé appercevoir que les mufcles inter-coftaux internes ont le même effet fur eux. Il eft vrai qu'il eft difficile de mettre ces mufcles à nu ; mais Haller en eft venu à bout , & il eft parvenu à découvrir ce qui leur arrive dans les divers mouvemens de la refpiration.

Des Sous-costaux.

On a donné le nom de sous-costaux à des portions musculeuses, situées au-dedans de la poitrine, appliquées à la face antérieure & à la partie la plus reculée des inter-costaux internes, dont la direction est la même que celle de ces muscles, c'est-à-dire, qui montent obliquement de derrière en devant, & de dedans en dehors, & qui d'une côte se portent à la seconde de celles qui suivent supérieurement. Le nombre en est incertain ; cependant, pour l'ordinaire, j'en trouve trois ; un qui va de la quatrième côte à la seconde ; un second qui va de la cinquième à la troisième, & un dernier, situé entre la sixième & la quatrième. Avec moins d'attention, on pourroit croire qu'il y en a un plus grand nombre, parce qu'à la partie postérieure de la poitrine, les inter-costaux internes se touchent presque par leurs bords voisins, & paroissent continus les uns aux autres.

Les sous - costaux ne paroissent pas avoir des usages différens de ceux des inter-costaux internes. Cependant on les regarde ordinairement comme étant destinés à l'abaissement des côtes auxquelles ils appartiennent. La première description de ces muscles est attribuée à Verheyen.

Des Sterno-costaux.

Le nombre des sterno-costaux varie dans les différens sujets. Il est de quatre pour l'ordinaire, quelquefois de cinq, & même de six. Il s'en trouve où ces muscles ne sont qu'au nombre de trois, & d'autres où ils manquent tout-à-fait. Ils naissent, par un tendon mince & assez large, des bords & de la face interne de la partie inférieure du sternum, &

s'étendent jusqu'à l'appendice xyphoïde , où ils communiquent avec la portion tendineuse & la portion charnue du muscle transverse du bas-ventre ; de-là ils montent avec différentes directions, jusqu'au bord inférieur des cartilages des six dernières vraies côtes , des cinq qui font entre la première & la dernière, ou des trois qui suivent la première. Ces muscles deviennent charnus, s'unissent ensemble par leurs bords voisins, s'écartent les uns des autres, & redeviennent tendineux. Le plus inférieur a peu d'obliquité ; celui qui vient ensuite en a davantage ; le troisième & le quatrième en ont plus encore ; & celui qui appartient à la seconde côte , monte dans une direction qui approche de la perpendiculaire.

Les sterno - costaux n'ont d'autres connexions qu'avec la partie antérieure du diaphragme ; la partie supérieure des muscles transverses du bas-ventre , & les portions des inter-costaux internes situées entre les cartilages des côtes. Ces muscles ont été pris pour un seul, que l'on a nommé le triangulaire du sternum. Leur usage est évidemment d'abaisser les côtes supérieures , & d'entraîner en dedans celles qui sont inférieures.

Les autres muscles, ceux qui avoisinent les paupières, les yeux, le nez, les oreilles, les lèvres . la langue, le larynx, le pharynx, la voûte du palais, & ceux qui se trouvent à l'extrémité de l'intestin rectum & aux parties naturelles de l'un & l'autre sexe , seront décrits dans la Splanchnologie, à mesure qu'on fera mention des parties auxquelles ils appartiennent.

Fin du premier Volume.